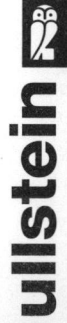

Das Buch

Eine Frau, die sich nach dem Tod ihres Mannes nicht mehr zurechtfindet und deren einziger Ansprechpartner ihr Hausarzt ist. Ein Mann mit einer schweren psychischen Störung, dessen faszinierendes, sympathisches Wesen sich durch die Einnahme von Medikamenten radikal verändert. Und ein russischer Mafioso, der Kaviar als Belohnung für eine rasche Heilung in Aussicht stellt. Dr. Peter Volkmann nimmt uns mit in sein Behandlungszimmer. Er gibt Einblicke in das Verhältnis zwischen Arzt und Patient, erzählt von Schicksalen, Sorgen und Nöten – die viel über unsere Gesellschaft aussagen.

Der Autor

Dr. Peter Volkmann wuchs in Ostberlin auf und floh im Alter von 28 Jahren in den Westen. Nach einem Physikstudium entschied er sich, Medizin zu studieren. Seit 25 Jahren hat er eine Arztpraxis in Berlin.

Dr. Peter Volkmann

So viel Zeit muss sein

EIN HAUSARZT ERZÄHLT

Ullstein

Besuchen Sie uns im Internet:
www.ullstein-taschenbuch.de

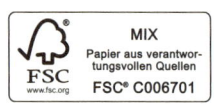

Originalausgabe im Ullstein Taschenbuch
1. Auflage Mai 2012
© Ullstein Buchverlage GmbH, Berlin 2012
Umschlaggestaltung: ZERO Werbeagentur, München
Titelabbildung: Bernd Krawzik
Satz: LVD GmbH, Berlin
Gesetzt aus der Scala und Helvetica
Papier: Pamo Super von Arctic Paper Mochenwangen GmbH
Druck und Bindearbeiten: CPI – Ebner & Spiegel, Ulm
Printed in Germany
ISBN 978-3-548-37428-4

INHALT

DER ALTE MANN UND
DER TOD

Der alte Mann lebt seit fünfzehn Jahren mit seiner alten Frau in dieser Wohnung im Grünen. Schön wollten sie es an ihrem Lebensabend noch einmal haben. Alt waren beide schon, als sie einzogen. Jetzt sind sie noch viel älter geworden. Sehr alt und sehr gebrechlich. Sehen kann er kaum noch und hören auch nicht mehr. Aber noch gut denken. Still sitzt er in seinem Sessel und erinnert sich.

»Nein, ich habe keine Langeweile, ich denke über mein Leben nach.«

Seine schlohweißen Haare hängen in dünnen Flusen seitlich um seinen Schädel, der oben völlig kahl ist. Er sieht jetzt aus wie ein Vögelchen, das aus dem Nest gefallen ist. Stoppelige Barthaare sprießen aus den Wangen, die Nase hängt riesig über den zotteligen Schnauzbart.

Noch vor fünf Jahren hat er alles organisiert, für sich und seine Frau, die schon seit langem nicht mehr richtig denken kann.

Sie ist in den letzten Jahren oft gestürzt. Beim ersten Mal hat sie sich eine Beckenfraktur zugezogen. Der Sturz war nicht schwer, aber ihre Knochen sind spröde wie Glas. Bei jedem Hinfallen geht etwas von ihr kaputt. Von ihrem ersten Sturz hat sie sich nur schwer erholt. Als es ihr endlich besser ging, als sie wieder lachen konnte, fiel sie wieder hin. Dieses Mal waren es Oberschenkel und Handgelenk. Zwei Operationen für eine alte Frau. Danach wollte sie nicht mehr. War dem Tode näher als dem Leben. Aß nichts mehr und hatte keinen Mut. Er aber redete ihr gut zu, ermunterte sie, ermahnte, bettelte, wurde böse.

»Ilse, du darfst jetzt nicht aufgeben, kannst mich doch nicht allein zurücklassen.«

»Ach, lass nur«, sagte sie und schob das Essen zur Seite. Es dauerte ein Jahr, bis es wieder aufwärtsging mit ihr. Dann aber nahm sie zu, bekam etwas Molliges um die Hüften, fing wieder an, mit ihm zu schäkern. »Wer hat denn hier so stramme Waden?«, fragte sie und kniff in die mageren Unterschenkel, die den dünnen Mann kaum noch tragen konnten.

Die beiden Alten sitzen den ganzen Tag im schönsten Raum der Wohnung, dem Wintergarten. Auf den Fensterbänken Begonien und Hibiskus. Draußen ein Wald von Kastanien und Buchen. Sitzen sich gegenüber. Sie liest in einem Buch. Liest still und aufmerksam, liest und vergisst, aber liest konzentriert weiter. Den ganzen Tag, jeden Tag. Oder löst Kreuzworträtsel. Findet die schweren Begriffe, ohne sie zu verstehen.

Er hat einen Berg von Büchern und Zeitungen um sich gestapelt, aber er liest nicht mehr, kann nichts erkennen.

»Ich habe heute meinen Deckenguckertag.«

Er lebt nur noch in der Vergangenheit. In selbstvergessenen Momenten lächelt er glücklich: »Wir haben so viel Schönes erlebt.«

Lächelt sich aus der Zeit heraus.

Sie dagegen ist wieder bei den Sinnfragen der Jugend angekommen: »Ich weiß gar nicht, wozu ich da bin. Mein Leben hat doch keinen Sinn mehr! Ich sitze herum und warte darauf, dass nichts passiert.«

Ihre Kinder haben Pflegerinnen angestellt, die jeden Tag da sind. Er war dagegen, hat sich heftig gewehrt. Wollte seine Ruhe, seine Freiheit. War grantig zu ihnen und grob. Hat fast alle vergrault. So auch die dicke Kerstin. Zitternd vor Wut stand er vor ihr und brüllte sie an:

»Sie haben meine Cevapcici aufgegessen.«

Woher nahm der Greis plötzlich diese Kraft? Er schrie, bis ihm das Gebiss aus dem Mund rutschte, bis er Herzschmerzen bekam und erschöpft in seinen Sessel sank.

Zitternd packte Kerstin ihre Sachen und kam nie wieder.

Auf die Nerven ging ihm das alles. Er wollte allein sein mit seiner Ilse.

»Ich brauche Zeit zum Nachdenken.«

Auf dem Weg von der Toilette begegnet er manchmal seiner Frau, die dorthin will, wo er gerade herkommt. Dann bleibt sie vor ihm stehen, kneift in seine hohlen Wangen und fragt:

»Ist das nicht mein Walterchen?«

Vor zwei Jahren hat er ein Hörgerät ausprobiert. Ein ganz modernes, sehr kleines, sehr teures. Staunte, denn plötzlich konnte er wieder Autos hören. Und Vogelzwitschern. Das Schlurfen der eigenen Füße auf dem Straßenpflaster. Das Telefon. Das Klirren der Schlüssel. Konnte den Gesprächen folgen. Aber nach zwei Stunden mochte er nicht mehr, es störe ihn zu sehr in seinen Gedanken, so viel wolle er nicht mehr von dieser Welt. Gab das Wunderding zurück.

Vor einem Jahr ging es ihm noch gut, da fuhr er mit dem Taxi in der Stadt herum. Besuchte alte Freunde. Kam abends angeheitert nach Hause, fiel hin, schlug sich ein Veilchen und war danach eine Woche krank.

Vor einem halben Jahr konnte er noch alleine gehen. Mühsam und schwankend zwar, fremde Hilfe aber lehnte er brüsk ab.

Sie wohnen im ersten Stock, die Treppen sind ihm zu steil geworden. Zu wacklig und zu schwach ist er inzwischen. Nach zwölf Stufen versagen die Beine.

»Ich bin nicht nur 91, ich fühle mich auch so.«

Er traut sich nicht mehr alleine nach unten. Kommt nicht mal bis zum Briefkasten. Verließ die Wohnung vor drei Monaten zum letzten Mal zu Fuß. Seither nicht mehr aus eigener Kraft. Die eigene Behausung wird ihm zum Gefängnis.

Dann stürzt auch er und bricht sich einen Wirbel. Nichts, was man operieren muss, aber es tut lange weh, monatelang. Seither läuft er nur noch mit einem Rollator. Schafft es gerade noch vom Wintergarten zur Toilette und zurück. Auf dem Klo verbringt er viel Zeit, um alles loszuwerden. Die Ausscheidung funktioniert nicht mehr richtig. Die Prostata quetscht die Harnröhre ab, der alte Darm ist erschöpft.

Dann verlassen ihn Hunger und Durst. Er nimmt ab. In seinen besten Jahren hatte er eine stramme Plauze und wog über 95 Kilo. Nun ist er dünn geworden. Wie ein Strich. Wie ein Hühnerknochen. Vor einem Jahr waren es noch 65 Kilo. Jetzt nur noch 55. Seine Frau ist inzwischen schwerer als er. So schmal ist er geworden und so klein. In seiner Jugend hat er mit einem Meter achtzig alle überragt, inzwischen ist er um zehn Zentimeter geschrumpft.

Seine Stimme verliert die Modulation. Wie bei einem Zweijährigen. Es rührt die Seele an.

Er vergisst zu trinken, trocknet aus. Eines Tages bricht er auf dem Flur zusammen. »Sie sind völlig exsikkiert«, sagt der Hausarzt. »Sie müssen mehr trinken. Anderthalb Liter, jeden Tag.« Der alte Mann schüttelt gequält den Kopf.

Aber Anna, seine Tochter, feuert ihn an: »Kampfsaufen, Papa, so wie früher.« Dann trinkt er nach Plan. Jedes Glas Wasser, jede Tasse Kaffee werden protokolliert. Das hilft, er lebt wieder auf.

»Ich bin froh, dass ich so alt geworden bin, ich habe es doch wirklich gut getroffen.«

Seit 55 Jahren führen sie eine glückliche Ehe. Nie ein böses Wort. Doch in letzter Zeit gibt es häufig Streit.

»Lass den Mund nicht so offen stehen, du siehst ja richtig blöd aus«, sagt sie. Dann ist er den ganzen Tag traurig.

»Sie ist manchmal so böse, so war sie früher nicht. Solche Worte hat sie nie in den Mund genommen«, sagt er unglücklich.

»Man kann es fast nicht mehr aushalten mit ihr.«

Seine Frau Ilse hat alles Vergangene vergessen. Wenn Besucher kommen, fragt sie, wie ihnen gehe. Was man gerade mache. Danach schweigt sie den ganzen Abend und lächelt freundlich. Wenn man sie anspricht, antwortet sie traurig: »Ich kann mich an nichts erinnern, ich weiß überhaupt nichts mehr.«

Er aber weiß noch alles.

»Weihnachten 1955, ja, da erinnere ich mich noch gut dran. Wir waren bei Oma Emma in Baumschulenweg, Ilse trug ihren neuen weißen Wollpullover. Den hatte sie auf Bezugsschein bekommen. Sie war so schön.«

An guten Tagen schöpft er neuen Mut.

»Im April werde ich nach unten gehen, die Zeitung aus dem Briefkasten holen. Einen Frühling möchte ich noch erleben.«

Inzwischen wiegt er nur noch 50 Kilogramm. An manchen Tagen 49.

»Du musst essen, Papa, du fällst sonst zu sehr vom Fleisch«, sagt Anna zu ihm.

»Ich esse ja«, antwortet er und stochert in den Kartoffeln.

Eines Morgens fällt er beim Waschen um und ist tot. Oder sieht so aus. Die Feuerwehr bringt ihn ins Krankenhaus.

Man legt ihn in ein Zimmer zu einem verwirrten alten Mann. Anna und seine Frau besuchen ihn. Er liegt im Bett und nuschelt Unverständliches. Sein Teller ist auf den Boden gefallen, Brote sind unter dem Bett verstreut. Die Schwester kommt herein und sammelt alles ein.

»So geht das aber nicht, Sie haben ja gar nichts gegessen und getrunken!«, sagt sie und ist wieder draußen.

Anna hält ihm eine Schnabeltasse mit dünnem Tee an die Lippen, er trinkt sie gierig aus. Dann noch eine. Nach einer Weile wird er wieder etwas klarer.

»Weißt du denn, wo du bist?«, fragt sie.

»Du bist die Anna«, krächzt er und lächelt.

Sein Mund ist schief verzogen, das Unterteil des Gebisses liegt in einer Bettfalte. Lippen und Zunge sind aufgesprungen.

»Ich bin so froh, dass ich wieder zu Hause bin.«

»Wo ist mein Kuchen?«, dröhnt der Bettnachbar, ein Achtzigjähriger mit schwarz gefärbtem Haar und tragender Stimme.

»Sie haben ihn doch schon gegessen«, sagt Anna, aber der Schwarzhaarige versteht sie nicht, weil er schwerhörig ist.

»Sagen Sie mir doch, warum ich keinen Kuchen kriege, alle anderen haben ihn bekommen, ach, es ist so schwer, wenn niemand an einen denkt.«

Doch der alte Mann hört ihn nicht, denn er ist fast taub.

»Da, der Boden schwankt«, ruft er mit schwacher Stimme und greift nach dem Dreieck über seinem Kopf, an dem er sich hochziehen kann, dem Bettgalgen. Er zittert vor Angst und Schwindel. Er verfehlt den Galgen, greift nach, verfehlt ihn wieder, bis die Tochter ihm den Bügel in die Hände legt. Er krallt sich fest, hält ihn mit zitternden Armen, mit verzweifelter Kraft. Die dürren Armmuskeln spannen sich unter der zu weit gewordenen Haut zu letzter Anstrengung.

»Der Boden schlägt über mir zusammen.«

Seine stumpfen Augen weiten sich erschreckt.

»Nein, Papa, es ist nichts«, sagt Anna, »bleib doch ruhig, du sollst dich nicht so aufregen.«

Seine Hände nesteln in der Luft, greifen nach Dingen, die nur er sieht. Seine Frau sitzt währenddessen im Rollstuhl, abseits, betrachtet ihn interessiert und mitfühlend, aber fremd. Wie einen verirrten Wal in einem Tierfilm.

Dann verabschieden sie sich. »Wann wird er gesund?«, fragt sie Anna.

»Bald«, sagt Anna, »bald kommt er nach Hause, sag ihm noch mal Tschüss.«

Anna schiebt den Rollstuhl an sein Bett, mühsam erhebt sich die alte Frau, zieht sich am Bettgitter hoch und beugt sich zu ihm hinunter. Gibt ihm einen Kuss auf die große Nase in dem leer gewordenen Gesicht, dann auf den zahnlosen Mund.

Für einen Moment hört das Nesteln seiner Hände auf. Seine Lippen stehen offen, er blickt erlöst nach oben, weit nach oben. Ein befreites, kindliches Lächeln huscht über sein Gesicht.

»Und sieh nur zu, dass du gut schläfst«, sagt sie zum Abschied und lässt sich in den Rollstuhl zurückfallen.

SO VIEL ZEIT MUSS SEIN

»Also, Herr Doktor, heut muss ich etwas ausholen. Sie müssen mir jetzt mal richtig gut zuhören. Ja, ich weiß, das Wartezimmer ist voll, aber die können schließlich fünf Minuten warten. Ich hab ja selbst auch lange genug gesessen. Das macht nämlich keinen Spaß. Anderthalb Stunden, dabei hatte ich einen Termin!

Das muss ich Ihnen jetzt mal sagen. Wenn man einen Termin hat, hat man einen Termin. Dann will man auch gleich rankommen. So, jetzt ist es raus, und wir können uns wieder vertragen.

Also, wie ich schon sagte, ich wache heute Nacht auf und kann nicht wieder einschlafen. Schmerzen über Schmerzen! Der ganze Bauch tut weh. Nein, ich leg mich jetzt nicht auf die Liege, Sie wissen ja gar nicht, worauf ich hinauswill!

Dann hab ich die halbe Nacht die Salbe gesucht, die mir damals so prima geholfen hat. Die hatten Sie mir verschrieben. Oder der Dr. Schaumann? Ich glaube, es war der Schaumann. Haben Sie den gekannt? Das war ein feiner Arzt, aber jetzt ist er tot. Ein grausames Ende. So eine nette Frau hatte der und die süßen Kinder. Ich hab ihn immer gewarnt. Das nimmt kein gutes Ende mit Ihnen, so wie Sie rauchen. Eine an der anderen anzünden, das ist nicht recht, hab ich ihm gesagt. Aber Ärzte hören ja nicht! Verbietet mir die Zigaretten und raucht selbst wie ein Schlot. Und das in der Sprechstunde. Darf man das eigentlich? Na, ist ja auch egal.

Oder war die Salbe doch von Ihnen? Also, wie ich schon sagte, ich hab sie dann schließlich gefunden, die lag im Küchenschrank ganz hinten. Wie die da wohl hingekommen ist? Werner verkramt ja immer alles. Der hat mir dann den Bauch einreiben müssen, das half aber nicht viel, deshalb hab ich noch die Wärmflasche raufgelegt. Ganz warm. Die musste er immer wieder nachfüllen. Und nun sehen Sie, sehen Sie doch nur, lauter Brandblasen! So heiß hat dieser Depp das Wasser gemacht. Jedenfalls, meine Tochter hat gesagt, damit musst du jetzt zu deinem Medizinmann gehen, hat sie gesagt. Entschuldigung, zum Doktor.

Was denn, einen Verband wollen Sie machen? Kommt ja gar nicht in Frage, da muss Essigwasser rauf, kein Verband. Das hat mir nämlich der Doktor Müller empfohlen, das war der Notarzt, ich meine nicht den vom November, sondern den vom Sommer. Der vom November hieß anders, Scharnweber oder so ähnlich, Diplom-Mediziner, Ossi, hat meine Tochter gesagt, der war dreimal da, der hatte natürlich keinen blassen Dunst. Was haben die im Osten schon gelernt! Aber der Waldschmidt war gut. Das ist der vom September. Am schlimmsten war der Vinske. Der hat mich akupunktiert. Immer dieses neumodische Zeug. Und das im Notdienst! Dann ist er weg, husch, husch, und hat drei Nadeln vergessen. Die hat mir Schaumann erst am Montag drauf entfernt. Zwei Nächte hab ich damit geschlafen! Ich sag Ihnen! Lässt mich gespickt zurück wie ein Nadelkissen! Da hab ich mir gleich einen Anwalt genommen. Also, so geht es ja nun wirklich nicht! Das hat mich aber nur Geld gekostet, und nichts ist bei rumgekommen. Ich meine, als Patient hat man doch heutzutage gar keine Rechte mehr. Aber, Herr Doktor, Sie sind ein guter Arzt, Ihnen würde das nie passieren. Sie nehmen sich immer Zeit, und Sie können so gut zuhören.

Also, wie ich schon sagte, um zwei Uhr nachts waren die Bauchschmerzen plötzlich verschwunden. Wie weggeblasen. Werner hatte das Klistier gefunden. Die alten Hausmittelchen sind doch immer noch die besten. Besser als eure ganze Medizin. Jetzt geht's mir wieder gut. Was sagen Sie nun? Und Sie dachten, ich komm wegen der Bauchschmerzen! O nein, deswegen nicht, aber ich mein, Sie sollten wissen, was ich alles hab. Haben Sie sich eigentlich meine Krankheiten durchgelesen, meine Tochter hat Ihnen doch neulich zwölf Seiten gefaxt. Je ausführlicher Sie berichten, desto besser lernt Ihr Arzt Sie kennen. Das stand bei Doc Internet. Da sollten Sie mal reinsehen, da können Sie noch ne Menge lernen! Computer kann ich jetzt auch!

Als Kind hatte ich übrigens eine Pockenimpfung, ist mir aber nicht gut bekommen. Ich hatte eine Riesenbeule am Oberarm, Wochen hat das gedauert. Das ist doch wichtig für Sie, das müssen Sie wissen! Sollten wir nicht vielleicht den Bauch röntgen? Wegen der Schmerzen, meine ich. Da haben wir noch nie geröntgt. Mein Heilpraktiker hat gesagt, das liegt an den Nieren, hat er gesagt. Irisdiagnostik. Das hat der alles an meinen Augen abgelesen. Können Sie das auch? So was sollten Sie mal lernen! Ganzheitliche Medizin, da kann man auf eure ganze teure Technik verzichten! Rechnung über 120 Euro, da werden Sie neidisch, was? Seh ich Ihnen doch an!

Ich schlag vor, wir machen mal wieder ein Blutbild, das letzte ist schon drei Monate her. Ich würd auch gern wissen, was sonst noch in meinem Bauch los ist. Das Pinkeln klappt ja noch ganz gut. Aber ich frag mich, ob man einen Nierenschaden am Urin erkennen kann. Was meinen Sie? Ja, ja, ich weiß schon, was Sie jetzt sagen möchten. Sie haben keine Zeit mehr für mich, nicht wahr? Sehen Sie, Sie können mir nichts vormachen, Doktorchen, ich kenn Sie schon zu lange. Früher waren Sie anders, da hatten Sie mehr Geduld.

Also, wie ich schon sagte, der Gruber hat mir mal ein paar richtig gute Spritzen gegeben, die hab ich gar nicht gemerkt, so sanft war der. Eine Kur über zehn Injektionen hat der mit mir gemacht. Zweihundert Euro hat's gekostet. Ob der überhaupt gestochen hat? Nein, jetzt unterbrechen Sie mich doch nicht schon wieder! Ich muss erst zu Ende reden. Warum sind Sie heute nur so ungeduldig! Mein Gott, ich komm ja schon zum Ende. Der Gruber war die Vertretung von Dr. Werder, wo der wohl seine Praxis hat? Würden Sie mir das sagen, wenn Sie es wüssten? Klar, ich weiß, dass Sie das machen würden. Ich bin Ihnen ja treu.

Jetzt fällt mir doch glatt die Salbe ein: Diclofenac. Sehen Sie, immer, wenn man sich entspannen kann, wenn keiner drängelt. Deswegen komm ich ja zu Ihnen. Damit ich mich endlich mal in Ruhe aussprechen kann. Verschreiben Sie mir die bitte, die kann man immer gebrauchen. Was, das dürfen Sie nicht? Die Gesundheitsministerin, also, da bleibt mir aber die Spucke weg, na, die kriegt was von mir zu hören. Oder ich werde der *BZ* ein paar Takte schreiben! So geht's ja nicht. Für uns kleine Leute wird hier überhaupt nichts mehr getan. Ich werd mir überlegen, ob ich diese Partei noch mal wählen kann. Lachen Sie nicht, ich finde, der Lafontaine und der Gysi, die bringen die Sache auf den Punkt. Vielleicht wähl ich die beim nächsten Mal. Protestwahl. Anders kann man sich doch da oben nicht Gehör verschaffen. Gut, also keine Salbe? Weil du arm bist, musst du früher sterben. Das ist doch ein starkes Stück. Ich weiß, Sie können nichts dafür. Da muss man erst richtig krank werden, bevor sich jemand um einen kümmert. Am besten ist doch, man kratzt gleich ab. Ist am günstigsten so für die Kassen! Hab ich gelesen. Stimmt auch! Da steckt doch überall die Pharmaindustrie hinter. Ja, wo sind wir denn? Wenn man privat ist, bekommt man alles. Herr Doktor, haben Sie eigentlich auch ein extra Sprechzimmer für Privatpatienten? Nein, das würde ich auch nicht glauben, Sie haben doch ein Herz für's Volk. Wissen Sie, deshalb komm ich ja immer gern zu Ihnen. Sie hören so gut zu.

Also, wie ich schon sagte, es ist schön, wenn man sich mal richtig gut ausgesprochen hat. Da wird einem leicht ums Herz.

Aber eigentlich bin ich wegen des Hustens hier. Da kommen immer grüne Stücke raus. Ich hab ein paar mitgebracht. Hier im Taschentuch. Ich möchte, dass Sie das untersuchen. Sie können ruhig hinsehen. Die beißen ja nicht. Ich denke, Sie sind so was gewöhnt. Nun nehmen Sie schon. Und dann brauche ich noch eine Impfung. Gegen die Schweinegrippe. Die will man ja schließlich auch nicht kriegen. Das macht die Corinna? Schon gut! Die kann das sicher auch besser als Sie, Herr Doktor, wann kommen Sie schon mal zum Spritzen? Sie spielen ja immer nur mit Ihrem Computer rum. Wenigstens können Sie mir zum Abschluss den Blutdruck messen, wenn Sie schon keine Salbe verschreiben. Und dann bin ich auch schon weg, aber die fünf Minuten waren ja wohl drin.

So viel Zeit muss schließlich sein!«

KEIN PROBLEM

»Also, Nierentypen sind wir ja nun beide nicht, deshalb kannst du die Reisgerichte gleich vergessen. Du bist eher ein Milztyp, wenn ich mir deinen Bauch ansehe. Du bist gesellig und isst gerne. Ja, ich denke, du hast starke Milzanteile.«

Die Bemerkung mit dem Bauch hat Berni, mein alter Studienfreund – seit zehn Jahren ebenfalls Hausarzt in Berlin –, lächelnd quittiert. Aber als ich ihn in seinen Speck kneifen möchte, wehrt er ab.

»Wirste dit wohl sein lassen, du Schlimmer! Der hat viel Geld jekostet.«

»Das glaube ich gern! Du hast aber gut investiert, den kann dir kein Finanzminister mehr wegnehmen.«

Berni fächelt sich mit der Speisekarte frische Luft zu.

»Wat ick dich immer mal fragen wollte: Wat macht'n deine Friseuse eigentlich hauptberuflich?«

»Ist mein Sommerschnitt, Berni. Schön kurz, dann brauche ich nicht so brutal zu schwitzen wie du. Also, was haben wir heute gelernt: Milztypen sollten Ingwertee trinken und Fett meiden.«

»Is 'n echt juta Hinweis«, sagt Berni, »aber heute ist mir nach Bier zumute, die Luft in diesem Bunker ... Ick muss mich erst mal erholen, und dann will ick 'n richtig jutet Steak essen, so eins mit durchjehenden Fettadern. Fett is 'n Geschmacksträger, wussteste dit schon?«

Es ist ein heißer Junitag des Jahres 1995. Die Sonne knallt seit Wochen auf die Stadt und hat das ehemalige Gewerkschaftsgebäude in Berlin-Mitte, in dem die Akupunktur-Kurse stattfinden, unerträglich aufgeheizt. Es ist das letzte lange Schulungswochenende vor den Sommerferien, Freitag bis Sonntag, lausige DDR-Klimaanlagen in dem Siebziger-Jahre-Bau, abgestandene Luft, überfüllte Seminare, jeden Tag acht überlange Vorlesungsstunden, ab Mittag nur noch dumpfe Fluchtgedanken.

»Schon klar«, antworte ich.

»Und dann diese Häufung von Gesundheitsaposteln bei den Aku-Kursen, dit hält man auf Dauer nicht aus, so viel Gesundheit kann nich jut sein.«

»Ganz ruhig, Berni, wir sind ja unter uns, brauchst dich nicht zu entschuldigen, trink du nur dein Bier. Ich vertrag tagsüber keinen Alkohol, schlafe sonst in den Nachmittagsseminaren ein. Nun, jetzt mal zu mir, was passt zu meinem Typ?«

»Du bist 'n Macher«, sagt Berni. »Athletischer Körperbau, jedenfalls früher mal, entscheidungsstark, cholerisches Temperament. Du hast sehr starke Leberanteile.«

»Lebertyp, o.k., der muss runtergeleitet werden, also kühlende Getränke und Suppen. Ich werde mich heute mal meinem energetischen Niveau stellen!«

Wir winken der Serviererin.

»Ein Bier und ein Steak für den Herrn, für mich eine große Apfelsaftschorle und eine Tomatensuppe. Die Getränke sofort, wir sind am Verdursten. Dann bitte auch bald das Essen, dauert es lange? Wir haben insgesamt nur eine dreiviertel Stunde Zeit!«

Die Serviererin ist um die 25, flott, sie gehört noch nicht zu der kommenden Generation, der man ein durch die Zähne gepresstes »sehr gern« als Ausdruck guter Umgangsformen andressieren wird. Nein, sie hat noch das alte

Berliner Temperament, das ihr höchstens ein unvermeidliches »Kein Problem« gestattet.

»Kein Problem«, sagt sie und ist schon an der Theke.

Wir sitzen in einem dieser schicken, auf Alt-Berlin getrimmten Lokale, die sich in der Nachwendezeit unter den S-Bahnbögen nahe der Friedrichstraße breitgemacht haben. Das Publikum besteht überwiegend aus Touristen, Berliner verirren sich kaum hierher. Und auch wir sind heute Touris, Bildungstouristen.

Bier und Schorle stehen nach fünf Minuten auf dem Tisch, wir sind völlig ausgedörrt, trinken in wenigen Zügen aus. Bestellen eine neue Runde. Dann kommen die Speisen. Ich nehme das Gespräch wieder auf.

»Man muss das ja auch nicht so übertreiben wie diese Ökofuzzis. Aber die Idee der Akupunktur finde ich ganz interessant. Den Körper heilen, indem man Energiebilanzen ausgleicht. Überflüssige Energie abführen, dahin, wo sie fehlt.«

Berni verzieht ironisch den Mund.

»Also hier auf meinem Teller ist 'n Steak zu viel und in meinem Magen fehlt dit janz eindeutig. Ick fang jetzt an.«

Er schneidet ein Stück Fleisch ab, nimmt es mit der Gabel auf, schiebt es sich in den Mund. Verharrt einen Augenblick. Nickt mit dem Kopf.

»›Aber kein Genuss ist vorübergehend, denn der Eindruck, den er hinterlässt, ist bleibend.‹ Der alte Goethe verstand wat vom Schlemmen.«

»Gilt übrigens auch für schlechtes Essen.« Ich hebe den Kopf und schaue zur Mitte des Raumes, wo gerade etwas in Bewegung geraten ist.

Zuerst nehme ich die beiden nur peripher war. Ein paar Tische weiter sitzt ein älteres Paar nebeneinander. Der Mann hat einen hochroten Kopf, und plötzlich schwankt er im Sitzen.

»Jibt's ja nich«, sagt Berni und stößt mich an, »mittags schon besoffen?«

Doch dann kippt der Mann zur Seite, fällt mit dem Oberkörper auf seine Frau, die schreit entsetzt auf, umklammert seinen Leib, sein Stuhl rutscht unter ihm weg, sie will ihn halten, aber er ist schwer wie ein Kartoffelsack, sie schafft es nicht. Er gleitet unter ihren Händen weg, und gemeinsam gehen sie neben dem Tisch zu Boden.

An der Theke sitzen zwei junge Frauen mit langen blonden Haaren. Wahrscheinlich Schwedinnen. Sie betrachten ungläubig das Schauspiel, stecken die Köpfe zusammen und kichern.

Ja, es sieht alles sehr ulkig aus, wie in einem Marionettenspiel, und ich fange auch an zu grinsen, aber plötzlich wird mir klar, dass das dort kein Spaß ist.

»Berni, ich glaube, da gibt's Arbeit.«

»Stimmt, der hat wat. Na, ein Bier hab ick wenigstens intus, dit kann mir keiner mehr nehmen.«

Während wir uns durch die Tische schlängeln, mustere ich das Gesicht des Manns, der dort am Boden liegt. Es ist jetzt nicht mehr rot, es hat sich bläulich verfärbt, doch in wenigen Sekunden wird auch diese Farbe verschwinden und einem Grauton weichen.

Inzwischen haben es alle mitbekommen. Viele sind aufgestanden, einige zum Tisch geeilt. Am Tresen stehen die Serviererinnen, gehen auf die Zehenspitzen und beobachten das Ganze interessiert aus der Distanz.

Als Arzt bekommt man in dieser Situation einen Tunnelblick. Man erkennt, dass von einer Sekunde auf die andere ein Drama angesetzt wurde. Ohne jede Vorwarnung. Plötzlich steht man im Rampenlicht. Das Schauspiel hat zwei Hauptdarsteller, auf der einen Seite der Kranke, auf der anderen man selbst. Es ist ein Stück, das sich noch nicht entschieden hat, ob es eine Tragödie sein will. Ausschlaggebend sind die Darsteller, der Kranke und der Arzt. Man kennt sich nicht, weiß nichts voneinander und kennt den Text nicht. Nur eins steht von vornherein fest: Man hat verdammt wenig Zeit.

Wir sind am Tisch angekommen, und nun beginnt das Spiel richtig. Als Erstes müssen die Rollen verteilt und diejenigen, die nichts auf der Bühne zu suchen haben, auf die Zuschauerränge verwiesen werden.

»Wir sind Ärzte.« Ich sage das laut und deutlich.

Die Gäste, die neben dem Tisch stehen, wirken erleichtert: »Gott sei Dank, geben Sie uns Bescheid, wenn wir Ihnen helfen können.«

Sie ziehen sich zurück.

Wir beugen uns zu dem Mann herunter. Er ist mittelgroß, dicklich, vom Typ her sehr unauffällig. Vielleicht siebzig Jahre, grauer Schnurrbart. Seine Lider sind halb geschlossen, dahinter die Augen weggedreht, so dass man nur noch das Weiße sieht. Das Hautkolorit inzwischen ein durchscheinendes Blaugrau, der Kopf blutleer, die Halsvenen daumendick angeschwollen. Atmung ist keine zu erkennen. Da ist nicht mehr viel Leben.

Das Gesicht der Frau ist winzig. Ihre Augen sind weit aufgerissen. Entsetzen, Sprachlosigkeit. Ich helfe ihr auf, setzte sie auf einen Stuhl. Sie hält sich am Tisch fest.

Berni schüttelt den alten Mann. »Hallo, hallo, könn' Sie mich hören?«

Er reibt seine Fingerknöchel kräftig gegen das Schlüsselbein. Das ist ein starker Schmerzreiz. Doch der Mann reagiert nicht. Berni tastet am Handgelenk nach dem Puls.

»Nischt!«

Vielleicht am Hals. Der Mann ist gut angezogen, trägt ein weißes Hemd mit Krawatte. Ich ziehe den Schlips auf, zerre ihn aus dem Kragen. Werfe ihn zur Seite, versuche die Hemdknöpfe zu öffnen, dauert zu lange, reiße die ganze obere Knopfleiste mit einem Ruck auf, die Knöpfe spritzen zur Seite. Suche die Halsschlagader. Kann sie nicht finden.

»Nichts!«

Die Haut des Halses ist teigig geschwollen, lebt nicht mehr. Ich reiße das Hemd bis zum Bauchnabel auf. Lege mein Ohr auf sein Herz. Kann nichts hören.

»Nichts!«

Atmet er noch? Wenigstens ein bisschen? Ich beuge mein Gesicht in die Nähe seines Mundes.

»Nichts!«

Auch für einen Arzt ist eine Reanimation keineswegs eine alltägliche Erfahrung. Das letzte Mal ist zehn Jahre her, auch mit Berni. Seltsamer Zufall. Damals arbeiteten wir beide auf der Intensivstation im Krankenhaus, wo Wiederbelebungen ziemlich häufig sind. Aber sie sind ein Klacks verglichen mit dem hier. Denn dort gibt es immer eine erfahrene Schwester, die einem alles zureicht: Intubationsbesteck, den zentralen Zugang, Adrenalinspritze, Furosemid, Lidocain, Sauerstoff. Man braucht nicht mehr nachzudenken, nur noch zu handeln, dann läuft alles wie am Schnürchen. Aber hier? Haben wir irgendwelche medizinischen Geräte mit? Nein! Und die erfahrene Schwester?

Und dann das Zeitproblem. Ohne Durchblutung überlebt das Gehirn sechs Minuten. Eine lächerlich kurze Zeit. Eine Zigarettenlänge, mehr nicht! Danach gibt es Hirnschäden. Ein Aufwachen später ist sinnlos. Traurige Pflegefälle.

Wie viel Zeit ist vergangen? Eine Minute höchstens, sicher nicht mehr. Ganz ruhig bleiben. Fünf Minuten bleiben noch. Das ist sehr viel.

Und sehr wenig, wenn einem nichts einfällt. Plötzlich ist der Kopf leer. Was zuerst? Was überhaupt?

Dann wird mir plötzlich klar, dass alles ganz einfach ist. Wir haben ja nichts dabei, nur uns selbst. Wir können nichts machen außer beatmen, das Herz massieren und den NAW rufen, den Notarztwagen der Feuerwehr.

Ich springe auf und winke der Kellnerin. Sie kommt an den Tisch.

»Sie rufen jetzt bitte sofort die Feuerwehr, 112, Sie sagen einfach nur Wiederbelebung, sofort kommen. Jetzt gleich!«

»Kein Problem«, antwortet sie und geht zum Telefon, das auf dem Tresen steht. Wir befinden uns in der Mitte der 90er Jahre, also in einer noch handylosen Zeit.

»Hat Ihr Mann irgendwas? Zucker, einen früheren Herzinfarkt? Nimmt er Tabletten?«

Die Frau scheint meine Fragen nicht zu verstehen, sieht mich nur schreckensstarr an. Steht unter Schock. Stammelt: »Ja, also, eigentlich, ich weiß nicht …«

Dieser Mann ist tot. Vor unseren Augen gestorben. Jetzt gerade. Wie viel Zeit ist noch? Noch irre viel, bestimmt viereinhalb Minuten.

»Herz- und Atemstillstand, Berni, dann wollen wir mal. Wir dürfen wieder reanimieren.«

Berni kniet massig vor mir auf den Dielen.

»Dit glaube ick aber ooch. Hier auf dem Boden einer Kneipe, im schicken Berlin-Mitte, so habe ick mir dit immer jewünscht. Na, macht nichts, ist ja grade erst jewisch worden.«

Dann blickt er hoch und grinst mich an.

»Und ick habe auch gleich 'n Vorschlag, wir machen dit so wie früher im Krankenhaus. Ick die Herzmassage und du die Beatmung. Konntest du immer besser als ick.«

»Ja, Scheiße, im Krankenhaus hatten wir Beatmungsmasken und Ambubeutel, aber hier, Mund zu Mund, bei so einem wildfremden Kerl. Hoffentlich hat er keinen Mundgeruch. Auf jeden Fall wechseln wir uns ab.«

»Jeht leider nicht.« Berni seufzt. »Kiek mal, ick bin doch gar nicht mehr nüchtern. Wat sollen die im Krankenhaus denken, wenn der mit 'ner Fahne einjeliefert wird.«

»Ja, und wahrscheinlich gibt's auch noch Punkte in Flensburg. Okay, das können wir jetzt nicht ausdiskutieren.« Ich fluche leise. »Aber beim nächsten Mal machen wir es umgekehrt.«

»Auf jeden Fall«, sagt Berni, »darauf bestehe ick. So, und jetzt frisch ans Werk. Nur Mut, mein Lieber, allet wird jut.«

Während wir noch sprechen, hat Berni dem Fremden bereits das Hemd aus der Hose gerissen. Der Oberkörper ist nun vollständig entblößt.

»Moment, ich muss noch mal in den Mund sehen.«

Ich greife auf die Tischplatte, nehme mir eine Serviette, wickle sie um meinen Zeigefinger, fahre in seinen Mund. Keine Speisenreste, keine lockere Prothese, der Rachen ist leer.

»Bevor wir uns unnötig stressen, versuch ick's auf die altdeutsche Art, klappt ja manchmal.«

Berni versetzt dem Mann einen kräftigen Fausthieb auf das Brustbein. Blickt ihn an. Nichts passiert.

»Gut, dann also nach diesen modernen Methoden.«

Das Ganze hat nicht lange gedauert, vielleicht dreißig Sekunden. Es bleiben uns noch vier Minuten. Viel Zeit.

»Jetzt los, Berni.«

Der alte Mann liegt auf dem Rücken, Berni kniet neben dem Thorax, legt seine nach unten geöffneten Handflächen in Höhe der Brustwarzen übereinander auf das Sternum.

Dann lässt er das Gewicht seines schweren Oberkörpers nach vorne wippen. Seine Arme übertragen die Wucht auf den Brustkorb. Er zählt laut mit.

»... vierzehn, fünfzehn, jetzt du.«

Ich lege mir den Kopf des Mannes zurecht. Überstrecke sein Genick. Ziehe den Unterkiefer nach oben, halte ihn mit meiner rechten Hand, in der sich zwischen Daumen und Zeigefinger beim Spreizen ein großes C auftut, lasse dabei seinen Mund einen Spalt offen stehen, bilde mit meiner Linken ebenfalls ein C, forme mit beiden Händen einen Randsaum, der Mund und Nase einschließt, so dass seitlich keine Luft entweichen kann. Dann atme ich tief ein, setze meine Lippen auf den Kreis, den meine Finger auf seinem Gesicht bilden, und blase meine Atemluft in seinen Mund. Seine Schnurrbarthaare kitzeln meine Lippen.

»Ist sie angekommen, wo sie hinsoll?«

»Hat allet jeklappt. Der Brustkorb hat sich jehoben, der Bauch is unten jeblieben.«

Berni ist wieder dran.

»Ist die Empfehlung eigentlich noch aktuell: fünfzehnmal Herz, zweimal beatmen?«

»Ja, beim letzten Reanimationskurs war das so, ändert sich aber jedes Jahr. Bleiben wir einfach dabei. Du fünfzehn-, ich zweimal.«

Es ist schwül. Berni fängt an zu schwitzen. Reanimation ist anstrengend.

»Nicht zu doll, pass auf, dass du ihm nicht die Rippen brichst.«

»Aber Purzelchen«, antwortet er unwillig, »so wat machen wir nicht, wir sind doch Profis.«

Die nächste Minute spricht keiner. Auf Bernis Stirn hat sich ein Saum feiner Wasserperlen gebildet. Unter den Achseln Schweißflecken, die sich schnell ausweiten.

»Na, siehst du, geht doch, alte Schule, als wäre es erst gestern gewesen.«

Berni zählt laut mit. Fünfzehnmal er, zweimal ich. Als ich wieder an der Reihe bin, sehe ich, dass Berni beim Aufrichten das Gesicht verzieht und sich in die Lendengegend fasst.

»Durchhalten, mein Lieber, die Feuerwehr ist gleich da, länger als zehn Minuten brauchen die nie. Nicht, dass du mir hier auch noch schlappmachst.«

»Für mich ist das jetzt schon 'ne gefühlte Stunde. Ick

glaube, meine Mittagspause ist um, wir müssen langsam zum Schluss kommen!«

Er atmet schwer. Unmerklich ist er immer langsamer geworden.

»Kennst du *Stayin alive* von den Bee Gees?«

Ich pfeife ihm die ersten Takte vor.

»Genau die Geschwindigkeit, die du einhalten musst.«

»Ick finde *Highway to Hell* irgendwie passender.«

Er schnaubt unwillig, wird dann aber wieder schneller.

»Du Witzbold hast jut reden, ick hab schließlich den schwierigeren Part.«

»Ich weiß, Berni, ich weiß, deshalb tauschen wir ja auch beim nächsten Mal.«

In den nächsten Minuten fällt kein Wort. Stumm machen wir weiter.

Es wird Zeit, die Szenerie zu beschreiben. Dreizehn Uhr. Alle Tische sind besetzt. Man isst zu Mittag. Man trinkt Bier oder Selters oder Berliner Weiße. Die Luft ist feuchtwarm, die Damen tragen leichte Shirts mit Spaghettiträgern. Nach dem Essen gibt's ein Eis oder einen Cappuccino.

In der Mitte des Raumes unsere Bühne, ein kleiner Platz zwischen zwei Tischen, auf der zwei Ärzte in Zivilkleidung um das Leben eines alten Mannes kämpfen. Neben dieser Dreiergruppe eine immer noch schockstarre Ehefrau, die auf ihrem Stuhl sitzt und die Armlehnen umklammert. Die nächsten Tische sind nur einen Meter von der Bühne entfernt. Man tafelt weiter, man unterhält sich, blickt auf die Inszenierung.

»Na, geht's noch, Berni?«

Er ächzt und schwitzt.

»Du musst deinen Körper mehr einsetzen, nicht so viel mit den Armen arbeiten, das hältst du sonst nicht lange durch.«

Er keucht.

»Ja, Purzelchen, ich werd's mir merken, du solltest mich nachher noch mal abfragen.«

Ich sehe auf die Uhr. Eine Viertelstunde vorbei. Endlich das Martinshorn.

»Berni, die Rettung naht, nur noch ein paar Minuten.«

Dem alten Mann geht es inzwischen deutlich besser. Das graublaue Kolorit ist verschwunden, die Haut wieder rosig. Sein Gehirn wird jetzt ausreichend durchblutet. Die Sechs-Minuten-Stoppuhr ist angehalten.

»Warte mal kurz.«

Berni richtet sich dankbar auf, streckt den Rücken. Bewegt sich der Brustkorb des Alten?

»Nein, er atmet noch nicht, Puls auch nicht tastbar. Also weiter, der NAW ist gleich da.«

Wir massieren und beatmen. Lauschen nach dem Martinshorn. Es wird wieder leiser. Natürlich, die müssen um den Block herumfahren. Dorotheenstraße, Planckstraße, Georgenstraße. Gleich werden sie vor der Tür stehen. Jetzt muss es wieder lauter werden.

Ich höre angestrengt hin, aber das Martinshorn ist verschwunden, kommt nicht wieder. Ich blicke Berni fassungslos an.

»Was soll das denn? Was machen die mit uns?«

Also weiter reanimieren. Jetzt schon zwanzig Minuten. Bernis Kopf ist hochrot. Nacken und Brust sind klatschnass. Die Schweißflecke vom Rücken haben sich mit denen unter den Achseln vereinigt. Die Hände tropfen vor Nässe.

»Na, Berni, wollen wir nicht tauschen?«

»Jetzt, wo du ihn schon jeküsst hast? Nee, nee, ick gloobe, ick schwitze lieber weiter.«

Um uns herum geht der Restaurantbetrieb geordnet weiter. Man bezahlt, man ordert, die Serviererin bringt Gerichte.

Bei jeder Reanimation gibt es verschiedene Typen von

Beobachtern. Da sind zum einen die Gaffer, die alles sehen, aber nichts machen wollen, dann die Hilfsbereiten und als besondere Spezies die Schlauberger, die mit den pfiffigen Ideen.

Einer von denen beugt sich über mich, als ich gerade mit einem Atemzyklus durch bin.

»Der ist richtig krank, nicht wahr?«

»Ich denke schon«, sage ich, ich möchte nicht unhöflich sein, und meine nächste Atemspende ist erst in sechs Herzmassagen wieder dran.

»Hab ich mir doch gedacht, das sehe ich. Hab 'n Blick dafür. Der hat was am Herzen, oder?«

Ich kann nicht antworten, weil ich gerade wieder beatme.

»Die müssen Sie ihm unbedingt geben, die helfen bei mir auch immer, wenn ich einen Herzklabaster habe.«

Ich blicke hoch und starre auf eine kleine Flasche mit irgendwelchen medizinischen Tropfen, die der Mann mir vor die Nase hält. Zu nah, um lesen zu können, was draufsteht.

Ich bin wieder dran. Danach richte ich mich auf und sehe in das erwartungsvolle Gesicht eines Mittfünfzigers, der mir seine Wunderdroge geben will.

»Sehr nett von Ihnen«, sage ich, und nach einer weiteren Beatmungspause: »Sehr nett, aber in seinem Zustand. Er kann ja nicht mal schlucken.«

Enttäuschter Blick. Das Fläschchen wird in meine Hemdtasche geschoben.

»Sie müssen es probieren, das hilft immer.«

Wir machen weiter. 25 Minuten sind vergangen. Der Mann sieht gut aus, aber er atmet noch nicht.

»So, Berni, jetzt probieren wir mal die sanfte Medizin. Du Mai 26, Lenkergefäß. Soll das Bewusstsein wieder herstellen.«

Du Mai 26 ist ein Akupunkturpunkt, der zwischen Nasenwurzel und Oberlippe liegt. Extrem schmerzempfindlich. Da kannten die alten Chinesen sich aus. Ich gehe mit dem gestreckten Daumen auf diesen Punkt und bohre den Nagel kräftig hinein. Plötzlich schlägt der alte Herr die Augen auf.

»Hallo, Berni, er lebt wieder.«

Berni richtet sich schweißüberströmt auf. Hält sich seinen schmerzenden Rücken.

»Ick hätte noch stundenlang weitermachen können.«

Ich kann den Puls ertasten. Das Herz schlägt endlich wieder, nicht allzu schnell, um die 35, aber zum Überleben reicht es.

»Jetzt werd ick mich erst mal um mein Outfit kümmern.«

Berni holt ein Päckchen Tempos aus seiner Hosentasche und versucht, Gesicht und Nacken trocken zu tupfen.

Die Frau hat ihre Sprache wiedergefunden.

»Was hast du denn gehabt, Alfred? Du warst plötzlich so komisch. Hast du das Essen nicht vertragen?«

Alfred blickt verwirrt um sich. Will sich aufrichten. Ist aber noch zu schwach und sinkt nach hinten zurück. Begreift nichts.

»Jetzt möchte ich aber mal wissen, was mit der Feuerwehr ist. Nach einer halben Stunde noch nicht da, habe ich ja noch nie erlebt!«

Ich gehe zur Kellnerin.

»Sagen Sie mal, warum kommt denn die Feuerwehr nicht?«

Die Kellnerin lädt gerade ihr Tablett mit Biergläsern voll.

»Ich habe die vorhin angerufen, aber keine Verbindung bekommen.«

Mir bleibt die Spucke weg.

»Und Sie haben es nicht noch mal versucht?«

»Nein.«

Sie ist um keine Spur verlegen.

»Und Sie haben mir nichts gesagt?«

»Ich hatte keine Zeit, sehen Sie sich doch mal um, wie der Laden heute brummt. Haben Sie denn noch irgendeinen Wunsch?«

»Nein, danke.«

»Kein Problem, aber vielleicht versuchen Sie es mal selbst.«

Sie zuckt mit den Schultern und verschwindet mit ihrem Tablett in der Tiefe des Raumes.

Ich trete hinter die Theke, greife zum Telefon, 112, habe sofort Anschluss.

»Wir hatten hier eine Reanimation, männlich, um die siebzig, der Patient ist wiedergekommen, muss aber zur Nachbehandlung ins Krankenhaus. Wir brauchen sofort einen NAW.«

Ich gehe zurück zum Tisch. Alfred liegt immer noch auf dem Boden und schaut mich verdutzt an. Berni fühlt am rechten Handgelenk den Puls. Er bleibt stabil bei 35. Auf Alfreds linker Seite seine Frau, die wie ein Wasserfall auf ihn einredet: »Ich habe dich was gefragt, und du hast überhaupt nicht geantwortet. Ich war so erschrocken. Warum hast du denn nichts gesagt?«

Unser Alfred sieht inzwischen gar nicht mehr schlecht aus. Vielleicht ein bisschen zerknittert mit seinem zerrissenen Hemd, aber schon wieder fast im Leben. Dass er vor einer Viertelstunde noch tot war, sieht man ihm nicht mehr an.

Berni hat sich einen Stuhl herangezogen und erschöpft darauf fallen lassen. Sein ganzer Körper trieft.

»Jetzt habe ick dit janze Bier wieder verloren.«

»Ja, Berni, früher warst du besser in Form.«

»Früher habe ick auch dreißig Kilo weniger gewogen.«

Wir bleiben am Tisch der beiden Alten sitzen. Alfred braucht nicht mehr beatmet oder massiert zu werden, aber den Puls müssen wir kontrollieren. Er kann jeden Moment wieder aussetzen.

Endlich wieder das Martinshorn. Wir horchen aufmerksam hin. Diesmal kommt es näher und wird nicht leiser. Dann draußen ein lautes Bremsen. Das Poltern derber Stiefel. Die Tür fliegt auf, zwei Feuerwehrleute in dunkelblauen Uniformen eilen in das Restaurant, suchen mit schnellen Blicken den Raum ab. Ich winke sie zu uns heran.

Hinter ihnen kommt ein junger, schlanker Arzt in weißem Kittel. Wirkt sehr selbstbewusst.

Ich stehe schnell auf und gehe auf ihn zu. Da ich keinen Kittel anhabe, ist es ganz wichtig, sofort die Verhältnisse klarzustellen.

Ich stelle mich und Berni vor. »Wir sind Kollegen.«

Der Notarzt streift mich mit einem flüchtigen Blick, murmelt unverständlich einen Namen, eilt durch die Tischreihen und kommt zu unserer kleinen Bühne, die eben noch Schauplatz eines großen Dramas war.

Dort sitzt jetzt Alfred, ziemlich zerzaust, mit dem Rücken an ein Tischbein gelehnt, seine Frau kauert noch immer neben ihm, blickt ihn an, redet auf ihn ein. Alfred sieht recht gesund aus.

Missbilligend mustert der Kollege die Szene, das zerrissene Hemd, den weggeworfenen Schlips, die abgeplatzten Knöpfe. Den klitschnassen, dicken Berni daneben.

»Was ist denn hier los?«

»Er ist direkt vor unseren Augen kollabiert. Asystolie, Asphyxie*. Wir mussten ihn 25 Minuten reanimieren, bevor er wiederkam.«

»Asphyxie?«

Der glaubt uns kein Wort!

»Ich kann nicht verstehen, warum der NAW nicht gleich gerufen wurde.«

---

*   Herz- und Atemstillstand

33

Berni sitzt auf dem Stuhl und versucht, seinen Rücken gerade zu biegen.

»Mann, der ist aber streng.«

Der Notarzt antwortet nicht, aber die wütende Geste, mit der er sein Notfall EKG aus der Tasche zieht und die Dreipunktelektrode anlegt, zeigt, wie sehr ihn dieser Dilettantismus hier anwidert.

Das Gerät schreibt einen Streifen, er legt ihn prüfend auf den Tisch, wird nachdenklich.

»Ist ein reiner Kammerrhythmus. War wahrscheinlich ein Adams-Stokes-Anfall.*«

»Na, da ham wa ja noch mal Glück jehabt, sind wa jetzt entlastet?«, murmelt Berni zwischen den Zähnen hindurch.

Der Notarzt macht die Andeutung einer entschuldigenden Geste. Reißt seinen Notarztkoffer auf. Legt eine Braunüle, hängt 250 Milliliter Kochsalzlösung ran, gibt ein paar Spritzen.

Die Feuerwehrleute heben Alfred auf die Trage, schnallen ihn an. Atemmaske, zwei Liter Sauerstoff, Gasflasche zwischen die Beine gepackt, Liegenbeine hochgestellt, und schon ist der alte Mann im NAW verschwunden.

Ich ziehe zwei Visitenkarten aus der Tasche, gebe eine dem Kollegen, die andere der Ehefrau. Bitte um Benachrichtigung, wie es weitergegangen ist. Werde von keinem von beiden jemals wieder etwas hören. Dann ist der NAW weg.

Die Mittagspause haben wir um eine halbe Stunde überzogen. Die Parkuhr ebenfalls. Ich klopfe mir die Hose sauber.

Finde das Fläschchen mit den Herztropfen in meiner Hemdtasche. Gebe es zurück.

---

* Ein Adams-Stokes-Anfall ist eine Blockade der Reizleitung des Herzens.

34

Wir gehen an unseren Tisch. Da stehen noch immer unsere Teller. Das Steak ist kalt geworden, die Suppe hat eine Haut, das Bier ist schal.

Wir rufen die Kellnerin zum Bezahlen.

»Und was passiert jetzt mit Ihrem Essen? Sollen wir es noch mal in die Mikrowelle schieben, oder kann ich Ihnen alles einpacken?«

»Danke, mir ist der Appetit vergangen. Meinetwegen könn' Se abräumen«, sagt Berni.

»Kein Problem«, antwortet sie und schiebt die Überreste zusammen.

ALLES UNTER KONTROLLE

Meine leitende Helferin Yvonne legt mir einen Stapel Arztbriefe auf den Schreibtisch.

»Sieh mal rein, wenn du Zeit hast. Ist 'n neuer Patient im Sonnenhof, Pflegebereich.«

»Wenn ich mal Zeit habe, wann soll denn das sein?«

»Musst du bald machen, sein Sohn ruft gegen elf an.«

»Kann ich leiden, mitten in der Sprechstunde.«

»Er sagt, es ginge nicht anders. Heute Nachmittag sei er in einer schrecklich wichtigen Konferenz. Da könne er auf keinen Fall telefonieren. Wohl so ein Typ, der immer in der zweiten Spur parkt.«

Missmutig sehe ich zu dem Stapel hinüber. Zu viel Papier auf dem Schreibtisch, das kostet Zeit. Otto Bauer heißt der Patient.

»Und am Telefon habe ich auch noch Frau Witzleben, die Pflegebereichsleiterin, die will dich einstimmen.«

Yvonne stellt mir das Gespräch durch.

»Hier Witzleben, ich möchte Sie vorbereiten, da ruft Sie nachher ein Herr Rüdiger Bauer an, das ist der Sohn des neuen Patienten, den Sie eventuell übernehmen sollen. Sprechen Sie bitte mit ihm. Ich habe ein mulmiges Gefühl, am liebsten würde ich den Patienten ablehnen, und zwar wegen des Sohnes. Aber unsere Leitung hat leider schon zugesagt.«

»Wieso, was ist mit ihm, hat er Ausschlag, oder schlimmer noch, kein Geld?«

»Herr Doktor, ich habe heute schon geschlagene zwei Stunden mit ihm telefoniert. Der kann reden! Will alles ganz genau wissen. Von größter Wichtigkeit war ihm zum Beispiel, ob beim Transport seines Vaters in unser Haus ein Krankenwagen mit luftgefederter Hinterachse verwendet wird. Haben Sie so etwas schon mal gehört?«

»Frau Witzleben, ich bin Arzt und nicht Michael Schumacher!«

»Genau. Ich finde nicht, dass das zur Allgemeinbildung gehört. Aber er meint, dass die Krankentransportunternehmen in Deutschland oft ausrangierte Bundeswehrfahrzeuge benutzen. Solche mit Blattfederung. Die Krankenwagen in den USA seien da viel besser. Der scheint ein großer Ami-Fan zu sein. Weiterhin legt er viel Wert darauf, dass beim Transport eine ständige Sauerstoffversorgung gewährleistet ist. Da hierfür keine medizinische Indikation besteht, müssten wir auf unsere Kosten einen Rettungssanitäter engagieren, der die Sauerstoffflasche bedient. Na ja, und in diesem Stil weiter, dieser Mensch hat eine blühende Phantasie, wenn es darum geht, immer neue Probleme zu erfinden, man kommt kaum dazwischen. Bilden Sie sich selbst ein Urteil und entscheiden Sie, ob Sie den Patienten nehmen wollen.«

Meine Sprechstunde ist voll. Ich überfliege die Arztbriefe für Herrn Bauer, lese nur die Diagnosen am Anfang und die Zusammenfassungen am Ende, das reicht, um mir schnell ein Bild zu machen.

Otto Bauer ist ein 83-jähriger Herr, den ein Schlaganfall vor einem halben Jahr aus einem erfüllten Leben gerissen hat. Von einer Sekunde auf die andere wurde er ein Pflegefall.

Ich beschließe, den Patienten anzunehmen, mache mir ein paar Notizen und lege eine Dauermedikamentenliste für ihn an. Das Ganze dauert zwanzig Minuten.

Dann öffne ich die Tür zum Wartezimmer. Zwei Jungen von acht und neun Jahren haben die Spielzeugkiste ausgeräumt und ihren Inhalt über den Boden verstreut. In der Ecke ein hustender Bauarbeiter, auf dem Sofa eine Mutter mit schreiendem Baby. Dazwischen ein paar unauffällige Gestalten, mir gegenüber Frau Schmal. Karin Schmal ist Rentnerin und hat massig Zeit, macht aber gerne Druck. Fühlt sich dann wichtig. Demonstrativ tippt sie auf ihre Armbanduhr. Ich nehme den Bauarbeiter ran.

Wir sind kaum im Behandlungszimmer, als das Telefon klingelt. Yvonne am Apparat.

»Hier ist Herr Rüdiger Bauer, der Sohn von dem Neuen, er möchte dich sprechen.«

»Yvonne, hast du mal ins Wartezimmer geblickt? Die sind jetzt schon unruhig, wenn ich dann noch telefoniere, lynchen die mich. Lass dir die Nummer geben, ich melde mich später.«

Yvonne stöhnt auf.

»Aber er sagt, er sei nachher in irgend so einem Ministerium und könne von dort aus nicht mehr anrufen. Die Informationen, die er habe, müsse er dir aber unbedingt heute noch geben.«

Unbedingt heute! Wieder so ein Windmacher. Aber vielleicht ist es doch wichtig?

»Dann verbinde mich in Gottes Namen.«

Ich entschuldige mich bei dem Bauarbeiter und gehe ins Nebenzimmer. Am anderen Ende des Telefons meldet sich nicht Herr Bauer, sondern seine Sekretärin. Sie stellt mich durch, ich lande in der Warteschleife, lausche eine halbe Minute der kleinen Nachtmusik in Synthesizerversion. Musik kann so schön sein!

»Bauer hier, Rüdiger Bauer. Herr Doktor, ich finde es sehr schön, dass Sie sich eine Minute für meinen Vater nehmen.«

»Guten Tag, Herr Bauer, Sie wollten mich sprechen?«

»Wie ich schon sagte, Herr Doktor, es ist bewundernswert, dass Sie ein paar Momente Ihrer kostbaren Zeit opfern. Das hat man ja heutzutage auch nur noch selten, dass Ärzte überhaupt bereit sind, ein Gespräch zu führen.«

Er redet schnell, wie jemand, der noch viel sagen möchte.

»Herr Bauer, ich hatte gehört, Sie wollen mir etwas ganz Wichtiges mitteilen. Ich stehe im Augenblick mächtig unter Zeitdruck. Wir werden uns ja sicher in der Seniorenresidenz sehen, dann können wir alles Weitere besprechen. Dort haben wir mehr Ruhe.«

»Ja, Herr Doktor, der ewige Druck, das ist ein Problem der Moderne, wir haben alle keine Zeit mehr füreinander. Auch ich muss gleich weg, ein Termin im Finanzministerium. Weswegen mir das Gespräch mit Ihnen heute so wichtig ist: Ich würde gerne wissen, ob ich meinen Vater in der Seniorenresidenz Sonnenhof unterbringen kann. Ich möchte Sie zunächst einmal fragen, wie Sie als Arzt, der dort viele Patienten betreut, die Pflege einschätzen?«

Die Antwort fällt mir nicht schwer.

»Die Pflege ist gut, meine Tante lebt seit zwei Jahren dort.«

Das reicht ihm nicht.

»Es freut mich, dass Sie das so positiv sehen. Für mich ist aber wichtig, ob der gesetzlich vorgeschriebene Anteil ausgebildeter Altenpflegekräfte immer eingehalten wird?«

»Ich denke schon«, antworte ich etwas verblüfft. Das hat noch nie jemand gefragt. Er macht eine bedeutungsvolle Pause.

»Das heißt, Sie wissen es nicht, sondern vermuten es nur?«

»Ich habe es nie nachgerechnet. Es gibt natürlich diese Fachkraftquote von fünfzig Prozent. Aber es ist nicht meine Aufgabe, sie zu überprüfen, das macht der medizinische Dienst. Ich bin für das Ärztliche zuständig.«

Seine Stimme klingt jetzt eifrig.

»Herr Doktor, dass Sie mich nicht falsch verstehen, es

gibt eben gesetzliche Vorschriften, die die Qualität der Altenbetreuung garantieren sollen. Es geht hier schließlich um Menschen!«

»Ja, natürlich, das hat schon seinen Sinn. Aber ich gehe davon aus, dass die Pflegeleitung die Vorschriften einhält.«

»Wissen Sie, ich bin da eben ein anderer Mensch, ich muss immer ganz genau wissen, worauf ich mich einlasse.«

Die beiden Jungs haben inzwischen wahrscheinlich schon angefangen, die Teppichnoppen aufzuräufeln. Die Stimme von Herrn Bauer klingt nicht so, als würde er auf ein Ende des Gesprächs hinsteuern.

»Ich meine, überzeugen Sie sich denn vor jeder Autofahrt, ob die Zusammensetzung der Bremsflüssigkeit noch stimmt oder das Reserverad genug Luft hat? Ein Minimum an Vertrauen muss man schon haben, sonst können Sie ja gar nichts mehr machen, Herr Bauer.«

Ich werde langsam kribbelig. Durch die Tür höre ich Frau Schmal, die sich bei Yvonne beschwert, dass ihr Termin schon seit zwanzig Minuten überfällig sei.

»Das mache ich natürlich nicht, aber hier geht es schließlich nicht um Autos, sondern um meinen Vater. Das ist für mich schon ein kleiner Unterschied!«

Es folgt eine Abhandlung über das Qualitätsmanagement von Altersheimen, dass er die Rankings der Berliner Senioreneinrichtungen genau studiert habe, welche Qualitätsstandards er bevorzuge, und so weiter. Ich sehe auf die Uhr. Ob im Wartezimmer jetzt schon jemand stehen muss? Irgendwann gelingt es mir, einzuhaken.

»Herr Bauer, ich verstehe, Sie möchten wissen, ob die Seniorenresidenz Sonnenhof eine gute Adresse für Ihren Vater ist ...«

»Ja, und ich denke, das ist auch ein legitimes Anliegen.«

»Natürlich, Herr Bauer, aber ich sagte Ihnen schon meine Meinung, meine Tante ist seit einigen Jahren dort, und ich bin sehr zufrieden.«

»Gut, Herr Doktor, wenn Sie mir zur Einhaltung der Fachkraftquote keine gültige Auskunft geben können, werde ich mir von der Pflegeleitung die Dienstpläne vorlegen lassen müssen.«

Ich hole Luft, um das Gespräch mit einem »Das ist eine phantastische Idee, wir sehen uns dann also im Sonnenhof ...« zu beenden, komme aber nicht dazu. Herr Bauer ist noch keineswegs am Ende.

»Jetzt habe ich aber eine Frage zu Ihnen, Herr Doktor. Wie hoch ist Ihre Präsenz im Sonnenhof, und wie kann ich Sie erreichen, wenn es mal ein Problem gibt? Würden Sie mir Ihre Handynummer geben?«

Na, das fehlt grade noch.

»Herr Bauer, ich mache jede Woche eine Visite, wenn Sie außerhalb dieser Zeit ein medizinisches Problem haben, wenden Sie sich bitte an die Schwestern im Sonnenhof. Die haben meine Telefonnummer und werden Sie weiterverbinden. So können Sie mich tagsüber jederzeit erreichen. Aber nachts – das werden Sie verstehen – schalte ich das Handy aus. Ich muss mich ein paar Stunden erholen, damit ich dann wieder ausgeruht für Sie da sein kann.«

Jetzt reicht es aber. Ich sehe erschrocken auf die Uhr. Weitere zwanzig Minuten vorbei.

»Herr Bauer, es tut mir leid, wir müssen nun zum Ende kommen, da draußen warten noch andere Patienten. Sie haben jetzt alle Informationen, ich kann Ihnen den Sonnenhof durchaus empfehlen, aber es ist natürlich Ihre Entscheidung.«

»Herr Doktor, wir haben ja noch nicht mal die Hälfte der Themen angesprochen, die geklärt werden müssen.«

»Das tut mir leid, Herr Bauer, aber jetzt geht wirklich nichts mehr, wir sehen uns auf der Station, sofern Sie sich für dieses Haus entscheiden. Auf Wiederhören.«

Ich sehe Otto Bauer am selben Nachmittag, kurz nachdem er aus der Kreuzbergklinik entlassen worden ist. Der Mann kann einem leidtun. Vor einem halben Jahr noch Gemeindearbeit, Skatrunde, Philatelistenverein, dann ein Schlag und alles aus.

Er ist auf der rechten Seite völlig gelähmt. Die linke Seite ist etwas besser, aber die Bewegungen sind sehr unkoordiniert.

Geistig ist er ebenfalls stark reduziert. Versteht mich nur wenig, gibt aber manchmal mit der linken Hand Zeichen, wenn ihm etwas nicht gefällt. Für eine differenziertere Verständigung reicht es nicht aus.

Herr Bauer kann sich im Bett nicht von allein aufrichten oder drehen. Damit er nicht wundliegt, muss er alle zwei Stunden umgelagert werden. Er hat einen Harnblasenkatheter, der oberhalb des Schambeins durch die Bauchdecke geleitet wird. Der Stuhlgang ist unkontrolliert, deshalb trägt er eine Windel. Da er nicht selbständig essen kann, erfolgt die Ernährung über eine Sonde, die durch ein Loch in der Bauchdecke in den Magen geschoben und dort mit einem Ballon blockiert wird. Er kann weder lesen noch sprechen, nicht einmal fernsehen. Eigentlich kann er gar nichts mehr.

Der Schlaganfall ist jetzt sechs Monate her. Nur in den ersten Wochen gab es gewisse Fortschritte, seither hat sich sein Zustand nicht mehr gebessert. Nach meiner Erfahrung gibt es keine große Hoffnung, dass sich hier noch viel zum Guten bewegen lässt.

Ich untersuche ihn, gehe dann ins Schwesternzimmer, schreibe meine Anweisungen in den Pflegebogen, als es klopft und Rüdiger Bauer eintritt. Offenbar hat er sich im Ministerium loseisen können.

Er ist noch relativ jung, Ende dreißig. Mit seiner untersetzten Figur, dem Bauchansatz und seiner hohen Stirn erinnert er an eine berühmte Gestalt der französischen Geschichte.

Er begrüßt mich, spricht schnell, fast hastig.

»Sie haben meinen Vater jetzt gesehen, Herr Doktor. Was ist Ihr Eindruck?«

»Herr Bauer, es tut mir leid für Ihren Vater, er hat einen schweren Schicksalsschlag erlitten. Aber wie ich Ihnen schon sagte, ich glaube, er ist hier gut aufgehoben.«

»Wann, meinen Sie, wird er wieder aufstehen können?«

»Aufstehen? Wie meinen Sie das?«

Er ist durch meine Frage verunsichert, weiß nicht richtig, wie er sie deuten soll. »Ja, eben aufstehen. Aus dem Bett hochkommen. Laufen ...«

Jetzt bin ich es, der verblüfft ist. Ich mache eine Pause.

»Herr Bauer, ich bin natürlich kein Wahrsager, und manchmal passieren ja auch Wunder ... Aber im Falle Ihres Vaters, nach allem, was ich weiß, kann sich hier nichts mehr bessern.«

»Also, das sehe ich anders«, antwortet er unwirsch. Er streckt seinen Nacken, versucht, Größe zu gewinnen.

»Ich habe mit den Ärzten im Klinikum gesprochen. Man hat mir viel Mut gemacht. Ich bin sehr optimistisch, dass er wieder laufen wird und nach Hause zurückkehren kann. Dafür ist natürlich einiges zu tun. Ich habe intensiv im Internet recherchiert. Es gibt inzwischen revolutionäre Konzepte aus den USA. Man muss sie nur konsequent umsetzen. Ich bin da ganz zuversichtlich.«

Zuversicht hat selbst im Gewande der Unbelehrbarkeit etwas Positives. Ich will sie ihm nicht nehmen. Er begeistert sich für die Möglichkeiten moderner High-End-Gesundheitstechnologien. Steigert sich so hinein, dass ich für einen kurzen Moment fast mitgerissen werde.

»Ich habe einen Lichtschirm gekauft. Mit der Lichttherapie hat man in den letzten Jahren ganz erstaunliche Erfolge erzielt, wenn es um Hirnschädigungen ging.«

Er sieht mich erwartungsvoll an.

»Lichttherapie, ah ja.«

»Ein bedeutender Baustein ist die Behandlung durch Musik. Musik heilt nicht nur die Seele, sondern auch das Nervensystem, das weiß man seit kurzem. Am besten sind Klassik und meditative Kompositionen. Aber nicht etwa als beliebiges Potpourri. Die Musik muss eng mit dem Biorhythmus gekoppelt werden. Wichtig ist die Zuordnung. Verstehen Sie mich?«

Ich schrecke auf, sein Blick hat mich unerwartet gestreift.

»Beethoven zum Beispiel. Dramatische Musik. Aufrührend. Kraft und Dynamik. Das ist etwas für die Zeiten, in denen der Biorhythmus sich auf einem Hoch befindet. Also zwischen 17 und 19 Uhr. Mozart dagegen ist besinnlich, harmonisch. Zwanzig bis 22 Uhr. Bach wiederum mathematisch, konstruktiv, acht bis zehn Uhr. Deuter passt in die metaphysische Phase, 22 bis 24 Uhr. Und so weiter. Ich habe ein Programm für einen ganzen Tag vom Wecken bis zum Schlafengehen zusammengestellt. Und damit die Reihenfolge nicht monoton wird, werden die Musikstücke jeden Tag in unterschiedlicher Folge abgespielt.«

Ein stolzes Lächeln zieht über sein Gesicht. Ich fühle mich erschöpft.

»Die Titel werden randomisiert, also durch einen Zufallsgenerator ausgesucht. Nehmen wir mal die Mozartzeit. Am Montag vielleicht die Vierzigste Symphonie, und am Dienstag zum Beispiel die Ouvertüre zur Zauberflöte. Nach diesem Prinzip läuft das ab.«

Er legt seine kurzen, stämmigen Finger aneinander. Prüft die kurzgeschnittenen Nägel.

»Ich habe alles in meinen Computer eingepflegt. Der Laptop kommt in sein Zimmer, er ist per WLAN mit dem Server in meiner Wohnung verbunden. Ich schalte von zu Hause aus morgens ein und abends ab. Die Schwestern brauchen sich nicht mehr um die Musik zu kümmern.«

So einem Computerfuzzi würde ich gerne ein paar andere Fragen stellen, zum Beispiel, warum mein Internet-anschluss zu Hause ständig herumzickt. Diesen Gedanken verwerfe ich schnell, als ich auf die Stationsuhr über der Tür blicke. Schon wieder eine halbe Stunde vorbei. Ich habe im Haus noch zwanzig andere Patienten.

»Sehr, sehr interessant, Herr Bauer, man lernt doch immer wieder dazu. Jetzt muss ich aber weiter. Ich bin nächste Woche wieder da.«

Er sieht mich enttäuscht an.

»Ja, also dann, Herr Doktor, vielleicht könnten wir einen extra Termin ausmachen, an dem Sie einmal richtig Zeit hätten.«

»Herr Bauer, die Untersuchung Ihres Vaters, das Ansetzen der Medikamente, die beiden Gespräche mit Ihnen, das waren heute schon zwei Stunden. Für mich ist das richtig Zeit.«

»Aber ja, Herr Doktor, natürlich, vielen Dank, ich verstehe, jetzt aber noch mal die Frage nach Ihrer Handynummer?«

»Da hat sich meine Antwort nicht geändert. Sie erreichen mich tagsüber jederzeit über die Station. Und nachts haben wir ein hervorragendes Notarzt-System, das sehr effektiv ist.«

»Und wenn es mal unter der Woche Probleme gibt, können wir uns dann hier vor Ort treffen?«

»Ja, Herr Bauer, natürlich, wenn es wirklich wichtig ist.«

So schlecht die Lage des Patienten ist, sie bleibt doch stabil. Menschen können in diesem armseligen Zustand noch Jahre dahinvegetieren, ohne gravierende medizinische Probleme zu bekommen. Herr Bauer wird jeden Tag gewaschen und gepflegt, Blutdruck und Gewicht werden regelmäßig kontrolliert, Aus- und Einfuhr geprüft und protokolliert, Medikamente verabreicht. Nägel geschnitten, Haare frisiert, Bart rasiert, Zähne geputzt. Die Ernährungspläne optimiert. Und obwohl der Patient schwerkrank ist, bleibt dem Arzt relativ wenig Arbeit. Es geht fast immer nur um pflegerische Probleme. Der Zustand des Patienten ist bedauerlich, bleibt aber über lange Zeit unverändert. Wenn sich seine Lage verschlechtert, bemerken es die Schwestern frühzeitig. Ich kann ihnen vertrauen und mich auf regelmäßige Visiten und Laborkontrollen beschränken.

Drei Wochen nach Aufnahme treffe ich zur Bach-Zeit eine ältere Dame am Bett von Herrn Bauer. Es ist seine Schwester, Frau Weinrich. Sie ist 75 Jahre alt und besucht ihn einmal in der Woche. Überall im Raum verteilt kleben weiße Haftzettel an Möbeln und Gegenständen mit Anweisungen an das Pflegepersonal. Aus dem Lautsprecher die *Air-Suite*.

»Ich bin mir ganz sicher, dass er mich erkennt, er kann das natürlich nicht so mitteilen, aber ich merke es an seinem Händedruck. Wir standen uns immer sehr nah. Ich bin acht Jahre jünger, meinen Sie, mir kann das auch mal passieren?«

»Achten Sie auf Blutdruck und Zucker, Frau Weinrich. Das sind die wichtigsten Faktoren.«

Über die gesundheitlichen Perspektiven ihres Bruders macht sie sich keine Illusionen. »Ich glaube, das wird nichts mehr.«

Sie greift zum Lichtschirm, der über dem Bett hängt. Dreht ihn zur Decke.

»Otto wird nichts dagegen haben, wenn ihn dieser Kasten nicht ständig anstrahlt. Das ist ja wie bei einem Verhör.«

Dann nimmt sie einen Haftzettel, der auf dem Spiegel klebt. Liest ihn. »›Pflegeutensilien täglich verwenden.‹ Lauter Selbstverständlichkeiten! Ob Rüdiger wohl ernsthaft glaubt, die Dinge so gestalten zu können, wie er es im Internet gefunden hat? Also, wenn ich hier Schwester wäre, ich würde es schon aus Daffke anders machen.«

Dann schmunzelt sie. »Ich freue mich, Sie auch mal kennenzulernen. Ich finde, dass mein Neffe ein bisschen übertreibt. Man kann manche Sachen eben nicht erzwingen. Wissen Sie, der Thomas ist ganz anders. Das ist Rüdigers Bruder.«

»Von einem Bruder höre ich das erste Mal.«

»Das glaube ich gerne, Herr Doktor. Er ist nur alle zwei Wochen hier, immer am Sonnabend. Thomas wohnt in der Schweiz, er ist dort Professor für Psychologie an der Universität Zürich. Er liebt seinen Vater genauso wie Rüdiger. Die beiden sind so ungleich! Wie von verschiedenen Eltern.«

Frau Weinrich lächelt und greift in ihre Handtasche. Holt drei belgische Pralinen hervor, die einzeln eingewickelt sind. Bietet sie mir an.

»Zu gefährlich, Frau Weinrich, aber wer kann da widerstehen …«

»Deshalb habe ich auch nur drei gekauft, direkt vom Maître Chocolatier: ›Trüffel‹, ›Haselnusspraliné‹ und ›Ein edler Tropfen‹, Letzterer ist wohl eher was für mich.«

Ich lasse die Trüffelkugel aus Brüssel im Munde zergehen.

»Wenn der Thomas hier ist, bleibt er vier Stunden, schaut immer kurz bei mir vorbei und fliegt am Abend zurück nach Zürich. Das ist auch ganz schön anstrengend für ihn, aber er macht es gerne. Einmal waren wir zusammen bei Otto. Rüdiger hatte an diesen Tagen besonders viele Zettel hinterlassen. Da hat Thomas einen Wutanfall bekommen und alle zerrissen. Nun ist schon wieder alles vollgeklebt.«

Damit greift sie wahllos nach einem weiteren Haftzettel, den Herr Bauer an das Kopfende des Bettgestells geklebt hat.

»Was haben wir denn hier: ›Bitte um 30–35 Grad hoch-
stellen!‹ Haben Sie eine Vorstellung davon, wie viel 30–
35 Grad sind? So? Oder eher so? Ich habe keine Ahnung!
Dann muss Rüdiger die Schwestern auch gleich mit einem
Satz Winkelmesser ausrüsten.«

Frau Weinrich hat sich den edlen Tropfen in den Mund
geschoben.

»Fünf Minuten auf der Zunge und ein Leben lang auf
den Hüften. Egal, das musste eben sein. Ich passe immer
auf, dass die beiden sich hier nicht begegnen. Die sind sich
nämlich spinnefeind. Warum? Ich hatte immer den Eindruck, dass mein Bruder den Thomas mehr liebte. Hat er
zwar nie zugegeben, aber man konnte es spüren. Er war
sein Darling. Thomas ist so ein umgänglicher, angenehmer
Mann, hat viele wichtige Fachbücher geschrieben. Eine Ko-
ryphäe auf seinem Gebiet. Und immer so charmant.«

Frau Weinrich wischt sich die Finger an einem Taschentuch ab. Streicht ihrem Bruder eine verschwitzte Locke aus
der Stirn. Beugt sich zu ihm hinunter.

»Otto, da hast du etwas falsch gemacht. Jetzt kannst du
leider nicht mehr antworten, aber ich habe dir das auch
früher schon gesagt.«

Frau Weinrich blickt auf. »Rüdiger fühlte sich immer
benachteiligt, deshalb diese Feindschaft. Und er wollte natürlich auch geliebt werden, genauso wie Thomas. Hat sein
Leben lang darum gekämpft.«

Frau Weinrich hält mir das Haselnusspraliné hin. Die
zweite Belgierin zerschmilzt in meinem Mund wie ihre
Vorgängerin.

»Früher wollte Otto davon nichts wissen. Es ging ihm
auf die Nerven. Jetzt, wo er so krank ist, kann Rüdiger sich
richtig austoben. Will aller Welt beweisen, dass er es ist,
der sich am meisten um seinen Vater kümmert.«

Frau Witzleben schickt mir ein Fax. Es ist eine Auflistung der Bauer'schen Aktivitäten eines einzigen Tages:

Nachtschicht:
1 Anruf Rüdiger Bauer für den Nachtdienst

Frühschicht:
4 Telefonate mit Ihrer Praxis betr. Otto Bauer
2 Anrufe aus Ihrer Praxis betr. Otto Bauer
1 Fax an Ihre Praxis betr. Otto Bauer
3 Anrufe aus dem Sanitätshaus betr. Otto Bauers Matratze
2 Anrufe aus der Praxis Dr. Köhler betr. Otto Bauer
2 Telefonate mit der Praxis Dr. Köhler betr. Otto Bauer
2 Schreiben von Herrn Rüdiger Bauer an Frau Witzleben
2 Telefonate mit der Geschäftsleitung betr. Forderungen
  von Herrn Rüdiger Bauer
2 Telefonate mit dem Sanitätshaus betr. Otto Bauers Kopf-
  kissen
7 Anrufe von Herrn Rüdiger Bauer für Frau Witzleben

Spätschicht:
2 Anrufe von Herrn Rüdiger Bauer für die Stationsschwester
1 Anruf von Herrn Rüdiger Bauer für die Rezeption
2 Anrufe von Herrn Rüdiger Bauer für Frau Witzleben
Um 18:30 besucht Herr Rüdiger Bauer seinen Vater, hält
  Akteneinsicht und führt ein zwanzigminütiges Gespräch mit der Nachmittagsschwester
Herr Bauer verlässt das Haus gegen 19:30

Wann arbeitet dieser Mensch eigentlich?

Die Sprechstunde ist ausnahmsweise einmal leer. Yvonne kündigt ein Telefonat von Herrn Bauer an.
  »Meinetwegen«, seufze ich. Zuerst lande ich bei der

Sekretärin, klar, seine Zeit ist kostbar, dann Synthesizer-Mozart, schließlich Herr Bauer.

»Herr Doktor, mein Vater braucht eine Logopädin. Zweimal die Woche.«

»Eine Logopädin? Herr Bauer, Ihr Vater kann doch überhaupt nicht mehr sprechen.«

»Sehen Sie, Herr Doktor, das ist genau das, was ich befürchtet habe. Es kümmert sich niemand richtig um ihn. Die Schwestern machen ihre Arbeit nur mechanisch, die sehen gar nicht hin. Wenn ich nicht da wäre, hätte es niemand bemerkt. Doch, er beginnt wieder zu sprechen. Er formt erste Worte. Meine Therapien beginnen zu greifen.«

Es folgt ein hastig vorgetragener Exkurs über aktuelle amerikanische Behandlungsmaßnahmen, die er demnächst übernehmen werde. Ich öffne meine Warteliste auf dem PC. Drei Patienten. Sehe auf die Uhr. Zwanzig Minuten vorbei. Sein übliches Quantum.

»Herr Bauer, ich bin am Dienstag im Sonnenhof. Dann sehe ich mir auch Ihren Vater an. Aber so viel vorweg: Zweimal Logopädie die Woche kann ich ohnehin nicht verordnen.«

»Das macht nichts, Herr Doktor, wenn das von Ihrer Seite her nicht geht, übernehme ich die Kosten.«

Dienstag im Sonnenhof. Bei Herrn Bauer nichts Neues. Ich spreche mit ihm. Der arme Mann versteht offenbar nicht, was ich sage, manchmal versucht er dennoch zu antworten. Aber es kommen nur gutturale, kehlige Töne, ein »g« und ein »xh«, mehr Keuchen als Laute. Nicht mal eine Vorstufe von Sprache. Ich rufe Rüdiger Bauer an, sage ihm, dass ich Logopädie für sinnlos halte. Er widerspricht, wir diskutieren die übliche Zeit. Dann schreibe ich ihm widerstrebend eine Verordnung für Logopädie auf ein Privatrezept.

»Hier Witzleben, Herr Doktor, ich weiß nicht mehr, was ich machen soll. Dieser Mensch – ich nehme an, Sie wissen, wen ich meine – lässt sich die Pflegebögen seines Vaters geben und kopiert sie. Was will der eigentlich damit, will er sich was rauspicken, nach Fehlern suchen? Ich meine, kleine Unachtsamkeiten passieren doch immer wieder, da kann man sich noch so sehr bemühen. Die lassen sich überhaupt nicht vermeiden. Wie sehen Sie das?«

»Fehler sind menschlich. Die machen wir alle. Selbst die Bundeskanzlerin! Und die Computer erst, na, die bräuchten ja ein eigenes Strafregister.«

Frau Witzleben lässt sich nicht aufheitern.

»Ich habe richtige Angst vor ihm. Ich prüfe die Bögen jeden Abend noch mal nach. Von vorne bis hinten. So kann man doch nicht arbeiten!«

Ihre Stimme klingt bedrückt.

»Ich glaube, Sie brauchen keine Angst zu haben, Frau Witzleben. Der ist eigentlich harmlos. Er will nur auftrumpfen, der Welt irgendwas beweisen.«

Otto Bauer muss dem Neurologen vorgestellt werden. Eine Woche später ruft Dr. Köhler an.

»Herr Kollege, es tut mir leid um diesen Patienten, der kann ja nichts für diesen Sohn, oder doch? Jedenfalls werde ich ihn nicht weiter behandeln können. Dieser Rüdiger Bauer hat eine schwere Persönlichkeitsstörung. Zu dem fällt mir gar keine richtige Diagnose ein. Also überweisen Sie den Patienten bitte an einen anderen Neurologen, der hoffentlich bessere Nerven hat als ich.

In der Praxis hat man sich inzwischen an die massive telefonische Präsenz von Herrn Bauer gewöhnt.

»Herr Bauer möchte, dass du seinem Vater Salbutamol verschreibst.« Yvonne ist abwartend neben meinem Schreibtisch stehengeblieben.

»Was soll das denn? Der Vater hat doch kein Asthma.«

»Der Sohn ist da anderer Meinung. Das Mittel hat er im Internet gefunden.«

»Also, jetzt hört's aber auf! Wenn hier Medikamente angesetzt werden, mache ich das, ich bin der Arzt, das ist mein Job und nur meiner. Ich halte dafür schließlich auch meinen Kopf hin! Und wenn der Sohn nicht einverstanden ist, muss er sich einen anderen Arzt suchen.«

Ich rufe ihn an, er sei nicht da, sagt die Sekretärin, er rufe zurück, sobald er Zeit habe. Das macht er am nächsten Vormittag, um elf Uhr, seiner Lieblingszeit, immer, wenn es bei mir besonders voll ist.

»Herr Bauer, ich werde Ihrem Vater kein Salbutamol verschreiben, er hat kein Asthma!«

Rüdiger Bauer weicht keinen Zoll zurück. Er habe genau hingehört und die Symptome exakt recherchiert.

»Sie können mir glauben, wenn ich ihn besuche, leidet er immer unter Atemnot, er röchelt und keucht. Er hat eine Spastik der Bronchien.«

Donnerwetter. Er wird immer mehr zum Arzt.

»Nein, die hat er nicht«, antworte ich bestimmt, »er ist oft verschleimt, aber er hat keine Spastik, Spastik klingt ganz anders.«

Rüdiger Bauer widerspricht, verweist auf das Internet, bleibt bei seiner Meinung.

In meiner Krankenhauszeit wurden Streits unter Ärzten in der Regel dadurch entschieden, dass der Chefarzt sagte: »Hier liegt eine typische Verschleimung vor, Spastik hören wir nicht! Horch-und-Klopfkurs erstes klinisches Semester, Herr Kollege!«

Wenn der Professor das so sah, dann war es auch so! Daran muss ich in diesen Tagen wieder häufiger denken. Alterskonservativismus? Hätte nie gedacht, dass ich diesen autoritären Knochen noch einmal gerne an meiner Seite gehabt hätte. Ich atme tief ein und spreche sehr langsam:

»Herr Bauer, wir haben hier offensichtlich einen Dissens, der sich nicht beseitigen lässt. In solchen Fällen empfehle ich meinen Patienten immer, sich einen anderen Arzt zu suchen. Der Kranke muss volles Vertrauen zu seinem Behandler haben, sonst sollte er unbedingt wechseln.«

Wir machen beide eine Pause.

»Aber Herr Doktor, ich habe doch Vertrauen zu Ihnen, so war das nicht gemeint. Ich wollte nur meine Meinung sagen. Also bitte, wenn Sie meinen ... Ich bin sehr zufrieden mit Ihnen, mein Vater bleibt Ihnen auf jeden Fall erhalten ...«

Der Augenarzt, Dr. Meining, lässt ausrichten, dass er Herrn Bauer nicht behandeln könne. Er sei Ophthalmologe und kein Psychiater. Dies sei ein Gebiet, das er im Studium bewusst gemieden habe. Und er ließe sich auch durch diesen auffälligen Sohn nicht in dieses Fach hineinziehen.

Herr Bauer ist jetzt seit vier Wochen in der Residenz. Einmal im Monat werden alle Patienten routinemäßig gewogen. Achtzig Kilo wiegt er jetzt, hat seit seiner Aufnahme im Sonnenhof etwa vier Kilo zugenommen. So etwas passiert gelegentlich, besonders am Anfang, wenn man sich auf einen Patienten neu einstellen muss. Dafür sind solche regelmäßigen Messungen da. Ich reduziere umgehend die tägliche Kalorienzufuhr um 250 Kilokalorien.

Er hat jetzt einen Body-Mass-Index von 27, liegt damit im Bereich einer mäßigen Adipositas, also einer geringen Fettsucht. Das ist nicht gefährlich. In diesem Gebiet halten sich die meisten Menschen auf, so auch ich.

Am selben Nachmittag ein wütender Anruf von Herrn Bauer.

»Herr Doktor, Sie erinnern sich an unser Gespräch vom Anfang. Ich hatte nicht ohne Grund auf die Ausbildung des Personals insistiert. Jetzt ist es passiert. Mein Vater hat eine ganz erhebliche Gewichtszunahme. Sie als Arzt brauche ich wohl nicht auf den Zusammenhang zwischen Fettsucht, Diabetes mellitus, Hochdruck und Schlaganfall hinzuweisen!«

Heute ist er kaum zu bremsen.

»Herr Bauer, bitte beruhigen Sie sich. Das sind Schwankungen, die am Anfang auftreten können. Ich habe die Ernährungszufuhr bereits reduziert. In einem Monat wird es schon wieder ganz anders aussehen. Im Übrigen: Ein leichtes Übergewicht gilt im Alter inzwischen durchaus nicht mehr als Risiko. Ihr Vater kann ein bisschen zusätzliches Unterhautfettgewebe gut vertragen, damit er nicht so leicht durchliegt. Außerdem geht das alles auf meine Kappe, nicht auf die der Schwestern. Die Ernährungspläne mache immer noch ich!«

Er hat sich wieder beruhigt. Jetzt klingt er etwas nachdenklicher.

»Wissen Sie: Das Entscheidende ist doch, keinem fällt es auf. Wenn ich nicht wäre, sähe es wirklich schlecht aus. Außer mir kümmert sich eben niemand richtig um ihn.«

Die Stationsschwester Dorit zeigt mir einen seiner Haftzettel: »Die Tür zum Zimmer meines Vaters muss immer zehn Grad offen stehen, damit man mitbekommt, wenn er erstickt.«

Schon wieder die Winkellehre. Er scheint ein sinnliches Verhältnis zur Trigonometrie zu haben. »Schwester Dorit, woher wissen Sie, was zehn Grad sind?«

»Ick hab keenen blassen Schimmer. Ick seh zu, dass'n Fuß reinpasst. Dit muss langen.«

Die Anrufe von Rüdiger Bauer kommen noch immer im Wochentakt. Und natürlich gegen elf zur Hauptkampfzeit.

»Yvonne, ich kann jetzt nicht, ich rufe zurück.«

Sie blickt mich gehetzt an. »Das geht nicht, der macht so einen Druck, der ruft immer wieder an, blockiert die Leitungen, mach du das mal da vorne ...«

Yvonne ist die gute Seele der Praxis und ihr Rammbock. Aber bei Herrn Bauer zeigt auch sie Nerven.

»O.k., ich will nicht, dass du am Stock gehst, lass dir seine Zeiten geben.«

Yvonne legt mir seine Termine auf den Tisch. Gut sei zwischen zehn und zwölf. Ab drei sei er sehr beschäftigt, besser vorher.

»Yvonne, ruf ihn um fünfzehn Uhr an.«

Sie grinst und geht raus. Versucht es um fünfzehn Uhr, bleibt im Sekretariat stecken, hinterlässt meinen Namen. Herr Bauer ruft am nächsten Tag um elf zurück. Ich verspreche, mich zu melden, sobald ich Zeit habe. Um fünfzehn Uhr habe ich Zeit. Jetzt haben wir ein Patt erreicht, ein Gleichgewicht des Schreckens.

Eine Woche später. Frau Weinrich hat wieder drei Belgierinnen mitgebracht. Die weiße ist bereits auf meiner Zunge zergangen.

»Vor ein paar Tagen war ich zusammen mit Thomas hier. Er ist doch viel persönlicher! Er hat seinem Vater Blumen mitgebracht. Ihm alte Bilder gezeigt und etwas vorgelesen. Wenn ich mir dagegen das alles ansehe, dieses Techniklabor, was Rüdiger hier aufgebaut hat, das hat schon etwas sehr Pedantisches, Kaltes. Thomas sagte neulich ganz trocken, was an Stammheim noch fehle, wäre eine Lichtschranke, falls sein Arm mal aus dem Bett rutscht.«

Jetzt ist die schwarze Belgierin dran.

»Letztes Weihnachten kam es zum großen Familienkrach. Scheinbar ging es um eine Lappalie. Thomas sprach über sein neues Buch, *Moderne Aspekte in der Verhaltenstherapie*. Rüdiger fragte ihn, wie viel er daran verdient hätte. Als Thomas ihm sagte, dass es nur fünfhundert Franken sind, hat Rüdiger ihn ausgelacht. Seither haben die beiden kein Wort mehr miteinander gewechselt.«

Frau Weinrich schiebt sich bekümmert eine hellbraune Sahne-Ganache in den Mund. Familienzwist ist scheußlich.

Eine Woche später geht die Ernährungssonde von Herrn Bauer kaputt. An der Eintrittsstelle zum Bauch hat sich infolge der ständigen Beanspruchung ein kleiner Riss gebildet. Rüdiger Bauer reagiert sofort. Er wird bei der Direktion vorstellig, beschwert sich über das Pflegepersonal, die Seniorenresidenz und Frau Witzleben. Droht mit Klage.

Ich rufe ihn um elf an.

»Es ist doch immer wieder dasselbe, Herr Doktor. Außer mir passt eben niemand richtig auf.«

»Herr Bauer, das ist wirklich keine Katastrophe. Der Schlauch ist ein Verschleißteil mit begrenzter Lebensdauer.«

»Ja, dann müssen eben Checklisten erstellt und die wichtigsten Teile nach so und so viel Betriebsstunden prophylaktisch ausgetauscht werden.«

»Und wer soll das bezahlen, Herr Bauer?«

Diese Bemerkung kommt nicht gut an.

»Ich merke schon, hier wird wieder auf Kosten von Kranken gespart.«

»Herr Bauer, das Ganze ist doch ganz harmlos. Der Zustand ist überhaupt nicht bedrohlich. Wir fahren Ihren Vater morgen in die Kreuzbergklinik, dort wird die Sonde ausgewechselt. Er kommt am selben Tag zurück.«

Dieses Mal verschlingt das Telefonat das doppelte Quantum Zeit.

Drei Tage später ruft Herr Bauer in der Praxis an, lässt sich nicht abweisen. Ist völlig aus dem Häuschen.

»Wissen Sie eigentlich, in welche Gefahr dieser Sondenwechsel meinen Vater gebracht hat? Nein? Mein Vater wurde dort mit Propofol anästhesiert!«

»Ja, das ist ein sehr gutes Kurznarkotikum, genau das Richtige für diesen Fall.«

»Kurznarkotikum, Herr Doktor! Das ist das Mittel, mit dem Michael Jackson umgebracht worden ist!«

Schon wieder ein doppeltes Zeitquantum.

Wer zu kleinlich kontrolliert wird, macht schnell einen Fehler, weil er unsicher wird. Eines Nachts entdeckt ein Pfleger, dass Herrn Bauers Urinkatheter undicht ist. Das ist eigentlich eine Bagatelle, nichts, was nicht bis zum nächsten Tag warten könnte. Aber er möchte nichts falsch machen, vor allem keinen Ärger mit dem Sohn bekommen. Er ruft einen Krankenwagen und schickt den Patienten mitten in der Nacht ins Krankenhaus. Otto Bauer wird aus dem Schlaf gerissen und kehrt erst gegen Morgen vollkommen übermüdet mit einem neuen Katheter zurück. Als der Sohn dies am nächsten Tag erfährt, schaltet er eine große Anwaltskanzlei für Medizinrecht ein. Auf dem Briefkopf ihres Schreibens renommiert sie mit einer Fülle angstmachender juristischer Titel. Für den Wiederholungsfall wird Klage angedroht. Von diesem Moment an rufen die Pflegekräfte, um sich abzusichern, wegen jeder Kleinigkeit bei mir an.

Am Telefon Dr. Willich, der Urologe, er klingt verärgert. »Dieser Herr Bauer hat mich gestern Abend noch erreicht, irgendjemand hatte ihm leider meine Handynummer gegeben. Erwischt mich um halb neun auf der Avus. Ich bin gerade auf dem Heimweg, hatte den ganzen Tag von acht Uhr morgens an ununterbrochen gearbeitet. War so was von platt. Und der erzählt mir in hochalarmiertem Ton, dass der Urin ganz blutig sei, die Blase kurz vor der Ruptur stehe, sein Vater sich vor Schmerzen krümme. Ich also an der Spinnerbrücke gewendet. Meiner Frau gesagt, sie solle unsere Tochter ins Bett bringen und mein Essen warm stellen. Um neun war ich im Sonnenhof. Und was finde ich da? Einen friedlich schlafenden Herrn Bauer, die Blase geleert. Der Urin war etwas dunkel, sonst nichts! Gar nichts! Also diesen Besuch werde ich ihm privat in Rechnung stellen. Dafür gab es keinerlei medizinische Indikation. Das war reine Hysterie.« Wenigstens hat er nicht auch noch gekündigt.

Ein paar Monate sind vergangen. Herrn Bauer geht es leidlich gut, soweit man das bei seinem Zustand sagen kann. Sein Gewicht liegt im oberen Normbereich. Neurologisch hat er sich nicht gebessert, aber auch nicht verschlechtert.

Ich bin wieder mal im Sonnenhof. Dorit huscht ins Schwesternzimmer. Schneidet eine Grimasse.

»Mister Bauer is' da, möchte Sie sprechen.«

Ich blicke auf meine Uhr. So wird einem von einer Sekunde auf die andere eine Stunde seines Lebens einfach weggenommen.

»Guten Tag, Herr Bauer, schön, dass wir uns mal wieder sehen. Finden Sie nicht auch, dass sich Ihr Vater wunderbar stabilisiert hat? Ja, ich weiß, Sie hatten sich mehr erhofft, aber nach dem, was ärztlicherseits zu erwarten war, bin ich doch recht zufrieden.«

»Sicher, Herr Doktor, Sie haben sich Mühe gegeben. Was mich aber bekümmert, ist die Tatsache, dass ich jeden Tag nur zwei Stunden da sein kann. Die meiste Zeit ist er ganz allein. Ich hätte gerne die Möglichkeit, öfter bei ihm zu sein. Ich habe deshalb heute eine Webcam installiert. Damit kann ich jederzeit sehen, wie es ihm geht, welche Fortschritte er macht. Nun kann ich ihm von zu Hause aus eine gute Nacht wünschen.«

Wenn ich nicht schon sitzen würde, wäre ich jetzt in den Stuhl gesunken. Ich blicke ungläubig zu Dorit rüber. Die steht in seinem Rücken. Dorit ist im ehrlichen Arbeiterbezirk Neukölln aufgewachsen. Sie bläst die Wangen auf, reißt die Schultern hoch und lacht stumm.

»Herr Bauer, Sie haben wirklich eine Webcam aufgebaut, die das ganze Geschehen im Zimmer filmt?! Über vierundzwanzig Stunden?!«

»Ja, so kann ich jederzeit bei allem dabei sein, und außerdem dient das der besseren Dokumentation.«

»Herr Bauer, wenn Sie das dort alles aufnehmen, setze ich keinen Schritt mehr in dieses Zimmer. Denn dann ist das intime Verhältnis, das zwischen Arzt und Patient bestehen muss, verletzt. Dann kann ich Ihren Vater nicht mehr behandeln.«

Rüdiger Bauer sitzt mir gegenüber und blickt mich erstaunt an. Er hat seine kurzen Arme über dem Bauch verschränkt. Runzelt die Stirn.

»Ich kann Ihnen nicht folgen, Herr Doktor. Dies alles dient doch nur der Sicherheit meines Vaters, dem Controlling und der Optimierung von Pflegevorgängen.«

»Da irren Sie sich aber gewaltig. Niemand wird mehr in sein Zimmer gehen, wenn Sie dort eine Kamera aufgebaut haben. Sollen die Bilder später bei YouTube landen, oder was haben Sie sich vorgestellt? Vielleicht einen neuen Big-Brother-Container? Unter dem Motto: Ich hatte einen Schlaganfall, holt mich hier raus?«

Herr Bauer bleibt selbstgewiss. Er wolle seinem Vater immer nahe sein, dagegen könne doch niemand etwas haben.

»Ich bin mir außerdem sicher, dass so etwas illegal ist. Haben Sie schon einmal etwas von Persönlichkeitsschutz gehört?«

Er bleibt ungerührt. Auf die Webcam könne er nicht verzichten.

In der Woche darauf Anruf Witzleben.

»Herr Doktor, ich wollte nur sagen, Sie können Herrn Bauer wieder behandeln. Ich habe die Webcam abgebaut.«

»Sie?«

»Ja, ich war so frei. Von den Schwestern wäre sonst niemand reingegangen!«

»Und was hat er gesagt?«

»Gar nichts! Er verzichtet.«

»Druck oder Einsicht?«

»Einsicht? Der doch nicht! Bei dem hilft nur Druck! Wir hatten die Amtsrichterin eingeschaltet. Und die hat gedroht, ihm die Betreuung seines Vaters zu entziehen. Das half!«

»Ich darf also wieder antreten?«

»Sie dürfen, Herr Doktor.«

»Ich weiß gar nicht so richtig, ob ich mich darüber freuen soll. Die letzte Woche war so schön ruhig. Keine Anrufe in der Sprechstunde, keine skurrilen Rezeptwünsche, keine revolutionären Therapievorschläge aus Übersee. Vom ganzen Ärger, der in so einer Praxis anfällt, geht ein Drittel auf ihn, auf einen einzigen ›Patienten‹, wobei ich den noch nicht mal abrechnen kann, weil ich keinen Schein von ihm habe. Ich behandle meinen aufwendigsten ›Patienten‹ gratis.«

Wieder ein paar Tage später ein ruhiger Vormittag. Es ist elf Uhr. Yvonne schiebt ihren Kopf durch den Türspalt.

»Rat doch mal, wen ich hier am Telefon habe. Genau! Er müsse dich unbedingt sprechen. Ganz, ganz wichtig! Er möchte mit dir noch mal über die Webcam reden. Er will jetzt eine Lichtschranke anbringen, damit die Kamera abgeschaltet wird, sobald jemand von außen eintritt.«

Ich lehne mich entspannt in meinem Sessel zurück, lege die Beine auf die Schreibtischplatte, verschränke meine Arme hinter dem Kopf und strecke mich kräftig aus.

»Sag ihm bitte Folgendes: Ich hätte seinen Vater gestern Nachmittag gesehen. Es gehe ihm genauso wie immer, also gut. Wenn er selbst ein medizinisches Problem habe, solle er sich einen Termin in der Sprechstunde geben lassen. Zurzeit könne ich leider nicht zurückrufen, würde mich aber sofort melden, sobald ich eine freie Minute habe. Das heißt, rufe ihn um fünfzehn Uhr an. Und dann bring mir bitte meinen Latte Macchiato, darauf habe ich jetzt richtigen Appetit.«

YUSUF

Paul-Lincke-Ufer, Landwehrkanal. Schönstes Kreuzberg. Dieser Bezirk war schon immer ein wenig anders als andere. Früher wohnten in einem Teil die Arbeiter und in einem anderen Offiziere und höhere Beamte. Das Kanalufer gehörte immer zum besseren Teil Kreuzbergs.

Große repräsentative Häuser, hohe Decken, reicher Stuck, Wohnungen mit Eichenparkett und Kamin. Die vorderen Zimmer riesig, durch Schiebetüren voneinander getrennt, so dass beim Öffnen ganze Ballsäle entstehen. Durch die Fenster fällt der Blick hinunter auf den Kanal. Die Uferböschungen sind gepflastert und steil. Buschwerk hängt ins Wasser, liegt flach auf der Oberfläche und wird von der Strömung gewiegt. Schmale, gusseiserne Brückenbögen überspannen den Kanal. Im Sommer fahren mit Menschen beladene Ausflugsdampfer Richtung Charlottenburg. Vor den Brücken tutet das Schiffshorn, dann werden die Schornsteine eingeklappt.

Im besseren Kreuzberg leben heute die Alternativen aus den 70er Jahren, deren späterer Marsch durch die Institutionen lukrativ war. Ihre Häuser sind mit Efeu oder Knöterich bewachsen. Auf den Dächern Solaranlagen oder Dachgärten mit großen Pflanzenkübeln aus Terrakotta. Von der Straße aus blickt man durch Glastüren mit Facettenschliff in Treppenaufgänge, die mit Carrara-Marmor ausgeschlagen sind. Rote Teppiche auf den Treppen, festgehalten von Messingstangen. Klingeltableaus aus gebürstetem Edelstahl. Gläserne Firmenschilder von Rechtsanwälten, Architekten und Wohnhilfevereinen.

Gleich daneben das andere Kreuzberg, das sich an einigen Stellen bis zum Paul-Lincke-Ufer durchgearbeitet hat und hier ohne Übergang auf den feinen Teil trifft. Auf den ersten Blick ist es vom besseren nicht zu unterscheiden. Seine Fassaden sind genauso monumental, genauso elegant.

Die Nummer drei ist ein wuchtiger Bau mit kräftiger streifenförmiger Rustika in Parterre und erstem Stock. In zwei Metern Höhe ein Terrakottafries mit Triglyphen und Metopen, ein letzter Widerschein des Schinckel'schen Klassizismus.

Die Armut beginnt am Klingelbrett. Dieses hier ist nicht aus Edelstahl, sondern aus Plastik. Die Namen: Salim, Burmester, Khadija, Yasir, Syracki, Khatib, Müller, Chreitek, Yildim, Imeri, Dzierzanowska, Turkan, Franz.

Ich klingele bei Turkan.

»Hallo?« kommt es aus der Sprechanlage.

»Hier ist der Notarzt.«

Der Summer ertönt. Innen empfängt mich eine mächtige Eingangshalle. Breite Treppen mit eichenem Holzgeländer, das seit hundertdreißig Jahren auf gedrechselten Säulen ruht, führen mich zum ersten Stock. Hohe Wohnungstüren mit reich geschnitzten Aufsätzen, letzte Zeugen ehemaliger Pracht.

Inzwischen ist alles stark heruntergekommen. Breite Kabelkanäle aus graublauem Kunststoff ziehen sich durch die Stockwerke. Die seitlichen Abgänge zu den einzelnen Wohnungen sind hässlich verputzt, weder gespachtelt noch gestrichen. Die Treppenstufen mit Linoleum beklebt, die Kanten mit goldeloxierten Aluprofilen beschlagen.

Schwerer Kohlgeruch zwischen erstem und zweitem Stock. Ich halte den Atem an. Reiße zwischen den Etagen zwei und drei ein Flurfenster auf. Schnappe nach Luft. Schaffe es bis zum nächsten Podest, sehe links das Schild »Turkan«. Ich klingele, es öffnet ein freundlich lächelnder junger Mann von vielleicht 22 Jahren. Schwarze Locken, schulterlanges volles Haar. Feine Gesichtszüge. Er trägt einen eleganten dunkelblauen Pullover von Ralph Lauren.

»Hallo, Doktor, 'sch bin Yusuf.«

»Guten Tag, Herr Turkan, sind Sie krank?«

»Nein, 'sch nicht, mein Bruder krank, liegt im Wohnzimmer.«

»Soll ich die Schuhe ausziehen?«

»Nicht nötig, kommen Sie.«

Er führt mich durch die geräumige Wohnung zum abgedunkelten Berliner Zimmer, in dem ein Sofa steht. Auf dem Sofa zusammengekrümmt eine Gestalt. Davor ein niedriger Couchtisch, in der Ecke ein Computer, ein paar DVD-Hüllen, die wild über Tastatur und Mousepad verstreut sind. An der gegenüberliegenden Wand ein großer Plasmafernseher, auf dem Bildschirm ein Musikvideo, vermutlich türkisch, der Ton ausgeschaltet.

»Das ist mein Bruder Ali, 'sch glaub, der hat Migräne.«

Ali ist jünger als Yusuf, etwa 20 Jahre alt. Er liegt mit geschlossenen Lidern auf dem Sofa. Die linke Hand schützend vor die Augen gepresst. Die Lippen gequält zusammengekniffen. Er trägt einen Anorak, dessen Kapuze er sich tief ins Gesicht gezogen hat. Die Beinenden seiner Jeans sind in die Socken gestopft.

»Hat er oft Migräne?«

»Ja, oft.«

Yusuf kniet nieder und beugt sich zum Kopf seines Bruders. Sanft flüstert er ihm etwas auf Türkisch zu.

»Der hat Schmerzen seit heute Morgen. Sehr schlimm. Doktor, können Sie helfen?«

64

»Ich glaube schon, möchte ihn aber erst untersuchen.«

Ich messe den Blutdruck, höre das Herz ab, überprüfe die neurologischen Funktionen und Reflexe. Alle Befunde sind in Ordnung.

»Gut, ich denke auch, dass es eine Migräne ist. Wer ist sein Hausarzt?«

»Dr. Tanriverdio, geht aber selten hin.«

»Ich werde ihm Sumatriptan spritzen. Eine Ampulle ist noch im Koffer. Zwei habe ich heute schon gegeben. Ist mal wieder richtiges Migränewetter.«

Yusuf streichelt über Alis Kopf. Spricht halblaut auf ihn ein. Ali sagt nichts, nickt nur.

»Ja, Sie können ihm Spritze geben.«

Ich nehme die Fertigspritze, ziehe die Kappe ab und setze dem Jungen eine Injektion unter die Bauchhaut. Alis Muskulatur ist gut ausgebildet. Er hat schmale Hüften und trainierte Oberschenkel. Geht wahrscheinlich mehrmals in der Woche ins Studio. Während ich spritze, verzieht er das Gesicht, murmelt ein paar Worte auf Türkisch, schlägt aber die Augen nicht auf.

»Doktor, Ali will wissen, wann es besser wird. Er möchte nachher aufstehen und rausgehen.«

»Die Schmerzen werden bald nachlassen.«

»Doktor, möchten Sie Kaffee, türkisch Espresso?«

»Ja, sehr gern!«

Ich setze mich auf einen Sessel. Yusuf geht in die Küche und kommt mit einem Tablett aus gehämmertem Messing wieder. Darauf eine winzige Tasse, die zur Hälfte mit einem ölig dicken, schwarzen Gebräu gefüllt ist, außerdem ein Becher mit Zucker, ein kleines Silberlöffelchen und ein Schälchen mit süßem Gebäck. Ich gebe drei Löffel Zucker in die Tasse, rühre um, dann trinke ich das schwere bittersüße Gesöff.

»Das tut richtig gut. Stärkt meinen Kreislauf.«

Ich lehne mich zurück. Yusuf sitzt am Ende des Sofas,

hat den Kopf seines Bruders auf seine Knie gebettet. Streichelt seinen Nacken und seine Schultern.

»Was machen Sie eigentlich?«

»Berufsvorbereitende Maßnahme. Gerade angefangen. Will Tischler werden. Bekomme nach einem Jahr Lehrstelle.«

Yusuf lächelt mich stolz an.

»Sie wollen also gern Tischler werden?«

Er nickt.

»Das ist ein guter Beruf. Holz ist ein schönes Material.«

Yusuf streicht sich mit beiden Händen durch seine schwarzen Locken.

»Sind Sie beide allein? Wo ist denn Ihre Familie?«

»Vater vor zwei Jahren gestorben, Mutter hat Rente, seit ein Jahr in Türkei, Schwestern verheiratet. Im Sommer waren wir in Türkei, zu Besuch.«

»Dann sehen Sie Ihre Mutter ja nicht mehr allzu oft. Wo kommen Sie her?«

»Anatolien, raues Land, harte Menschen. Verstehen wenig von Leben hier. Letztes Mal unser Onkel uns fragt, ob wir nicht schon zu sehr europäisch sind.«

Yusuf lächelt.

»Und, sind Sie es?«

»'sch bin Europäer, hab deutsche Staatsbürgerschaft.«

Er blickt mich mit offenem Gesicht an.

»Schmeckt der Kaffee?«

»Ja, sehr. Kam genau zur rechten Zeit, ich fühlte mich gerade etwas schlapp.«

»Möchten Sie noch einen?«

»Nein, nein danke, ist wirklich sehr nett, aber einer reicht.« Ich stelle die Tasse auf den Couchtisch.

Ali wird unruhig. Er nimmt den Kopf von Yusufs Knien und dreht sich zur Wand. Yusuf spricht halblaut auf ihn ein.

»Wann ist denn Ihr Bruder nach Deutschland gekommen?«

Yusuf blickt mich erstaunt an.

»Ali in Berlin geboren!«

»Er ist hier geboren? Und wieso spricht er nur türkisch?«

»Mein Bruder kann kein Deutsch, aber ist egal, 'sch übersetze für ihn!«

Yusufs Hand gleitet über Alis Kopf.

»Wenn Ali hier in Berlin aufgewachsen ist, wie hat er es dann geschafft, kein Deutsch zu lernen?«

Yusuf zuckt lächelnd die Schultern. »'sch weiß nicht, hatte wohl keine Lust.«

»Ist er nicht zur Schule gegangen?«

»Doch, hat aber nicht abgeschlossen, Stress mit Lehrern!«

»Wie soll er denn eine Arbeit finden, ohne Schulabschluss und ohne Deutschkenntnisse?«

»'sch weiß nicht, muss er ja selbst wissen.«

»Aber er ist doch Ihr Bruder! Wovon will er denn mal leben?«

»'sch weiß nicht, vielleicht Sozialamt, mal sehen.«

Yusuf sagt es leichthin. Das ist nicht wichtig. Er ist ein hübscher Junge. Seine schwarzen Locken hängen ihm in die Stirn. Mit einer geübten Handbewegung schiebt er sie zurück.

»Doktor, 'sch glaube, geht ihm besser.«

Er blickt zu seinem Bruder, dessen Körper sich entspannt hat. Alis Hand, die er vor die Augen gepresst hatte, ist herabgesunken.

»Kann er nachher wieder trainieren gehen! Vielen Dank, dass Sie geholfen haben. Möchten Sie noch ein Glas Wasser?«

HI, DOC, WIE GEHT'S
UNS DENN?

»Herr Grübner, bitte.«

Der schlaksige Mann erwacht aus seiner mauligen Erstarrung. Eine Stunde Wartezeit, das werde ich büßen müssen. Entschlossen strafft er seine langen Beine, zieht die hochgerutschte braune Wildlederhose über die Westernboots aus Schlangenleder. Er trägt ein bunt kariertes Sakko. Teurer Zwirn, etwas knallig für sein Alter. Lässig schiebt er sich auf mich zu. Rudert mit den Schultern wie John Wayne in *Red River*. Zwei Schritte vor mir biegt er den Oberkörper zurück, spannt seinen rechten Arm nach hinten, zielt auf meine zur Begrüßung geöffnete Hand. Schnell dann elastisch nach vorne und lässt seine Handfläche passgenau in meine fallen.

»Hi, Doc, wie geht's uns denn?«

Seine große, trockene Klaue umschraubt meine Mittelhand und das Handgelenk.

»Zwei Stunden, Sie sollten einen Managementkurs besuchen!«

»Gute Idee von Ihnen, übrigens haben Sie nur eine Stunde gewartet, steht hier auf meinem Bildschirm. Das ist eine echt gute Erfindung. Wie geht's Ihnen?«

Grübner lässt sich in einen Stuhl fallen, spreizt die Beine und versenkt sie unter meinen Schreibtisch. Dehnt entspannt seinen Rücken, streckt die Arme nach hinten, verschränkt die Hände im Nacken.

»Ach, eigentlich ganz gut. Das Citalopram hilft prima, brauche wieder mal ein Rezept.«

Citalopram setze ich oft gegen Ängste und Depressionen ein.

»Keine Probleme mit der Libido?«

»Ich? Nee! Kann ich wirklich nicht sagen. Meine letzte Freundin, und die war echt nymphomanisch drauf, hat sich nie bei mir beschwert.«

Er grinst mich an. Ich setze mich.

»Na, dann ist es ja bestens. Und sportlich? Unternehmen Sie wieder was? Fahren Sie Fahrrad?«

»Jeden Tag, Doc. Mein Geschwindigkeitsrekord liegt jetzt bei 58 Sachen. Am Flughafen nehm ich Schwung, und dann ohne zu bremsen den Mehringdamm runter, da wo er am steilsten ist. Oberkörper ganz flach überm Lenker, schneller ist nicht drin. Is 'n echt geiles Gefühl, so den schmalen Fahrradweg langzufetzen. Haste keine Zeit mehr auszuweichen. Wenn jemand aus 'ner Parklücke kommt, sterben wir beide. Ich brauch jetzt aber ein ultimatives Rad, was Extremes. Werd für viertausend Euro mal richtig zulangen.«

Ich nicke anerkennend.

»Donnerwetter, und was macht die Gibson?«

»Klingt immer noch super. Die Saiten wurden seit Jahren nicht gewechselt. Hab natürlich nicht mehr den geilen Sound von Eric Clapton drauf, Doc, das war mal!«

Drei Jahre zuvor war Grübner noch Manager in einem Atomkraftwerk. Mittlere Leitungsebene, Status, Dienstwagen, Dynamik, Geld, Frauen.

Lebensgierig war er schon immer. In seiner Jugend hat er die Sologitarre in einer Rock'n'Roll-Band gespielt. Viel Alkohol, viele Weiber und dazwischen immer wieder Depressionen. Solange er etwas zu tun hatte, konnte er seine zentrifugalen Kräfte in einem labilen Gleichgewicht halten. Nach der Kündigung aber flog alles auseinander. Plötzlich stand er auf der Straße. Abfindung, na klar, aber er hätte gern weitergearbeitet. Inzwischen erinnert er an einen ausgezählten Boxer, der nicht begreifen kann, dass der Kampf zu Ende ist.

Während ihm früher die Frauen hinterherliefen, wartet jetzt niemand mehr auf ihn. Plötzlich ein Loser zu sein macht ihn fertig.

Zu mir kommt er unter tausend Vorwänden: Blutdruckkontrolle, Ekzeme, Rückenschmerzen. In Wirklichkeit aber ist er einsam und verunsichert. Das großspurige Auftreten Fassade. Von Mal zu Mal kann ich beobachten, wie seine unter Spannung stehende Persönlichkeit immer mehr zerfällt.

»Und, haben Sie inzwischen einen Job?« Eigentlich wollte ich ihn das gar nicht mehr fragen.

»46 Bewerbungen sind es diese Woche. Doc, das hat doch überhaupt keinen Sinn. Glauben Sie vielleicht, ich kriege noch was mit meinen 53? Nicht solange diese Versagerbande regiert. Und wenn ich aufs Arbeitsamt geh, pardon, Agentur für Arbeitsvermittlung, und mir diesen Gecken anseh, der mich bearbeitet, der hat doch nichts für mich! Den hab ich das letzte Mal angeschrien, aber eigentlich kann der ja auch nichts dafür.«

Nach seiner Kündigung wurde aus dem kräftigen Zecher ein Alkoholiker.

»Mensch, tut mir leid, aber Sie dürfen jetzt nicht aufgeben. Sie haben so viel Erfahrung, es muss doch jemanden geben, der genau das sucht.«

Da für heute eine Routineuntersuchung vereinbart ist, bitte ich ihn, den Oberkörper frei zu machen, und trete hinter ihn. »So, jetzt bitte mit offenem Mund tief durchatmen. Was meinen Sie zu den Neuwahlen?«

Grübner begehrt wütend auf: »Diese Verbrecher, hoffentlich bekomm'n se mal 'ne richtige Klatsche. Mann, eigentlich bin ich ja ein Altachtundsechziger, ein Grüner, auch wenn ich jahrelang für die AKW's gearbeitet hab, aber diese Ganoven ...«

Ich bitte ihn, sich auf die Liege zu legen, und taste seinen Bauch ab. Meine Finger drücken die ungepflegte, schuppende Bauchdecke ein. Die Leber ist eine Handbreit unter dem Rippenbogen palpabel. Vorstadium der Leberzirrhose.

»Wie lange sind Sie jetzt trocken?«

»Ein Jahr, zwei Monate und zwölf Tage.«

Trockene Alkoholiker wissen es immer ganz genau. Zählen jeden Tag. Die trockenen und die, die sie dafür halten.

»Gehen Sie immer noch zu Ihren Gruppen?«

»Na klar, Doc. Montags die AAs, das sind die Proleten, da kann man richtig loslegen. Mittwochs die Blaukreuzler, die besseren Leute, Richter, Akademiker, da ist auch ein Arzt dabei, ein Chirurg.«

»Ach nee?!«

»Ach ja, was denken Sie denn?«

»Natürlich, gefährdet sind wir alle.«

»Und freitags wieder die AAs, da macht's mir am meisten Spaß. Haben Sie inzwischen schon mal den Clausewitz gelesen, den ich Ihnen neulich mitgebracht hab?«

»Bisher habe ich nur ein wenig drin rumblättern können. Leider keine Zeit gehabt. Zuerst die bekannten Zitate gesucht.«

Grübners Stimme wird eindringlich.

»Doc, das ist ein wirklich interessanter Mensch. Mir gefallen immer diese Typen, die ein einfaches, geradliniges Konzept haben, gesunden Menschenverstand und unaufgeregte Sprache: Machiavelli, Adam Smith, ja, und eben Clausewitz.«

Ich nicke bestätigend. »Klarheit im Denken ist eine Qualität für sich.«

»Genau, Doc, ganz anders als diese Schwafler in den Talkshows, die machen einen schon beim Zusehen krank, wenn sie ihre Sprechblasen drainieren, da ist doch niemand dabei, bei dem es noch richtig zundert, so wie früher, wenn Wehner sich mit Strauß fetzte. Stattdessen heute der schwule Westerwelle mit seinem Guidomobil.«

Grübner ist laut geworden, gestikuliert wütend, seine Arme durchkreisen die Luft wie Windmühlenflügel. Trocken ist er wohl nicht. Aber in seiner jetzigen Verfassung würde er das nur abstreiten.

Ich blicke auf die Uhr. Fünfzehn Minuten vorbei.

»So, jetzt messe ich noch mal den Druck. Hundertfünfzig zu neunzig, ein bisschen hoch. Haben sich heute etwas echauffiert. Wir lassen die Medikamente aber erst mal, wie sie sind.«

Blutdruckmessen ist immer das Signal, dass die Konsultation zu Ende geht. Eine letzte körperliche Geste vor dem Abschied.

Ich bleibe neben ihm stehen und warte, dass er sich erhebt.

»Tja, Doc, schön, dass wir uns mal wieder ausgesprochen haben. Wann soll ich wiederkommen, in drei Wochen?«

»Nein, ich glaube, sechs Wochen reichen.«

Grübners Schultern sinken herab. Ein enttäuschter Zug spielt um seine Mundwinkel. Dann wird er wieder lebhaft.

»Also, Doc, das Wichtigste haben wir noch gar nicht angesprochen: meine Beine. Diese Ekzeme sind wieder aufgebrochen, ich kann ja kaum noch laufen. Die müssen Sie unbedingt sehen!«

Es klopft. Yvonne steckt den Kopf durch die Tür. Wirft mir einen strengen Blick zu und deutet auf ihre Armbanduhr. Soll heißen: »Mach hinne, da draußen warten noch ein paar Kandidaten auf dich.«

Seufzend kalkuliere ich: weitere zehn Minuten, bis er die engen Wildlederhosen aus- und wieder angezogen hat.

Die Wartezeit für den Nächsten steigt auf eine Stunde und fünfzehn Minuten.

»Damit gehen Sie zu Frau Dr. Dormat, der Hautärztin in der Bergmannstraße.«

»Zur Dormat? Nee, bei der war ich schon. Die hat keinen Schimmer. Ich hab keine Lust mehr auf dieses schwanzlose Gesindel!«

»Also, Herr Grübner, das geht jetzt aber zu weit. Ich verstehe ja, dass Sie frustriert sind. Aber die Kollegin Dormat ist sehr tüchtig.«

Grübner schnaubt wütend durch die Nase, dann blickt er auf, wird ruhig und sagt: »O.k., Sie haben recht, ich weiß, immer den Stil wahren, auch wenn's bergab geht. Ja, und das mit den Beinen ist nicht ganz so eilig, denke mal, zwei Wochen halte ich noch durch. Ich bin nicht so 'n Weichei, Doc.«

»Gut«, resigniere ich, »dann also in zwei Wochen.«

»Ja, in zwei Wochen«, seufzt er freudig, »es ist schrecklich, wie viel Zeit man bei Ärzten so vertrödelt.«

Zufrieden richtet er sich zu seiner ganzen Größe auf. Zwei Wochen sind eine überschaubare Zeit.

Riesige trockene Hände umschließen fest meine Metacarpalen.

»Also, bis dann, lesen Sie den Clausewitz, gehört einfach zur höheren Bildung.«

Er öffnet die Tür zum Warteraum und schiebt lässig seine langen Wildlederbeine auf den hochhackigen Westernboots in Richtung Theke.

»Und denken Sie dran, Doc, ein Managementkurs würde wirklich nicht schaden!«

DER EINE MUSS AUF DEN MOUNT EVEREST

Ob der Andreas Lühr schwul ist?

Das glaube ich nicht. Klar, man sieht ihn immer nur mit seinem Freund, dem Klaus. Sie fahren zusammen in den Urlaub, immer in den Harz, immer nach Braunlage. Immer in das Hotel zur Eiche, immer in dasselbe Appartement. Immer die ersten drei Wochen im Mai. Dieses Jahr zum 28. Mal.

Beim vorigen Termin hatte er mir vom letzten Urlaub erzählt. Heute hat er Bilder mitgebracht, die in ein altmodisches Fotoalbum eingeklebt sind, das er mit etwas unsicherem Lächeln über den Schreibtisch reicht: Man sieht ein Haus mit einem tief heruntergezogenen Dach, Hirschgeweihe über der Eingangstür. Eine Terrasse mit großen Sonnenschirmen aus weißem Segeltuch. Alles furchtbar gemütlich. Die Wirtsleute nett, beide vertrauenerweckend gerundet. Um die sechzig, genau wie Andreas und Klaus.

»Wir kennen uns alle seit Jahrzehnten, sind zusammen alt geworden.«

Andreas und Klaus beim Wandern, am Pool, mit weißen Handtüchern um die Hüften geschlungen im Wellnessbereich. Andreas und Klaus im Restaurant und beim Heimatabend.

»Im letzten Jahr hat Joachim, das ist der Wirt, eine Sauna eingebaut. Das nennt sich jetzt Wellnessbereich. Ja, ick weiß, Sie finden das sicher schrecklich langweilig, Sie machen so aufregende Reisen in die ganze Welt, aber wir beide möchten immer nur an denselben Ort fahren. Ehrlich gesagt, wär mir das unheimlich, in Gegenden zu fliegen, die ick nicht kenne.«

Ich blättere im Album. Das Hotel zur Eiche ist ein gesichtsloser Bau, im Inneren großgemusterte Auslegeware aus den Achtzigern, die Teppichkanten an den Wänden hochgezogen, lange Flure, Thermopen-Fenster. Sauber, ordentlich, etwas steril. Ich finde es tatsächlich langweilig.

Aber ihm gefällt es. Immer das Appartement im ersten Stock, Balkon, Blick auf Braunlage, Halbpension. Diese unverbrauchte frische Luft am Abend. Vormittags Spaziergänge und Ausflüge in die Umgebung, nachmittags Sauna und Massagen, einmal im Urlaub das Heimatmuseum. In zwei Jahren zum dreißigjährigen Jubiläum die goldene Ehrennadel der Stadt. Samstagabend Stammtisch, da treffen sie den Standesbeamten, manchmal auch den Drogisten.

Den Termin für das nächste Jahr machen sie vor der Abreise. Und trotz der Modernisierungen zahlen sie immer noch einen Preis wie vor fünfzehn Jahren.

Ich gebe das Album zurück. Er legt es neben sich.

»Herr Doktor, ick brauche neue Tabletten, Amlodipin und Enalapril sind alle, und bei der Gelegenheit können Sie gleich einmal meinen Blutdruck messen.«

Er krempelt den rechten Ärmel auf.

Andreas Lühr ist ein angenehmer Typ. Großgewachsen, kräftig, manchmal, wenn er in Fahrt kommt, etwas laut, aber nie aufdringlich. Sein Lachen ist fröhlich, die Haare sauber frisiert und auf der linken Seite gescheitelt. Er trägt großkarierte Hemden und dunkle Hosen, beides sorgfältig gebügelt. Ein netter großer Junge.

Der Blutdruck ist wie immer abenteuerlich hoch.

»Hundertachtzig zu hundert, nehmen Sie denn Ihre Blutdrucktabletten nicht?«

»Doch, Herr Doktor, ganz regelmäßig. Bei mir zu Hause ist er ganz normal. Bei Ihnen bin ick immer aufgeregt. Auch heute noch, nach zwanzig Jahren. Da lässt sich leider nischt machen.«

Andreas Lühr ist seit vielen Jahren der Postbote unseres Bezirks. Kennt sich in diesem Dreh aus wie kein zweiter. Weiß, wem es schlecht geht und wer Krach hat. Kennt alle üblen Nachreden im Umkreis von fünf Straßen. Die kleinen Freuden und die großen Unglücke. Vor zehn Jahren sollte er einmal versetzt werden. Das wollte er nicht. Hat sich heftig dagegen gewehrt, sogar den Betriebsrat eingeschaltet. So blieb er unserem Bezirk erhalten.

Er ist ein einfacher und ehrlicher Mensch. Für diesen Job eigentlich ein bisschen zu intelligent. Er hätte auch Streifenpolizist werden können wie sein einer oder vielleicht sogar Kommissar wie sein anderer Bruder, aber dazu war er zu bequem.

»In der Penne war ick keine Leuchte, ick war froh, als das Büffeln endlich vorbei war. Für die Polizei hätte ick mich noch weiter quälen müssen, dazu hatte ick keine Lust.«

»Auf jeden Fall hätten Sie dann heute ein Dach überm Kopf. Letzten Montag habe ich gesehen, wie Sie sich auf Ihrem Postrad durch den Schneematsch gekämpft haben.«

»Ja, dit war 'n schlimmer Tag, wat war ick froh, als der Dienst vorbei war und ick in die heiße Wanne steigen konnte.«

Herr Lühr lebt allein, keine Frau, keine Kinder. Hat nur einen einzigen Freund, den Klaus. Der ist genauso ein einsamer Wolf wie er selbst.

Frauen scheint es außer der Mutter in seinem Leben nicht gegeben zu haben.

Also doch schwul? Nein, glaube ich nicht. Vielleicht asexuell? Auch nicht. Hat sich wahrscheinlich nie etwas getraut. Weder mit Frauen noch mit Familie. Ist immer allein geblieben. Genau wie sein Alter Ego, der Klaus.

Ich notiere den Blutdruck und mache das Rezept fertig. Das Wartezimmer ist leer. Wir haben noch etwas Zeit.

»Wieso sind Sie eigentlich Postbote geworden?«

Er stützt die Arme auf seine Oberschenkel. Zuckt mit den Schultern.

»Wenn ick ehrlich bin, weiß ick's auch nicht. Wahrscheinlich, weil Klaus es gemacht hat.«

Herr Lühr hebt bedauernd die Schultern.

»Wäre ick damals nicht so faul gewesen, stände ick heute ganz anders da. Müsste nicht bei Regen und Frost auf die Straße und jeden Tag dieselbe Tour abfahren. Ist inzwischen auch nicht mehr so prickelnd. Mache dit immerhin schon 46 Jahre, ick will nicht jammern, aber langsam spüre ick meine Knochen, ick bin schließlich schon über sechzig. Irgendwann ist es genug.«

Er blickt mich lächelnd an, nickt und fährt fort: »Meine Brüder haben es besser gemacht, die haben sich beide mit 62 berenten lassen. Da muss ick in letzter Zeit oft dran denken. Glauben Sie mir, wenn Sie ein paar Häuser haben, wo unten keine Briefkästen hängen und die Post bis in den vierten Stock getragen werden muss, tun am Abend die Knie weh. Da kommen Ihnen schon solche Gedanken.«

Er breitet resigniert die Arme aus. So ist es eben, sein ganzes einfaches Leben.

Zuerst freue ich mich immer, wenn er in die Sprechstunde kommt. Weil er so sympathisch ist. Aber nach einer Weile stellt sich ein Gefühl der Enttäuschung ein, denn es kommt nichts Neues, immer nur dieselbe, gutgelaunt vorgetragene, melancholische Geschichte. Die Melodie eines vertanen Lebens. Genauso eintönig wie die Gespräche mit ihm, die immer um dieselben Fixpunkte kreisen.

»So, Herr Lühr, hier sind Ihre Rezepte, kommen Sie

bitte wieder vorbei, wenn Sie neue brauchen. Sollte irgendwas passieren, natürlich vorher.«

Er erhebt sich, gibt mir die Hand, beugt zum Abschied den Kopf und entschwindet in seinen Alltag.

Nach einigem Hundert Straßenkilometern auf seinem klobigen Postrad sitzt er wieder in der Sprechstunde. Es ist Frühling geworden, die Tabletten sind verbraucht. Wir messen den Blutdruck, der wie immer zu hoch ist. Er zeigt mir seine häuslichen Werte, die sehr ausgeglichen sind, und bekommt neue Rezepte.

»Wissen Sie, Herr Doktor, ick denke, ick habe genug malocht. Ick weiß, es war keine große Karriere, aber ick bin zufrieden, hab's mir selbst ausgesucht. Ick werde mich jetzt langsam an meine Rente ranpirschen.«

Er ist wie immer. Fröhlich, laut, korrekt.

»Also, wenn ick es mir richtig überlege, war es der Klaus, der sich damals entschieden hat, zur Post zu gehen. Der war immer ein bisschen schneller als ick. Ist er auch heute noch. Hat inzwischen seine Altersteilzeit eingereicht, das ist das, wovon ick immer nur rede.«

Er blickt mich eine Sekunde prüfend an, dann plaudert er weiter: »Damals war dit auch so. Mit fünfzehn hat er sich bei der Post beworben. Hatte ihm seine Mutter geraten, das sei ein ehrlicher Beruf, sichere Pension und so weiter, was Mütter eben so sagen. Ick hatte noch geschwankt, ob ick nicht besser zur Polizei gehen sollte, aber als Klaus sich entschieden hatte, fand ick das auch gut, und so bin ick eben Postbote geworden.«

Ich kenne seine Familie über mehrere Generationen. Er ist das jüngste von vier Geschwistern. Der Vater früh gestorben. Die Mutter führte das familiäre Taxiunternehmen fort und wurde neunzig Jahre alt. Seine Geschwister verließen das Haus, gründeten eigene Familien, Andreas war das Nesthäkchen. Blieb bei der Mutter. Behielt nach ihrem

Tod die elterliche Wohnung und den Schrebergarten, fuhr in seiner Freizeit ihr altes Taxi. Ist jetzt im Kleingartenvorstand, wo Klaus den Kassenwart macht.

Nach einigen Tonnen Briefen und mehreren Tausend Höhenmetern in Berliner Mietshäusern sehe ich ihn wieder.

»Der Klaus ist jetzt auf Altersteilzeit, und ick renne immer noch den ganzen Tag rum. Sie müssen jetzt mal alle meine Gebrechen zusammenfassen und ein Attest aufsetzen. Damit gehe ick zu meinem Chef. Mal sehen, was sich machen lässt. So geht es jedenfalls nicht mehr weiter.«

Heute ist er nicht so ruhig wie sonst. Er fühle sich wie der letzte Mohikaner seines Jahrgangs. Der Einzige, der noch arbeitet.

»Herr Lühr, sagen Sie mir doch bitte, was Sie machen werden, wenn Sie endlich in Rente sind.«

Er strafft sich, ein Lächeln huscht über sein Gesicht.

»Ach, ick habe gar keine Bedenken, mich zu langweilen, wenn Sie das befürchten. Im Gegenteil, das wird herrlich, ick habe so viel zu tun. Ick schaffe das gar nicht alles, da ist ja im Laufe der Jahre so viel liegengeblieben. Der Garten kostet jede Menge Zeit, außerdem muss zu Hause einiges gemacht werden, zum Beispiel im Bad, da sind ganz schön viele Kacheln lose. Dann die Briefmarkensammlung: Die Abonnements sind seit Jahren nicht mehr einsortiert worden, die liegen alle im Regal rum, das ist ein riesiger Stapel geworden. Ick muss sagen, darauf freue ick mich auch richtig. Ja, und dann wollten Klaus und ick schon lange mal eine Bootsfahrt in Irland machen. Es gibt also jede Menge Sachen. Und vor allem: endlich mal richtig auspennen.«

Seine Augen strahlen. Bootsmann auf dem Shannon River, das wär's doch.

»Nach 46 Jahren issit mal jenug. Um meine Kunden ist es zwar schade, aber man will ja auch mal abends durchfeiern dürfen und nicht immer daran denken müssen, dass man am nächsten Morgen um halb fünf aufstehen muss. Das ist ja fast wie beim Bäcker! Einfach mal faul sein, dit habe ick mir doch verdient, oder, Herr Doktor? Seh'n Sie bitte mal in Ihrer Kartei nach, wie oft war ick in den letzten zwanzig Jahren krank?«

Ich rechne die Fehlzeiten zusammen, alles zusammen sechs Wochen, pro Jahr keine zwei Tage.

»Donnerwetter, Sie haben so gut wie nie gefehlt!«

Er nickt zustimmend.

»Ja, ick habe viel gearbeitet. Aber eigentlich hatte ick auch immer Spaß daran. Das, was meine Brüder gemacht haben, wäre nichts für mich gewesen. Ick war nie ein Schreibtischhengst. Da draußen an der frischen Luft, bei Wind und Wetter, das hat mir gefallen. Auch der Kontakt zu den vielen Leuten, ein Schwätzchen hier, ein Gläschen dort, Weihnachten und Ostern Geschenke, die Einschreiben, die Glückwunschkarten, die guten und die schlechten Nachrichten. Ick weiß, dass ick keine große Nummer bin, aber jemand, den man kennt, der einfach dazugehört. Ick habe mich mit diesem Beruf inzwischen ausgesöhnt, Herr Doktor, ick denke, der hat genau zu mir gepasst.«

Herr Lühr streicht sich die Bügelfalten glatt, blickt mich ernst an.

»Wie geht es übrigens dem Klaus, nachdem er berentet ist?«

Seine Miene verdüstert sich.

»Gar nicht gut. Der ist nur noch mürrisch. Und einen dicken Bauch hat der sich inzwischen angefressen! Ist ja auch kein Wunder! Steht erst um halb zehn auf! Wenn ick um vier Uhr bei ihm vorbeigucke, war der noch nicht mal einkaufen, vom Saubermachen ganz zu schweigen! Macht überhaupt nichts mehr! Hängt nur noch vor der Glotze ab, ist total unzufrieden! Sie können mir glauben, so werde ick's bestimmt nicht machen.«

Dieses Mal vergehen keine drei Monate. Nach vier Wochen sitzt Herr Lühr wieder im Wartezimmer. Völlig außer der Reihe. Ich traue meinen Augen nicht. Sein rechter Unterschenkel ist eingegipst!

Mühsam humpelt er auf Krücken in mein Sprechzimmer. Lässt sich ungeschickt in den Sitz fallen. Sein Haar fettig und schuppig, der Bart seit drei Tagen nicht mehr rasiert. Das Hemd zerknittert und durchgeschwitzt, die Hose bekleckert.

»Lieber Herr Lühr, was ist denn passiert?«

»Ick habe eine Stufe übersehen und mir den Knöchel gebrochen.«

Er spricht fahrig, wischt mit seinen Händen immer wieder über Kleidung und Gesicht. Der Mann ist völlig verändert. Sitzt zusammengekrümmt auf dem Stuhl, seine Augen fliehen ziellos durch den Raum, bleiben nur kurz an mir hängen, um dann wieder fortzutreiben.

»Haben Sie Schmerzen, Herr Lühr?«

Er schüttelt den Kopf.

»Nein? Aber dann ist das doch gar nicht so schlimm. Sechs Wochen Gips, danach krankengymnastische Übungen, nach spätestens drei Monaten sind Sie wieder fit. Und bis dahin schlafen Sie sich mal richtig aus, das hatten Sie doch ohnehin vor!«

Er blickt mir einen kurzen Moment in die Augen. Spricht mit leiser Stimme.

»Ick weiß, Herr Doktor, das hat mir der Chirurg auch schon alles gesagt.«

Dann schweigt er. Auf seiner Stirn steht ein feiner Saum Schweißperlen. Das ist nicht mehr der Andreas Lühr, den ich seit zwanzig Jahren kenne. Er wirkt gebrochen. Sein ganzer Körper strahlt Mutlosigkeit aus.

»Ich verstehe nicht, warum es Ihnen so schlecht geht. Machen Sie sich keine Sorgen, das wird ziemlich schnell heilen. Was hat Ihr Chef gesagt?«

Er seufzt auf.

»Da der weiß, dass ick in Richtung Rente gehen will, hat er mir ein gutes Angebot gemacht. Ick soll erst mal in Ruhe ausheilen lassen, danach eine Kur, so richtig schön mit Bädern und Moorpackungen, wenn ick wieder gesund bin, noch sechs Wochen halbtags nach dem Hamburger Modell und dann ab in die Altersteilzeit. Die Lohnabzüge sind verschmerzbar, ick habe ja keine Familie zu ernähren. Es ist so, wie ick's mir immer gewünscht habe.«

Noch ein Seufzer.

»Ick muss nur noch unterschreiben.«

»Sie haben also noch nicht?«

Er schüttelt den Kopf.

»Nee, hab ick nicht. Ick habe keinen Schimmer, was mit mir plötzlich los ist. Ick liege seither nur noch wach. Meine Pumpe rast, ick kann nicht mehr durchatmen. Als wenn ein Zentnerstein auf meiner Brust liegt. Was ist das nur, habe ick's jetzt auch noch am Herzen?«

Ich höre sein Herz ab, messe den Blutdruck, lege meine rechte Hand auf seine Schulter.

»Nein, Herr Lühr, am Herzen haben Sie nichts. Das ist eine klassische Panikattacke.«

»Ne Panikattacke? Sie meinen, so wat wie Angst? Wieso denn dit?«

Er hat sich verwundert aufgesetzt und die Stirn gerunzelt.

»Wovor soll ick denn Angst haben, Herr Doktor? Sie wissen doch, wie ick lebe! Ick habe keine Sorgen, keine schulschwänzenden Kinder, keine shoppingsüchtige Ehefrau. Keine Abenteuer, bei mir ist alles total solide. Ick bin nicht reich, aber für meine Verhältnisse reicht dit Geld allemal, mir kann überhaupt nichts passieren.«

Diese Diskussion kenne ich. Paniken sind ein riesiges Problem geworden, und es ist gar nicht so leicht, Patienten zu vermitteln, dass es unter ihren wohlgeordneten Verhältnissen Unterströmungen tiefsitzender Ängste gibt, die sie nur bemerken, wenn sie an die Oberfläche dringen.

»Entschuldigen Sie bitte, darf ich eine offene Frage stellen?«

Er sieht mich verwundert an. Zieht die Schultern hoch.

»Na klar, Doktor, wir kennen uns schon so lange, ick hab doch keine Geheimnisse vor Ihnen.«

»Gut. Herr Lühr, interessieren Sie sich eigentlich für Frauen?«

Er lacht überrascht auf.

»Mit anderen Worten, Sie wollen wissen, ob ick schwul bin? Nee, dit bin ick nich, wirklich nich, der Klaus ist schwul, dit weiß ick schon lange, aber dit haben wir vor ewigen Zeiten geklärt, da läuft nichts. Sie fragen, warum ick nicht geheiratet habe?«

Er neigt den Kopf und blickt aus dem Fenster.

»Schwer zu sagen. Doch, Frauen fand ick immer gut, aber wenn es dann ernst wurde, hab ick gekniffen, bin lieber wieder zurück zu Klaus. Den kannte ick, der war mir vertraut. Mich auf Beziehungen einzulassen, hatte ick immer Schiss.«

Er stockt und sieht mich verdutzt an.

»Ist es dit, was Sie gemeint haben?«

»Genau das.«

Er schüttelt nachdenklich den Kopf.

»Verstehe ick nicht!«

»Ich gebe Ihnen ein Beispiel: Sie haben doch neulich erzählt, dass Sie seit langem davon träumen, nach Irland zu reisen, kommen aber immer nur bis Braunlage. Und das seit 28 Jahren! Und warum? Weil Sie Angst vor Veränderungen haben! Menschen, die Angst haben, wollen, dass immer alles gleich bleibt.«

»Entschuldigen Sie bitte, aber ick kann dit noch nicht so richtig glauben, Herr Doktor. Warum habe ick denn bisher nie wat davon bemerkt?«

Es klopft, Yvonne bringt mir den zweiten Latte Macchiato des Nachmittags. Der schwierigste Teil des Gesprächs liegt noch vor uns.

»Weil Sie Ihr Leben perfekt an diesem unbewussten Problem ausgerichtet haben. Sie haben Ihre Ängste neutralisiert, ganz ohne Medikamente und ohne Psychotherapie.«

Andreas Lühr, der vor einem Augenblick noch geduckt im Sessel gesessen hat, lehnt sich zurück, macht es sich bequem.

»Das wichtigste war der Beruf. Sie haben instinktiv die richtige Wahl getroffen. Nicht weil der Klaus sich so entschieden hat, sind Sie Postbote geworden, sondern weil das genau zu Ihnen passte. Verstehen Sie, was ich meine?«

Er streicht mit der linken Handfläche über seine Bartstoppeln, zieht die Kinnhaut nach vorn.

»Nee?«

»Haben Sie sich eigentlich mal richtig allein gefühlt?«

Er atmet tief ein, massiert sein rechtes Ohrläppchen zwischen Daumen und Zeigefinger, überlegt ein Weilchen, nickt dann bestätigend.

»Als mein Vater starb. Kurz danach wurde Mama sehr krank und lag ein paar Monate im Krankenhaus. Da war ick erst zehn. Meine Brüder waren schon in Arbeit oder in der Ausbildung, also kaum noch zu Hause. Damals fühlte ick mich manchmal sehr einsam.«

»Wie ging es Ihnen, wenn Sie abends allein zu Hause waren?«

»Ach, eigentlich war dit ja 'ne lustige Zeit! Ick konnte endlich fernsehen, so lange ick wollte. In der Küche türmte sich natürlich das schmutzige Geschirr. Dit hat aber niemanden gestört. Jeden Tag gab's Eis und Pizza. Dit hat mir prima gefallen.«

Er blickt mich lachend an, stützt sich mit beiden Unterarmen auf die Stuhllehnen, wird dann nachdenklich.

»Na ja, so toll war es aber nicht immer, oft hatte ick Angst. Manchmal bin ick abends noch zu Klaus rüber, um dort zu übernachten. War mir zu einsam in der großen Wohnung. Ja, ick hatte oft Angst.«

Ich nicke ihm zu. Wir kommen dem Punkt, den wir erreichen müssen, näher.

»Wenn man allein ist, bekommt man leicht Angst.«

Er sieht mich interessiert an, schweigt.

»Sehen Sie mal, Herr Lühr. Wir leben in einer freien Gesellschaft und sind zu Recht stolz darauf. Die Freiheit hat aber auch ihre Kehrseiten: Jeder denkt seine eigenen Gedanken, jeder hat seine eigenen Ansichten, jeder zieht seine eigene Bahn.«

»So soll es auch sein, Herr Doktor.«

»Genau. So soll es sein. Aber das bedeutet auch, dass man mit seinen Einstellungen oft ganz allein dasteht, dass jeder seinen eigenen Lebensweg gehen muss. Dass es keine allgemeingültigen Wahrheiten mehr gibt. Dass nichts mehr sicher ist, nichts mehr fest. Viele Menschen erleben sich allein und unsicher. Das macht einigen zu schaffen und manchen auch Angst.«

Er nickt, denkt nach.

»Wenn dit wirklich so ist, wat kann ick denn dagegen tun?«

»Sie haben schon sehr viel getan. Ohne es zu wissen, ganz instinktiv.«

Er blickt mich fragend an.

»Ich möchte Ihnen jetzt ein Bild malen: Stellen Sie sich vor, Sie sind im Gebirge und wandern auf einem ganz schmalen Berggrat. Links und rechts Abgründe, tausend Meter tief. Und plötzlich zieht Nebel auf. Was empfinden Sie?«

Andreas Lühr hat sich erschrocken aufgesetzt. Zieht die Schultern hoch.

»Igitt, scheußlich, hören Sie auf.«

»Sie sehen nichts mehr, es gibt nichts, woran Sie sich orientieren oder festhalten können. Ein falscher Schritt, und Sie stürzen ab. Was können Sie jetzt machen?«

Andreas Lühr öffnet ratlos die Handflächen.

»Damit Ihnen nichts passiert, haben Sie auf Ihrem Pfad Wegmarken errichtet. Eine neben der anderen. Und dazwischen Seile gespannt. Nun kann nichts mehr schiefgehen. An den Seilen können Sie sich entlanghangeln. Diesen Weg können Sie sogar bei Nacht gehen, selbst mit verbundenen Augen.«

Er blickt mich fragend an.

»Dit finde ick ja prima, aber wat hat das alles mit mir zu tun?«

»Wie sieht Ihr Alltag aus? Ein großer Teil Ihrer Arbeit besteht aus Routine. Sie machen jeden Tag dasselbe: Briefe sortieren, Briefe austragen, mit dem Fahrrad immer dieselben Straßen abfahren. Von Montag bis Sonnabend immer das Gleiche. Sie beginnen am Platz der Luftbrücke und enden in der Bergmannstraße. Jeden Tag derselbe Anfang, dasselbe Ende. Nicht besonders spannend, aber Sie bleiben immer im vertrauten Revier.«

Andreas Lühr hat die Hände vor dem Bauch gefaltet. Atmet tief ein und lässt die Luft aus seinen aufgeblasenen Backen entweichen.

»Die Wegmarken, von denen ich spreche, das sind der Klaus, das ist das Hotel zur Eiche in Braunlage und die Briefmarkensammlung. Dazwischen die Seile, das sind Ihre täglichen Arbeitsabläufe.«

Er runzelt ungläubig die Stirn. Seine Hände beginnen nervös auf die Stuhllehne zu trommeln.

»Die Wegmarken und die Seile müssen immer da bleiben, wo sie sind. Hier darf sich nichts ändern, denn sonst bekommen Sie sofort Panik. Solange Sie aber jeden Tag Ihre Routine haben, solange es den Klaus und das Hotel zur Eiche gibt, solange Ihre Briefmarken auf Sie warten, wissen

Sie ganz genau, wohin Sie Ihren nächsten Schritt setzen müssen.«

Andreas Lühr atmet tief durch. Blickt mich erstaunt an.

»In dem Moment, in dem Sie sich das Bein brechen, funktioniert Ihre Selbsttherapie nicht mehr. Jemand hat die Seile weggenommen. Sie wissen nicht mehr, wie es weitergehen soll, daher die Panik.«

Nachdenklich stützt er sein Kinn in die rechte Handfläche.

»Und wat nun?«

»Ich denke, Sie sollten eine Psychotherapie machen. Die Probleme von der Basis her angehen.«

Er steht auf.

»Gut, wenn Sie meinen. Ick gehe zu Frau Hammer, das ist 'ne Psychologin am Mehringdamm, der bring ick immer ihre Post. Ick versuche ja alles, Herr Doktor. Aber bis die Therapie greift, brauche ick was, so kann ick nicht leben.«

Seine rechte Hand nestelt an dem speckigen Hemdkragen.

»Ich schreibe Ihnen ein leichtes Beruhigungsmittel auf. Pipamperon, nehmen Sie bitte morgens einen Messbecher und zur Nacht zwei. Das ist eine milde Dosierung, sobald es Ihnen besser geht, reduzieren wir die Menge.«

In der nächsten Zeit sehe ich ihn jede Woche. Die Fraktur macht keine Schwierigkeiten, er hat kaum Schmerzen. Unter dem Pipamperon ist er ruhiger. Sein Äußeres ist wieder gepflegt, er ist geduscht, seine Hemden sind gewaschen, allerdings immer noch ziemlich zerknittert.

»Der Klaus hat sie gebügelt, er ist halt ein bisschen ungeschickt.«

Er lacht fröhlich auf.

»Ick kann wieder einigermaßen schlafen, aber manchmal habe ick noch dieset ekelhafte Herzrasen. Echt unangenehm.«

Ich ändere seine Blutdruckmedikation. Ersetze das Amlodipin durch Metoprolol, einen Betablocker, der sowohl den Blutdruck als auch die Herzfrequenz senkt.

»Was macht die Psychotherapie?«

Er seufzt.

»Ick hab's ja versucht. Aber Frau Hammer meint, dit wär nischt für mich. Ick sei nicht der Typ dafür. Nicht mehr flexibel genug. Und wenn ick ehrlich bin: So ein alter Knochen wie ick ändert sich auch nicht mehr groß. Man hat eben so seine Art, mit der man klarkommt, man kann sich doch nicht von einem Tag auf den anderen einfach umkrempeln lassen.«

Sechs Wochen nach dem Unfall wird der Gips abgenommen. Mit dem Laufen klappt es noch nicht so richtig. Die Unterschenkelmuskulatur des rechten Beines ist atrophiert.

»Nächste Woche beginnt die Kur. Die Psychologin hat in Bad Kissingen angerufen. Ick soll dort zusätzlich eine Verhaltenstherapie machen. Die sagt, dit wäre besser für mich. So lange kann ick doch das Piperon noch nehmen?«

Er atmet erleichtert auf, als ich zustimme.

Mitte September ist er aus Bad Kissingen zurück. Die Kur sei langweilig gewesen, zu viele alte Leute. Aber der Bruch ist gut verheilt. Wenn er allerdings ein paar Stunden unterwegs ist, schwillt der Knöchel wieder an. Ich schreibe ihn weiter krank.

»Was machen Ihre Unruhezustände, nehmen Sie noch das Pipamperon?«

»Klar, auf jeden Fall. Ick habe mal probiert, es wegzulassen. Dann kam gleich wieder die Panik hoch, war gar nicht gut. Die Verhaltenstherapie hat auch nicht geholfen. Die haben sich wirklich bemüht, ist ja vielleicht auch eine großartige Methode bei anderen, aber bei mir hat's nichts gebracht. Ick sollte mich entspannen. Dit hat aber nicht geklappt. Je lockerer ick werden wollte, desto verkrampfter wurde ick. Ist nicht mein Ding. Deshalb schreiben Sie mir das Pipampon bitte wieder auf, gleich die große Flasche. Im Augenblick geht's nicht anders.«

Er sitzt vor mir wie früher. Sauber gewaschen, frisch gebügelte Wäsche.

»Das Pipamperon können Sie natürlich nicht ewig nehmen. Ich glaube, jetzt müssen wir einen Psychiater hinzuziehen. Gehen Sie bitte zu Dr. Köhler, ich stelle Ihnen einen Überweisungsschein aus.«

Vier Wochen später ist der Knöchel endlich wieder in Ordnung. Seine Altersteilzeit soll am ersten Dezember beginnen, also in sechs Wochen. Bis dahin wird er zum Eingewöhnen halbtags nach dem Hamburger Modell arbeiten.

»Nächsten Montag fang ick also wieder an. Sie werden sich wundern, Herr Doktor, irgendwie freue ick mich schon auf meine Tour.«

Lachend klopft er sich auf seinen Bauch, der in den letzten Monaten ziemlich angeschwollen ist. Ich messe noch einmal den Blutdruck, der in Erwartung des kommenden Stresses wieder einmal extreme Werte zeigt.

»Was hat Dr. Köhler gesagt?«

Er öffnet ratlos beide Hände.

»Nichts Neues. Zur Psychotherapie bin ick zu alt, das Piparon ist o. k., ick soll erst mal so weitermachen.«

Herr Lühr zuckt resigniert die Schultern. Dann lächelt er wieder, drückt mir kräftig die Hand und geht hinaus.

Gewundert habe ich mich nicht.

Anfang Januar ist er wieder da. Er sieht gut aus. Wirkt schlanker und straffer als beim letzten Mal. Fröhlich und laut, wie früher.

»Was macht Ihr Knöchel, Herr Lühr?«

»Es geht, nach längeren Touren schwillt er abends an. Bei Wetterumschwung habe ick Schmerzen in der Bruchstelle. Genau wie bei der alten Kriegsverletzung meines Vaters. Früher habe ick dit immer für Spinne gehalten. Aber jetzt geht es mir genauso. Ansonsten ist alles in Ordnung. Das Piperon habe ick seit 2 Monaten nicht angerührt, brauche ick nicht mehr.«

Ich bin erleichtert.

»Es freut mich, dass Sie die Krise überstanden haben. Und was machen Sie jetzt in Ihrer freien Zeit? Haben Sie die Briefmarken schon einsortiert?«

Andreas Lühr rückt sich im Stuhl zurecht, richtet sich auf.

»Die Briefmarken, mein Gott, ick habe keine Zeit, Herr Doktor. Das Hamburger Modell, das wissen Sie ja gar nicht, habe ick bei Ihrer Vertreterin Frau Dr. Offermann auslaufen lassen, als Sie im Urlaub waren. Jetzt arbeite ick wieder voll. Der Briefmarkenstapel ist eher noch größer geworden.«

Er lacht.

»Herr Doktor, als ick wieder auf meiner Tour war, ging's mir schlagartig besser. Deshalb habe ick das Piperon auch weggelassen. Ick fand es plötzlich dufte, wieder arbeiten zu gehen.«

Ich nicke erstaunt.

»Sie erinnern sich, dass ick noch nicht unterschrieben hatte? Mein Chef war völlig von den Socken, als ick ihm gesagt habe, dass ick doch bleiben will. Ick weiß noch nicht mal, ob er erfreut war. Wir alten Postler sind ja die teuersten. Aber dit kann mir alles wursch sein. Ick bleibe so lange, wie ick kann. Und wenn die mich altershalber rausschmeißen, suche ick mir was anderes, vielleicht bei einem privaten Zustellerdienst, Zeitvertrag oder irgendsowas. Wat soll ick denn allein zu Hause? Ick werde eben weiterarbeiten, solange ick nur kann, bis ick umfalle. Der eine muss auf den Mount Everest, der andere nach Malle und ick, ick muss eben meine Briefe austragen.«

MALOSSOL

»Herr Borsov, bitte.«

Aus einem der Stühle erhebt sich eine massige Gestalt. Grigorij Borsov besucht mich häufig, wenn er in Berlin weilt. Wenn ihn seine Geschäfte herführen. Berlin – Moskau – Petersburg – Odessa. Grigorij ist ein klassischer Hypochonder. Jetzt im Oktober wahrscheinlich erkältet. Sicher nichts Schlimmes, aber wenn Grigorij krank ist, ist er krank. Dann muss das Business warten. Und das will schon was heißen, denn das Geschäftliche ist sein Ein und Alles.

Er betritt das Sprechzimmer. Die Füße nach außen gestellt, forscher Watschelgang. Die Arme heftig rudernd. Unter dem Arm eine abgegriffene Tasche aus feinem englischen Leder. Braune italienische Maßschuhe.

»Herr Borsov, ich freue mich, Sie zu sehen.«

Borsov ist 48 Jahre alt, gebräunte Halbglatze, graue Schläfen. Stämmige Figur, kräftige Arme. Um die 1,78 m groß. Jackett aus feiner Kaschmir-Wolle. Gewinnendes Lächeln.

»Was macht die große Welt der Geschäfte?«

»Ach, die gehen gut. Ich handele mit allem. Wir hatten immer gute Gewinne, aber wie ich Ihnen schon neulich gesagt hatte, seit Perestroika und Glasnost läuft es phantastisch. Nun, wir sprechen alle gut Deutsch, und wir lieben Deutschland, Sie verstehen.«

Ich verstehe. Er hat einen starken russischen Akzent, spricht aber ein fehlerfreies, differenziertes Deutsch.

»Herr Doktor, ich bin krank, ich fühle mich sehr schlecht, ich habe Kopfschmerzen und meine Nase ist verstopft. Sie müssen mir helfen. Am Sonntag bin ich in Moskau. Bis dahin müssen Sie mich gesund machen!«

»Aber heute ist schon Mittwoch. Da haben wir nicht mehr viel Zeit. Machen Sie sich bitte frei.«

Er zieht sein Seidenhemd über die schwere Rolex am linken Handgelenk. Aus Brust und Schultern wuchern dichte Knäuel schwarzer Haarwolle. Um den Hals eine dicke Goldkette, am rechten Mittelfinger ein Siegelring.

Ich höre ihn ab. Keine pathologischen Atemgeräusche, kein Fieber, Ohren und Rachen unauffällig, die Haut trocken.

»Herr Doktor, ich komme zu Ihnen, weil ich weiß, dass Sie zu den besten Ärzten in Berlin gehören.«

»Wenn Sie so dick auftragen, Herr Borsov, wollen Sie doch bestimmt was von mir.«

Er knöpft ruhig sein Hemd zu, zieht die Goldkette zurecht. Sieht mich mit seinen dunklen samtenen Augen an.

»Sie werden mich gesund machen, Doktor.«

»Ich tue, was ich kann, Herr Borsov. Sie haben nur eine leichte Erkältung, nichts Dramatisches. Wenn Sie sich schlecht fühlen oder Kopfschmerzen haben, nehmen Sie eine Aspirin und Nasentropfen. Dann steht Ihrem Flug nach Moskau nichts im Wege.«

Borsov runzelt die Stirn: »Herr Doktor! Ich muss völlig gesund sein, wenn ich nach Moskau fliege. Ich habe wichtige Geschäfte. Für die brauche ich einen freien Kopf. Ich treffe auf Partner, die ziemlich ausgeschlafen sind. Da kann ich mir keine Schwäche erlauben. Und nun kommen Sie mit Aspirin und Nasentropfen. Das kann ich mir auf jedem russischen Basar kaufen! Ich brauche ein Antibiotikum! Ich muss gesund sein. Und zwar bis Sonntag!«

Seine schönen, von langen schwarzen Wimpern be-
schatteten Augen blicken mich fest an. Warme, gefährliche
Augen. Dann lacht er wieder. Fügt jovial hinzu: »Ist doch
gar kein Problem für so einen guten Arzt wie Sie.«

Es gibt Komplimente, bei denen es einem ungemütlich
wird. Meine Tante Edith hat in der Stalinzeit lange in Moskau gelebt. Was hat sie immer über die Russen gesagt, als
ich noch ein Kind war?

»Sie können warmherzig und charmant sein, herzlich
und brutal. Alles zusammen.«

»O.k., dann gebe ich Ihnen ein sehr gutes Mittel.«

Ich schreibe Amoxicillin auf, ein gängiges Generikum.

»Dreimal täglich, bis zum Packungsende, also in Moskau noch ein paar Tage weiternehmen.«

Er steckt das Rezept ein und steht auf. Hoffentlich sehe
ich ihn erst im Frühjahr wieder.

»Ich komme morgen Nachmittag. Dann werden Sie
mich noch mal abhören.«

Gequält lächle ich ihn an. Er quetscht mir zum Abschied
die Hand.

»Bis morgen, machen Sie mich schnell gesund, Herr
Doktor!«

Der Donnerstagnachmittag geht zu Ende. Sekretärin mit
Blasenentzündung, blau geschlagener Daumennagel, ge-
mobbter EDV-Dozent, vierzigjähriger Jura-Student, der
wieder einmal eine Prüfungsbefreiung haben will. Eine
tief verschleierte Frau, der ich in den Hals sehe. Raucher
mit Lungenkrebs, Führungskraft in depressiver Sinnkrise,
volltrunkener Arbeitsloser, Zwanzigjährige mit Anorexie.

Eine ganz normale Sprechstunde. Kein Gedanke an
Borsov.

Plötzlich ist er wieder da: »Doktor, es geht nicht besser,
so kann ich nicht reisen. Aber ich habe es Ihnen gleich gesagt: Ich muss nach Moskau!«

Mit einer schnellen Bewegung greift er in seine englische Ledertasche und wirft die Packung Amoxicillin auf den Tisch.

»Ich habe mit Moskau telefoniert. So einen Dreck bekommen bei uns nur Leute, die zum staatlichen Gesundheitsdienst gehen. Ich habe nichts davon genommen. Ich brauche jetzt was Gutes.«

Er hat es sehr ruhig gesagt. Ich erstarre. Da liegen meine Pillen. In einer bunten Allerweltspackung mit einem komplizierten generischen Namen, den seine Leute mühelos als Dutzendware klassifiziert haben. Die Augenbrauen zusammengezogen, beobachtet er mich finster.

»Aber, Herr Borsov, das ist ein sehr gebräuchliches, ausgezeichnetes Mittel, es ist zwar billig, aber trotzdem gut!«

»Lieber Herr Doktor, es sollte auch in Ihrem Interesse liegen, dass ich schnellstens gesund werde. Sehen Sie auf das Datum, jetzt haben Sie noch genau drei Tage!«

Lausige drei Tage, und ihm geht es noch kein Stück besser! Was wird er mit mir machen, wenn er nicht gesund wird?

»Also bitte, wie Sie wollen, ich verordne Ihnen jetzt etwas ganz Besonderes. Aber anderthalb Tage haben wir schon verschenkt.«

Ich bin froh, die Initiative wiedergefunden zu haben. Dann schreibe ich ihm ein Hightech-Antibiotikum der neuesten Generation auf. Das kennen die in Moskau hoffentlich noch nicht.

»Lassen Sie das Amoxicillin hier und nehmen Sie dieses Rezept mit.«

Borsov lächelte mich charmant an.

»Nun, ich will hoffen, dass Sie recht haben. Bis Sonntag ist es nicht mehr allzu lange!«

Er wendet sich zur Tür.

»Sie wissen, ich muss gesund sein, sonst bin ich meinen Partnern nicht gewachsen!«

Freitagvormittag. Schulschwänzer, letzte Impfungen vor der Weltreise, Abszess an diskreter Stelle, Asthmaanfall, Blinddarm, Schenkelhalsfraktur, Notarztwagen, Ehekrise und um kurz vor zwölf: Borsov!

Ernst sitzt er im Wartezimmer, blättert in der *Financial Times Russia*. Einmal blickt er kurz und finster zu mir herüber. Ich rufe ihn als Letzten auf. Was will er bloß? Geht es ihm immer noch nicht besser? Nur noch zwei Tage, zu wenig, um noch irgendetwas auszurichten. Hat er einen Bodyguard dabei?

»*Zdravstvujte,* Herr Borsov, doch noch mal gekommen? Sie sehen aber heute deutlich besser aus. Dachte, Sie wären schon am Flughafen!«

Er blickt mich fest an. »Mir geht's gut, Herr Doktor. Wirklich, viel besser. Meine Partner werden es zu spüren bekommen. Denen werde ich einheizen, ich bin wieder fit.«

»Gott sei Dank!« Ich atme erleichtert auf. »Dann kann ich Ihnen nur guten Erfolg wünschen. Wann fliegen Sie?«

Ich mache mich bereit, ihm auf die Schulter zu klopfen und ihn zur Tür zu geleiten. Aber Borsov bleibt sitzen, blickt mich finster an.

»So geht das nicht! Ich kann noch nicht fliegen! Wissen Sie denn nicht, dass mein Immunsystem durch die Antibiotikatherapie völlig ruiniert ist? Dazu können Sie im Internet haufenweise Beiträge finden. Es würde die Klimaanlage im Flugzeug gar nicht aushalten. Und dann Moskau! Haben Sie eine Vorstellung davon, wie aggressiv das Wetter dort gerade ist? Sie müssen mir helfen, ich muss fit werden.«

Ich bin erschrocken. »Nicht fliegen? Aber, warten Sie, ich habe eine Lösung. Sie bekommen eine Vitaminbombe. Eine Eigenblutspritze mit hochkonzentriertem Vitamin B12 und Folsäure. Das wird Ihnen guttun. Ein Schutzschild gegen jeden Infekt!«

»Wirklich? Ich warne Sie, wenn ich einen Rückfall habe, bin ich am Montag wieder hier.«

Seine Augen sind jetzt wieder warm und jovial. Ich schicke ihn in die Ambulanz.

Als ich bei meinen letzten Eintragungen bin, schlüpft er noch einmal ins Sprechzimmer. Gut gelaunt und reisefertig. Freut sich auf die Geschäfte, auf Moskau.

»Ach, übrigens, was soll ich Ihnen aus Moskau mitbringen? Cognac, Champagner? Kaviar, natürlich die Zweikilodose, Beluga Malossol, das gibt's nur für die Nomenklatura, und für Sie natürlich! Oder Mädchen, junge Russinnen?«

Er zwinkert mir zu.

»Oder vielleicht eine Pistole? Sollte man in diesen Zeiten haben! Schrauben Sie sie griffbereit unter die Schreibtischplatte. Das könnte Ihnen mal helfen. Kein Interesse? War auch alles nur ein Scherz. Na, mir wird schon etwas für Sie einfallen. Lassen Sie sich überraschen. Wir sehen uns wieder!

Do swidanija!«

FAHREN SIE DOCH IN DIE
ATACAMA-WÜSTE

Kurz vor zwölf, die Vormittagssprechstunde geht zu Ende.
Im Wartezimmer nur noch Nicole, 28. Aber was heißt
schon »nur noch«, wenn es Nicole ist.

Nicole kommt immer kurz vor Schluss. Sie weiß, dass
ich dann von der Vormittagssprechstunde ermattet bin und
ihr keinen besonderen Widerstand entgegensetzen werde.
So kann sie etwas mehr Zeit herausschinden. Termine
macht sie nie, Nicole ist immer ein Notfall. Mit regelmäßi-
ger Unregelmäßigkeit kommt sie alle vier bis fünf Monate.

Die schlanke Frau hat ihre schwarzen Haare zu einem
Pferdeschwanz zusammengebunden. Geschmeidig gleitet
sie aus ihrem Sitz, als ich sie aufrufe. Ihre braunen Augen
strahlen mich an. Lächelnd schlängelt sie sich an mir vorbei und schwebt ins Sprechzimmer.

»Hallo, Nicole, wie geht es Ihnen?«

»Schlecht, sonst wäre ich doch nicht gekommen.«

Ich atme durch.

»Also, dann, was kann ich für Sie tun?«

»Ich habe seit Wochen Fieber, ich kann nicht mehr trainieren.«

Ich untersuche sie. Ihre Lymphknoten sind nicht geschwollen, die Lungen frei, Herz, Kreislauf und Abdomen
ohne pathologischen Befund. Und ihre Haut? Nicht über-
wärmt.

»Wie hoch war Ihre Temperatur, Nicole?«

»Ein paar Mal um 36,9.«

»Ist doch völlig in Ordnung.«

»36,6 ist normal!«

Ich kenne Nicole, seit sie sechzehn ist, deshalb spreche ich sie mit Vornamen an.

»Mir ist immer heiß, und ich fühle mich total schlapp, so kann ich den Triathlon nicht mitmachen. Sie müssen mir helfen.«

»Nicole, auf den ersten Blick lässt sich nichts feststellen. Ich schlage vor, wir machen eine umfassende Diagnostik, am besten mit Labor, Ultraschall und EKG.«

»Nein, das brauchen wir nicht, das habe ich gerade erst in Hamburg machen lassen. War alles völlig normal. Schilddrüse, Zucker, Fette, alles bestens. ›Sie sind kerngesund‹, hat der Typ gesagt. Aber das kann nicht stimmen, mir geht's einfach schlecht.«

Nicole ist angehende Juristin. Zur Zeit macht sie ihr Referendariat in Hamburg.

»Nicole, es ist wirklich alles in Ordnung. Ich kann auch nichts Schlimmes finden. Bessere Nachrichten gibt's doch nicht, oder?«

Das ist offensichtlich nicht das, was sie hören will. Sie antwortet empört:

»Also, irgendetwas muss doch sein. Ich fühle mich nur noch schlecht. Sie können mich nicht einfach so hängen lassen.«

Dann lächelt sie wieder. Ich atme tief durch, merke, dass etwas in mir gleich reißen wird: mein Geduldsfaden.

»Nicole, was macht eigentlich das Kinderkriegen?«

Sie hört auf zu lächeln.

»Ach, das klappt wahrscheinlich nicht, sein Spermiogramm ist zu schlecht. Bei mir ist alles in Ordnung, hat mein Gyn gesagt. Ich glaube ja nicht, dass das noch mal was wird.«

Seit drei Jahren ist sie mit Richard verheiratet, einem

Physiker. Irgendwann hat sie durchblicken lassen, dass ihre Ehe nicht besonders aufregend sei.

»Heute müssen Sie jedenfalls etwas unternehmen, mir geht's nicht gut.«

Wir sind wieder da, wo wir angefangen haben.

»Es gibt manchmal subakute Erkrankungen der Atemwege. Auch bei Leistungssportlern wie Ihnen. Tuberkulose zum Beispiel. Das würde man im Röntgenbild sehen.«

»Die Lunge röntgen? Nein, das ist Strahlenbelastung, und was sollte das bringen? Ich habe nichts an der Lunge, ich habe keinen Husten. Tuberkulose! Wir sind doch hier nicht in Russland!«

Sie schüttelt nachsichtig lächelnd den Kopf.

»Ich fühle mich eben einfach nur schwach. Und ich schwitze auch so schnell. Und dann diese Nackenschmerzen. Ich kann nachts kaum schlafen. Da kommt einfach alles zusammen!«

Ich erhebe mich aus meinem Schreibtischsessel und gehe zu ihr hinüber. Betaste ihren Nacken, der völlig verspannt ist.

»Tut das weh?«

»Ja, total.«

»Sie haben einen Hartspann, eine Massage würde Ihnen sehr guttun.«

»Massagen! Die helfen überhaupt nicht. Dafür habe ich auch keine Zeit, ich muss am Sonntagabend schon wieder in Hamburg sein.«

Ich lasse mich in meinen Sessel sinken.

Als Jugendliche war sie einmal deutsche Meisterin im 800-Meter-Lauf, seit zwei Jahren trainiert sie für den Triathlon. Auf dem Kronprinzessinnenweg, der beliebtesten Berliner Radstrecke, sehe ich sie oft. Immer inmitten einer Gruppe von Rennfahrern, die wie ein Pfeil an mir vorbeizischen. Nicole ist eine, die nur mit Männern fährt.

»Sie machen es mir heute wieder mal nicht leicht! Also

gut, keine Massagen. Was auch helfen würde, sind Bestrahlung und Reizstrom.«

Sie verschränkt die Arme vor der Brust.

»Das haben wir doch alles durch, das kenne ich vom letzten Mal, das bringt auch nichts.«

Ich atme tief ein und blase dann die Luft aus.

Ihr Handy klingelt. Sie sieht mich an, zuckt entschuldigend die Schultern.

»Ja, Richard, ich bin grade beim Arzt, was gibt's denn?«

Sie drückt den Hörer fest ans Ohr, hört ungeduldig zu. Ich habe mich tief in meinen Sessel zurückgelehnt, stütze die ausgestreckten Arme auf der Schreibtischplatte ab und trommle mit den Fingern der rechten Hand auf das Holz.

»Wir machen es so wie immer, pump beide Räder auf und öl die Ketten.«

Sie klappt das Handy entschlossen zusammen, schiebt es in ihre Tasche.

Manchmal fährt sie am Wochenende auch mit ihrem Mann Rennrad, sie vorneweg, er in ihrem Windschatten. Immer gerade so schnell, dass er dranbleiben kann.

Ich versuche es noch einmal.

»Ich würde Sie gerne quaddeln, das ist besonders gut bei Verspannungen. Gerade Leistungssportler wie Sie leiden oft darunter.«

»Quaddeln, was ist das denn? Etwa diese Spritzen unter die Haut? Das, was wir voriges Jahr gemacht haben?«

»Genau das, das hat Ihnen damals gut geholfen.«

»Nein, nur für ein paar Stunden, danach war alles noch schlimmer. Wenn bloß die Kopfschmerzen nicht wären. Ich kann manchmal gar nicht denken, so sehr tut das weh.«

Ich mache mein letztes Angebot.

»Sie wissen ja, dass ich auch akupunktiere. Nach der klassischen chinesischen Medizin haben Sie einen Leberkopfschmerz. Aufsteigendes Leber-Yang. Innere Wut, die keinen Ausweg findet. Das kann man sehr gut nadeln.«

Nicole blickt mich an. Zögert.

»Ich würde gerne mal eine Abenteuerreise nach Südamerika machen, so wie Sie.«

»Ach nee! Ja, ich glaube, das wäre eine gute Idee. Das würde zu Ihnen passen. Ich war im letzten Jahr in der Atacama-Wüste. Da sollten Sie auch hinfahren, Sie mit Ihrem Mann! Wir waren da mit einer Gruppe von fünfzehn Leuten. Salzseen bis zum Horizont, Vulkane, die in den Himmel reichen, Hitze, Staub, Trockenheit, Kälte, dünne Luft und viele Männer, denen Sie zeigen können, wo der Hammer hängt.«

Nicole zuckt resigniert die Schultern.

»Würde ich wirklich gerne, aber mein Mann macht so was nicht mit.«

Das glaube ich ihr. Richards Eltern haben eine Imbissbude in der Bergmannstraße. Geschmissen wird das Ganze von seiner Mutter, einer verhärmten Frau mit knittriger Kettenraucherhaut. Es hat Richard viel Mühe gekostet, dieser Familie zu entwachsen. Sein Wesen hat sich dadurch nicht ins Kantige gewandelt, sondern ins Angepasste. Richard ist höflich, unauffällig und langweilig.

Ich lehne mich wieder im Sessel zurück.

»Nicole, Sie haben nichts Körperliches. Sie leiden einfach nur unter seelischen Spannungen.«

»Sie meinen also, ich habe eine Macke. Das haben Sie ja prima erkannt. Jetzt sind Sie das Problem los und schicken mich zum Seelenklempner. Meinetwegen, aber das ändert nichts daran, dass ich seit Monaten ständig erkältet bin. Ich habe eine Abwehrschwäche.«

Also ein neues Thema.

»Die Stärkung Ihrer Immunantwort, das wäre ein klassischer Fall für Eigenblutspritzen mit Echinacin. Hilft ausgezeichnet bei solchen Problemen.«

»Spritzen mag ich ja nun gar nicht! Und Echinacin auch

nicht. Ich stehe nicht auf diesen homöopathischen Kram, Herr Doktor. Sie müssen irgendetwas finden, was mir weiterhilft.«

Jetzt trommle ich mit den Fingern beider Hände auf die Schreibtischplatte.

»Gut, Nicole. Ich fasse zusammen. Sie fühlen sich schlapp, und Ihr Nacken ist verspannt. Sie haben normale Temperatur, körperlich ist nichts zu finden, das Labor war unauffällig. Röntgen wollen Sie nicht. Akupunktur und Quaddeln auch nicht. Eigenblut finden Sie Quatsch. Massagen lehnen Sie ab. Und was soll ich jetzt mit Ihnen machen? Wollen wir vielleicht noch einen verborgenen Infekt behandeln, den wir nicht entdeckt haben?«

»Antibiotikum? Kommt ja gar nicht in Frage, das schwächt meine Immunabwehr noch zusätzlich.«

Auf dem Bildschirm meines PCs erscheint eine Nachricht von Yvonne: Das Wartezimmer hat sich wieder gefüllt. Ich räuspere mich ungeduldig.

»Nicole, jetzt reicht's aber. Sagen Sie mir endlich, worum es hier geht.«

Sie hebt den Kopf. An ihrem Hals zeichnen sich hektische Flecken ab. Sie holt tief Luft.

»Herr Doktor, ich brauche die ›Pille danach‹.«

»Die ›Pille danach‹? Verstehe ich nicht, Sie wollten doch schwanger werden!«

Nicole lächelt wieder, aber etwas müde.

»Sie verstehen mich schon.«

Ich starre sie an.

»Jemand in Hamburg?«

»Ja, und verheiratet. Doktor, nun versuchen Sie mich bloß nicht umzustimmen, es geht einfach nicht.«

Ich bleibe einen Moment sitzen, blicke aus dem Fenster, dann sage ich: »Gut, ich habe verstanden.«

Sie atmet tief durch, einmal, zweimal. Dann blickt sie mich an und lächelt erneut.

»Mir geht's wirklich schlecht. Diese Kopfschmerzen! Das zieht sich vom Rücken bis in den Schädel hoch.«

Ich stehe auf, gehe um den Schreibtisch herum, trete hinter sie, ertaste die verhärteten Stellen im Nacken und beginne sie zu massieren. Nicole beugt den Kopf nach vorn und sagt gepresst: »Oh, ja, genau da.«

Ich massiere ein paar Sekunden. Ihr Nacken wird weich und nachgiebig, sie sagt nichts mehr. Dann breche ich ab.

»Den Rest übertragen wir professionellen Händen. Sechs Nackenmassagen mit Fango werden Ihnen guttun.«

»Gut, wenn Sie meinen, aber falls es sich nicht bessert, bin ich sofort wieder hier.«

»Natürlich, Nicole, ich bitte darum.«

Ich gebe ihr das Rezept.

Leicht gleitet sie aus ihrem Sitz, ist an mir vorbei, wirft im Rausgehen noch ein letztes Lächeln über die Schulter.

»Tschüss, Doktor, dann bis zum nächsten Mal.«

AUSSER ATEM

Sonne scheint durch die rechte Seitenscheibe des magenta-
farbenen Polo, der auf dem leeren Mehringdamm den Flughafen passiert und Richtung Tempelhofer Ufer zockelt. Es
geht leicht bergab. Mein Fahrer Winni hat das Gas raus-
genommen, der Motor surrt leise. Ich lese meine Sonntagszeitung. Von der Notdienst-Zentrale haben wir einen Auftrag in Kreuzberg bekommen. Winni hat mir noch nichts
über den Fall erzählt. Irgendein Routinebesuch.

Vielleicht eine Bronchitis oder eine Psychose, eine
Grippe oder ein entgleister Zucker. Ich weiß es nicht. Möglicherweise ein Ischias oder ein Alkoholiker, der etwas zur
Beruhigung braucht. Eine aufgeregte Mutter mit ihrem fie-
bernden Kind oder ein Bauarbeiter mit Brechdurchfall.
Eine Oma mit gebrochenem Schenkelhals oder ein verei-
tertes Piercing oder das rasende Herz eines Ravers, der mit
Ecstasy abgefüllt ist. Oder eine Sekretärin, die ihr Migräne-
Wochenende hinter abgedunkelten Fenstern im Bett verbracht hat und die vor dem morgigen Arbeitstag endlich
ihre Schmerzen loswerden muss.

»Hertha hat wieder vergeigt.« Ich habe gerade den Sportteil aufgeschlagen, der rechte Seitenspiegel ist halb ver-
deckt. »Können Sie genug sehen?«

Winni grinst. »Klar, Doktor, aber heut war noch keener
da zum Überholen.«

Winni ist etwa 1,65 m groß, schmächtig und trägt immer eine ausgewaschene Jeansjacke mit Nietenbeschlägen. Seine speckige Ledermütze, unter der am Nacken fettige Haarsträhnen hervorschauen, scheint fest mit dem Kopf verwachsen. Nur wenn es juckt, nimmt er sie ab und kratzt sich durch seine Vokuhila-Frisur. Die Hornbrille mit dicken Konvexgläsern vergrößert seine Augen stark. Sein Gesicht bekommt dadurch einen immer erstaunten, zugleich aber pfiffigen Ausdruck.

Ich mag ihn, vor allem, weil er nie das Radio laufen lässt. Die meisten Fahrer sind anders. Brauchen immer Hintergrundmusik, egal was, Hauptsache Geräusch.

Seit ich Arzt bin, liebe ich die Stille, möchte gar keine Musik mehr hören, nicht einmal die gute. Das hat etwas mit der Energie und Intensität dieses Berufes zu tun. Bitte ich die anderen Fahrer, die Musik auszuschalten, sind sie meistens gekränkt. Deshalb sage ich gerne, dass ich einen Tinnitus habe und die Musik das Ohrklingeln verstärkt. Mit dieser kleinen Notlüge können sie leben.

Wir beide arbeiten im Gegentakt. Wenn er mich zum Patienten fährt, habe ich Pause, wenn ich beim Patienten bin, hat er frei. In meinen Pausen versuche ich in der dicken Sonntagszeitung voranzukommen. In seinen ist er damit beschäftigt, eine Packung Rothändle aufzurauchen.

»Is so 'n schönes Wetter, gloob nich, dass heute allzuviel los sein wird.«

Winni ist ungefähr fünfzig Jahre alt und lebt in Lichtenberg, ist aber kein Ossi. Hier im Westen sei alles zu teuer. Er verdient sechs Euro fünfzig die Stunde, kaum besser als Hartz IV, aber Stütze kommt für ihn nicht infrage. Ein paar Hundert hat er gespart, und nun will er sich endlich mal wieder ein Auto leisten.

»Dit letzte hab ick nich mehr durch'n TÜV jekricht. Nehm Se sich doch mal meene Zeitung, liegt auf der hinteren Bank, Autoseite janz hinten, da is heut 'n Suzuki Swift drin, 68 KW, Alu-Felgen. Hab ick rot angestrichen. Soll 475 Euro kosten. Baujahr 92. Kann man nich meckern! Meinse, ick kann um neun ma anrufen?«

»Natürlich, Winni. Wenn der Wagen gut ist, ist er mittags weg. Also nischt wie ran.«

Sonntagvormittag, acht Uhr. Die Straßen noch still. Nur in Stehcafés und Zeitungsläden ein paar versprengte Figuren. Frühaufsteher und Nachtvögel, die hier einmal am Tag zusammentreffen. Die anderen räkeln sich im Bett und machen unter sich aus, wer die Schrippen holen soll.

Der Lautsprecher des Bordfunks knarrt.

»Zwei – Fünf, Zwei – Fünf, hören Sie mich?«

»Hier Zwo – Fünf, wat jibt et?«

»Wo sind Sie gerade?«

»Wir fahr'n den Mehringdamm runta Richtung Blücherstraße.«

»Das ist gut, wir haben einen sehr eiligen Auftrag, Baruther Straße 136. Bitte vorziehen.«

»Is jut, melde mir von da.«

Zwei Ecken weiter biegen wir in die Baruther Straße ein. In zwei Minuten erreichen wir das Haus. Winni hält an und nimmt sich seinen Schreibblock.

»So, jetzt könnse loslegen«, spricht er ins Mikrofon.

»Ebermann, weiblich, 82 Jahre alt, starke Luftnot. Der Doktor soll sich gleich von oben melden, wenn er nicht allein klarkommt oder Hilfe braucht.«

»Is klar.« Winni legt das Sprechgerät in eine Mulde hinter der Gangschaltung.

»Sie ham's jehört, Doktor. Is dringend. Scheinbar wat janz Schlimmet.«

Ich steige aus, öffne die hintere Wagentür und nehme meinen Arztkoffer heraus. Das Haus hat vier Stockwerke, die Klingelleiste ist sauber beschriftet, den Namen Ebermann, der an zweiter Position von oben steht, erkenne ich schon von weitem. Ich strecke meine Hand zur Klingel aus, aber bevor ich drücken kann, summt es schon, ich öffne die Tür, das Summen geht weiter und hört erst auf, als ich schon die zweite Treppe hinaufsteige.

Scheint es ja sehr eilig zu haben.

Frau Ebermann wohnt im dritten Stock. Als ich zwischen zweitem und drittem um den Treppenabsatz biege, öffnet sich oben die linke Wohnungstür, und ein etwa fünfzigjähriger Mann tritt in das Treppenhaus.

»Ebermann«, sagt er, als ich noch auf halber Treppe bin, »Stefan Ebermann, es geht um meine Mutter.«

Nervös reicht er mir seine schlaffe, teigige Hand, entzieht sie mir sofort wieder, lässt mich rein, schließt das Schloss mit einer Handdrehung ab und eilt mir in die Wohnung voraus. Er ist ein großer Mann, um die 1,85, massig gebaut, weichliche Hüftkonturen. Schlecht sitzende Hose, handgestrickter Pullover aus dicker Wolle.

»Hier entlang bitte.«

Er führt mich einen langen Flur hinab. Auf der linken Seite ist eine Tür geöffnet, durch die ich einen Blick in ein schmales Jungenzimmer erhasche. An der Wand ein Klappbett, in der Mitte ein großer ovaler Tisch, der fast die Hälfte der Grundfläche einnimmt. Auf dem Tisch eine Modelleisenbahn. Stellwärterhäuschen, Bahnhöfe, Brücken, kleine Tannenwäldchen, Straßen mit Autos, die vor geschlossenen Bahnschranken warten. Ich verlangsame etwas.

»Nein, ein Zimmer weiter, bitte«, sagt er und dirigiert mich an das Ende des Ganges.

»Meiner Mutter geht es ganz schlecht.«

Er hat hastig gesprochen, fahrig streicht er sich eine angegraute Haarsträhne aus der Stirn seines dicklichen, alt gewordenen Jungengesichtes.

Es ist ein großer repräsentativer Raum. In der rechten

Hälfte, zum Fenster hin, befindet sich ein schwerer Tisch aus Eichenholz, an dessen Längsseiten jeweils vier Stühle stehen. An der Wand gegenüber der Tür prangt eine gepflegte, edelholzfurnierte Schrankkombination, Gelsenkirchener Barock der sechziger Jahre. Bücherregale rahmen einen Mittelteil ein, dessen Zentrum eine Schauvitrine bildet. Die Regale mit Büchern gefüllt, die Vitrine mit Puppen vollgestopft. Alle in sitzender Haltung, Ärmchen nach vorne gestreckt, sauber gekämmt und abgestaubt.

Ich kann nur einen flüchtigen Blick auf das Puppentheater werfen, denn Herr Ebermann drängt mich zu einer Frau, die auf einem Bett an der linken Zimmerseite sitzt.

»Hier ist meine Mutter, sie bekommt keine Luft mehr.«

Er hat die Worte aufgeregt verhaspelt. Seine Unterlippe zittert, der Blick irrt zwischen seiner Mutter und mir hin und her. Hastig tritt er einen Schritt zur Seite und wendet sich ihr zu.

»Mutti, hier ist der Arzt.«

»Guten Tag«, sage ich. »Frau Ebermann, wie geht es Ihnen?«

Frau Ebermann sitzt auf der Bettkante. Sie ist eine gepflegte Dame mit für ihr Alter erstaunlich glatter Haut. Ihre nackten, dünnen Beine reichen bis auf den Boden, ihre Füße stecken in Pantoffeln. Die Arme stützt sie seitlich auf dem Bett ab. Sie trägt ein Nachthemd. Die vollen, gut geschnittenen Haare sind geordnet, doch einzelne Strähnen haben sich in der Aufregung gelöst und stehen ab.

Sie antwortet nicht und blickt starr in Richtung Fenster. Plötzlich beginnt sie laut zu atmen.

Mit einem »hahh« zieht sie die Luft ein und stößt sie mit einem »fuhh« wieder aus.

»Hahh« und »fuhh, hahh« und »fuhh, hahh, fuhh«.

Ihr Atemrhythmus ist gleichmäßig. Langsames Einatmen und schnelles Ausatmen.

Neben mir regt sich der Sohn voller Ungeduld.

»Und, Herr Doktor?«

»Ich muss sie abhören«, sage ich und gehe mit meinem Arztkoffer zu dem Tisch, stelle ihn auf einen Stuhl und klappe ihn auf. Während ich Stethoskop und Blutdruckmanschette auspacke, gleitet mein Blick zur Tischplatte.

Hier hat Herrn Ebermanns fieberhafte Suche deutliche Spuren hinterlassen. Auf einem aufgeklappten Laptop flimmert eine Wikipedia-Seite zum Thema »Atemnot-Dyspnoe«. Daneben liegt eine Rote Liste, deren Seiten dicht mit gelben Haftzetteln gespickt sind. Ein schmales homöopathisches Heilmittelbuch ist am Beginn des Kapitels »Atemwegserkrankungen« aufgeschlagen. Darauf liegt ein abgegriffenes Buch über Heilkräuter in der Hausmedizin, aus dem rosafarbene Lesezeichen hervorschauen. Mehrere Notizzettel sind über die Tischplatte verstreut. Einige zerknüllt, andere zerrissen oder mit hingeworfenen Worten und Satzfetzen bedeckt. Ich erkenne die Worte »Asthma«, »Herzinfarkt«, »Lungenödem«.

Zwischen den Büchern, auf den Notizzetteln und Papierschnipseln ein paar aufgerissene Medikamentenschachteln.

»Können Sie sich bitte einmal frei machen, Frau Ebermann?«

Ich nehme das Stethoskop aus dem Koffer, stecke die Stöpsel in meine Ohren, gehe zur Patientin zurück und halte den Hörkopf an ihren Brustkorb.

»Atmen Sie doch bitte mal tief ein und aus.«

»Hahh« und »fuhh, hahh, fuhh, hahh, fuhh.«

Während ich in die alte Dame hineinhorche, sehe ich zum Tisch hinüber.

Alle Sparten der Medizin und der Paramedizin sind vertreten. Vorne die Gruppe Kräuter und Homöopathie: eine Flasche mit Johanniskrauttropfen und ein umgekipptes Röhrchen mit Pulsatilla-D30-Kügelchen. Daneben knallharte Akutmedizin: ein Salbutamol-Asthmaspray, dessen Kappe entfernt worden ist, sowie ein aufgebrochener Blister mit Theophyllin-Tabletten. Die Mutter scheint öfter Luftnot zu haben: An der rechten Tischecke liegen sorgfältig glatt gestrichene Medikamentenwaschzettel, in denen ganze Passagen pedantisch mit einem roten Marker angezeichnet worden sind.

Ihre Lunge ist gut belüftet. So gut, wie sie es bei einer 82-Jährigen nur sein kann.

»Frau Ebermann, ich messe jetzt Ihren Blutdruck.«

Der Blutdruck ist so normal, dass ich voller Neid an meinen eigenen denke.

Herr Ebermann tritt nervös von einem Bein auf das andere.

»Haben Sie herausgefunden, was sie hat, Herr Doktor?«

Ich sehe hoch und suche seinen Blick, der angstvoll umherschweift.

»Ich denke schon.«

»Und?!«

Ich zögere. »Ich glaube nicht, dass Ihre Mutter wirklich Atemnot hat.«

Jetzt ist es raus. Nun wird es Ärger geben.

Stefan Ebermann hält ruckartig inne. Er runzelt die Stirn und schiebt seinen Kopf ungläubig nach vorn.

»Wie meinen Sie das, ›nicht wirklich Atemnot‹. Sie sehen doch, dass sie kaum noch Luft bekommt«, bringt er in wütendem Tonfall hervor.

Wieder beginnt Frau Ebermann:

»Hahh« und »fuhh, hahh, fuhh, hahh, fuhh.«

»Ich glaube, es handelt sich hier nicht um eine körperliche Atemnot«, setze ich gerade an, als es stürmisch an der Wohnungstür klingelt.

»Moment mal«, ruft Herr Ebermann und stürzt aus dem Zimmer.

Ich rolle mein Stethoskop zusammen. Von mir aus bin ich hier fertig.

Frau Ebermann stiert feindselig in Richtung Fenster. Atmet wieder normal. Für einen Moment sind wir allein. Sie zischt mir zu: »Was sind Sie eigentlich, Gynäkologe?«

Vom Wohnungseingang her hört man das polternde Krachen des Stangenschlosses, dann ein lautes Aufsperren der Flügeltüren. Stimmengewirr, dröhnende, stiefelbeschwerte Schritte auf dem Flur. Die Zimmertür wird aufgestoßen, zwei Feuerwehrmänner in dunklen Uniformen stürmen herein.

Hinter ihnen folgt Herr Ebermann, der mir einen finsteren Blick zuwirft.

Der Erste der Feuerwehrleute ist klein und stramm. Seine Bewegungen sind von geübter Schnelligkeit, man sieht ihm an, dass er schon lange dabei ist. Unter seinem rechten Arm trägt er eine Aluminiumtrage, die er mit routiniertem Schwung an die Zimmerwand stellt. Der Zweite ist lang und dürr. An seiner rechten Hand hängt eine einsatzbereite Sauerstoffflasche. Am Ende des daran befestigten Schlauches wartet eine aufgesteckte Atemmaske. In der Linken hält er eine Tasche.

Ein kurzer, prüfender Blick der beiden auf Frau Ebermann, die jetzt wieder Luftnot hat und ihr »hahh, fuhh, hahh, fuhh, hahh, fuhh« pfeift.

»Wir geben ihr schon mal Sauerstoff, Herr Doktor. Sollen wir mit zwei Litern anfangen?«

Die rechte Hand des langen Dürren nestelt bereits am Auslassventil der Flasche.

»Meine Mutter quält sich seit Stunden«, fällt Herr Ebermann vorwurfsvoll ein, »sie kann das nicht länger aushalten.«

Er sieht die Feuerwehrleute an. Die wiederum werfen mir einen kollegialen Blick zu, bereit, sich auf Frau Ebermann zu stürzen.

»Halt!«, rufe ich laut. »Halt!«

Verblüfft bleiben die beiden stehen. Herr Ebermann saugt empört die Luft ein und kneift die Brauen zusammen.

Frau Ebermann vergisst das laute Atmen.

»Sie meinen, wir sollen keinen Sauerstoff geben?«

Der lange Dürre hat es ungläubig hervorgepresst, fast tonlos. Die Gasflasche sinkt herab.

»Nein, nein, wir brauchen keinen Sauerstoff, sie hat keine wirkliche Atemnot. Wir haben hier eher ein psychisches Problem. Es tut mir leid, dass Sie auch noch gerufen worden sind. Aber ich brauche Sie nicht, ich schaffe es schon alleine.«

Enttäuscht fummelt der Lange am Sauerstoffventil.

»Auf Ihre Verantwortung, Herr Doktor«, sagt der Kleine langsam. »Sie sollten es ja wissen. Aber ich hätte wirklich gedacht ...«

Seine Stimme hat einen drohenden und misstrauischen Unterton.

Er wirft einen letzten fachmännischen Blick auf Frau Ebermann, die wieder zu ihrem »hahh, fuhh, hahh, fuhh, hahh, fuhh« gefunden hat und angesichts dieser Aufmerksamkeit umso intensiver schnauft.

»Nein, nein, lassen Sie nur, vielen Dank, dass Sie sich bemüht haben, aber ich mache das allein.«

Der lange Dürre zuckt beleidigt die Schultern.

»Wie Sie meinen. Wir werden das in unserem Meldungsprotokoll festhalten.«

»Das können Sie ruhig machen«, sage ich.

Herr Ebermann ist ungehalten ans Fenster getreten und hat die Flügel aufgerissen. Draußen ist es nicht mehr so ruhig wie vor einer halben Stunde. Von sehr weit her zerklappert ein Hubschrauber die sonntägliche Morgenstille von Kreuzberg.

»Ich würde Ihrer Mutter gern etwas zur Beruhigung

geben«, sage ich, schlage das Medikamentenfach meines Koffers auf und entnehme ihm eine Ampulle.

Herr Ebermann hat die Arme verschränkt und blickt böse zu mir herüber.

»Wollen Sie die Atemnot meiner Mutter etwa künstlich mit Beruhigungsmitteln unterdrücken?«

Jetzt mache ich einen tiefen Atemzug.

Der kleine Feuerwehrmann sitzt am Tisch und kritzelt in ein Formular.

»Herr Doktor, wenn Sie uns noch hinschreiben können, warum wir Ihrer Meinung nach den Einsatz abbrechen sollen.«

Er hält mir patzig einen Bogen hin.

Ich setze mich an den Tisch und überlege mir die Formulierung. Hier muss ich sehr genau sein. Was ich jetzt schreibe, könnte vor Gericht verwendet werden.

Das Klappern des Hubschraubers wird lauter. Tak, tak, tak, tak, tak ...

Herr Ebermann räuspert sich. Wartet immer noch auf meine Antwort. Ich überlege, wie ich ihm die Sache am besten erklären kann und was ich ins Protokoll der Feuerwehr schreiben werde. Es ist eine Eins-zu-vier-Situation.

Der Hubschrauber klappert immer lauter, nun ist er direkt über uns. Die Baumkronen werden heftig verwirbelt. Ich habe den Kopf des Formulars ausgefüllt. Herr Ebermann lehnt am Fensterrahmen und blickt nach oben, dorthin, wo die Hubschrauberflügel die Luft zerreißen.

Plötzlich verstehe ich, was vor sich geht.

»Ist das etwa ...?«

Ich starre auf Herrn Ebermann. Er dreht sich zu mir um und hält meinem Blick stand. Richtet sich auf.

»Haben Sie etwa auch noch den Hubschrauber alarmiert?« Mich reißt es vom Stuhl hoch.

Die Feuerwehrleute nicken sich hämisch zu.

»Ich kann doch nicht warten, bis meine Mutter erstickt ist«, trumpft Herr Ebermann auf.

Ich klappe mein Handy auf. Wähle die Nummer des Notdienstes. Komme sofort durch.

»Hier Wagen Zwei – Fünf, der Arzt, ich bin in der Baruther Straße bei Ebermann. Außerdem ist noch die Feuerwehr da, und zusätzlich will der Christopher gerade landen. Können Sie mir mal sagen, was hier eigentlich los ist?«

»Ja, Doktor, Herr Ebermann hat uns die Luftnot seiner Mutter sehr eindringlich geschildert. Wir haben uns daher entschlossen, maximale Hilfe zu schicken. Sie sind eigentlich nur eingesetzt worden, weil Sie am nächsten dran waren. Wie sieht es denn aus?«

»Ziehen Sie um Gottes willen den Hubschrauber zurück. Den brauche ich nicht. Die Feuerwehr schicke ich auch wieder weg. Die sind hier beide vollkommen überflüssig. Ich komme ganz allein zurecht.«

»Sie sind sich ganz sicher, Herr Doktor?«

Die Stimme am anderen Ende klingt plötzlich sehr langsam und sehr ernst.

»Ja, völlig sicher, ich habe die Lage unter Kontrolle, ich brauche niemanden, bitte alles abziehen.«

»Gut, Herr Doktor«, kommt es zögernd, »aber das geht voll auf Ihre Verantwortung!«

»Ja, ja, ich weiß, hier läuft heute alles auf meine Verantwortung.«

Kurz darauf hört man den Hubschrauber wieder aufsteigen und davonfliegen. Herr Ebermann hat das Fenster geschlossen und sich auf einen Stuhl am Tisch sinken lassen.

Ich schreibe ein paar Sätze in das Feuerwehrprotokoll: simulierte Atemnot, infantile Beziehungsstörung zwischen Mutter und Sohn und so weiter, lese es mir noch mal durch, das sollte gehen. Dann übergebe ich es dem Kleinen. Der schiebt es in seine Formularmappe. Die beiden haben das Interesse an dem Fall verloren. Der Lange zieht die

Atemmaske vom Schlauch ab und packt sie zusammen mit dem Sauerstoffbehälter in seine Tasche.

»Na dann viel Spaß, Herr Doktor«, grinst der Kleine. Sie poltern hinaus. Das Stangenschloss fährt hinunter. Mit gesenktem Kopf und eingekniffenen Mundwinkeln kehrt Herr Ebermann von der Eingangstür zurück.

»Hahh, fuhh, hahh, fuhh, hahh, fuhh«, meldet sich Frau Ebermann wieder.

»Ihre Mutter hat keine Luftnot, sondern einen Erregungszustand.«

Ich wende mich an sie. »Frau Ebermannn, ich würde Ihnen gerne eine Spritze geben. Danach wird es Ihnen besser gehen.«

Sie atmet noch heftiger.

Herr Ebermann dreht den Kopf zum Fenster. Spricht von mir weg: »Das kommt überhaupt nicht in Frage.«

»Also nicht.«

Ich überlege, ob ich eine Familientherapie empfehlen soll, lasse es aber sein, stehe auf und sage: »Auf Wiedersehen.«

Niemand antwortet mir. Krachend fällt die Tür hinter mir ins Schloss. Die Stange schiebt sich erneut in die Holzdiele.

»Na, Herr Doktor, war ja 'ne janze Menge los hier. Feuerwehr und Christopher! Über 'ne Stunde. Und jetzt ham' wa keenen neujen Uftrag mehr. Die anderen haben se uns alle wegjenommen, hat ihnen zu lange jedauert. Wat jabs 'n eijentlich?«

Winni sieht mich fragend an.

»War ein komischer Film da oben, so 'ne Mischung aus *Dick und Doof* und *Psycho*.«

»Klingt jut«, sagt er. »Ick hab inzwisch'n die Annonce angerufen, wejen dem Suzuki, Se wissen doch ... Is noch zu haben, und noch eehn Jahr TÜV, irre, wa? Steht hia in

Kreuzberg, nur 'n paar Straßen weiter. Ick meene, wo wa doch im Augenblick sowieso keen Uftrag haben.«

»Ja, Winni, ist schon o.k. Fahren wir ruhig mal hin.«

Fürbringerstraße, eine Frau Neumann. Winni klingelt, sie ist Mitte vierzig, etwas pummelig, kommt in Hausschlappen und Morgenrock herunter.

»Also, da haben Sie wirklich Glück. Das ist ein Garagenwagen, der ist noch völlig in Ordnung. Mein Mann und ich, wir sind so gerne damit gefahren, aber jetzt ist er nicht mehr.«

Sie zieht ein Taschentuch hervor und tupft sich eine Träne aus dem Augenwinkel. »Sehen Sie mal dort.«

Sie zeigt auf ein weißes Auto direkt hinter uns.

Unscheinbares Gefährt, aber solide. Radio mit CD-Laufwerk, heizbare Außenspiegel, etwas ausgeblichene Velourpolster, keine Brandflecken.

Winni ist hin und weg.

Er schreitet federnd um das Fahrzeug herum, besieht sich die Karosserie, den Lack an den Kanten, nimmt die Mütze ab, kniet auf dem Boden, steckt den Kopf unter das Auto, lacht das Unterblech an. Seine speckigen Haare streifen das Straßenpflaster.

»Suppi, Mensch, supa, allet in Ordnung, Blech völlig o.k, typischa Garagnwagn!«

Mit leuchtenden Augen springt er von Tür zu Tür, rüttelt an den Rädern, fährt mit dem Finger das Metall der Scheibenbremsen entlang. Sieht in den Motorraum, wischt mit einem Taschentuch unter die Ölwanne. Alles ist straff und fest und dicht.

»Darf ick mal?«

»Hier bitte.«

Frau Neumann hält ihm die Schlüssel hin.

Winni setzt sich hinter das Steuer. Grinst mich glücklich an. Probiert die Schaltung.

»Ick gloobe, den nehm ick. 112 000 Kilometer, den kann ick ja noch jahrelang fahrn. 475 Euro, sajen Se, und een Jahr TÜV?«

»Ja, und zusätzlich bekommen Sie noch einen Satz Winterreifen.«

»Nee!« Winni tut einen fassungslosen Atemzug und glotzt mich an.

»Kann ick mal 'ne kurze Biege fahrn?«

»Ja, in Ordnung, aber bitte keine Beule reinmachen.«

»Aber, Frau Neumann!«

Winni geht zum Polo, nimmt das Mikro und ruft die Notdienst-Zentrale an: »Hier Zwo – Fünf, ham'se'een Uftrag für uns? Nee? Kann ick mal 'ne Viertelstunde Pause machen? O.k, melde mich dann wieder.«

»Herr Doktor, wenn Se so lange mal das Mikro überwachen können. Falls die Zentrale anruft.«

Er wirft sich hinters Steuer, der Motor jault auf, die Reifen quietschen, Frau Neumann blickt mich erschrocken an. Ich lächle beruhigend zurück, gehe zum Notarztwagen hinüber und setze mich hinein. Blättere im Sportteil.

Nach fünf Minuten kommt Winni wieder, schwenkt zackig in die Parklücke ein: »Der is 'ne Wucht, den nehm ick!«

»Gut, dann machen wir einen Kaufvertrag«, sagt Frau Neumann und kramt in ihrer Handtasche.

Winni blickt mich triumphierend an und raunt mir zu: »Is 'n Schnäppchen, Herr Doktor.«

Frau Neumann hat den Vertrag gefunden.

Wir setzen uns in den Polo, damit wir den Funk hören können.

»Ist ja nicht besonders groß hier. Kann ich mal Ihren Ausweis haben?«

Winni reicht seine verbogene, schmuddelige Plastikkarte nach hinten. Frau Neumann nimmt sie mit spitzen Fingern.

»Haben Sie das Geld auch mit?«

»Nee, leider nich, so viel schlepp ick doch nich mit mia rum. Kann ick aber gleich abheben.«

Frau Neumann blickt ihn unwillig an.

In diesem Moment schnarrt der Lautsprecher.

»Zwei – Fünf, Zwei – Fünf, bitte melden.«

»Hier Zwo – Fünf«, sagt Winni, »wo brennt's denn?«

»Sie sind noch in Kreuzberg?«

»Wir ham uns seit unserm letzten Uftrag keene zwei Straßen entfernt«, sagt Winni, seine Stimme klingt beunruhigt.

»Das ist gut, wir haben nämlich einen ganz eiligen Auftrag. Da waren Sie heute schon mal. Baruther Straße 136, Ebermann. Dringender Zweitbesuch, die Luftnot ist noch stärker geworden. Der Sohn der Patientin hat ausdrücklich um einen anderen Arzt gebeten, aber ich habe im Augenblick niemanden, die anderen sind alle im Einsatz oder zu weit weg. Müssen Sie also noch mal hin. Und zwar sofort. Sehr, sehr dringend.«

»So 'ne Scheiße«, flucht Winni, »jrade jetzt. Frau Neumann, wir sind in 'ner Stunde wieda da. Halten Se mia den Wagen so lang warm.«

»Das kann ich nicht versprechen«, antwortet sie spitz. »Hier geht's nach dem Gorbatschow-Prinzip: Wer zu spät kommt, den bestraft das Leben. Ich habe viele Anfragen und will schließlich nicht den ganzen Sonntag damit verbringen. Die anderen wollten gleich bezahlen.«

»Frau Neumann, een Stündchen, bitte, een einziget!«

Winni löst beide Hände vom Lenkrad und öffnet verzweifelt die Arme.

»Gut, bis elf, wenn Sie bis dahin nicht zurück sind, ist er weg.«

»Mann, dit is doch nur 'ne dreiviertel Stunde.«

Winni heult fast. Frau Neumann zuckt die Schultern und steigt aus. Hastig zieht Winni die Wagentür zu. Rast durch den dichter gewordenen Verkehr zurück zur Baruther Straße. Nach fünf Minuten stehen wir wieder vor dem Haus, in dem die Ebermanns wohnen.

»So, Doktor, jetzt mal keene Menkenke, beeilen Sie sich bloß. In dreißig Minuten müss'n Se zurück sein, damit ick noch das Geld ziehen kann.«

»Ja, Winni«, seufze ich, »ich gebe mein Bestes.«

»Ich meinte eigentlich, der Notfalldienst schickt nicht wieder Sie«, empfängt mich Herr Ebermann eisig, als ich die Treppe hochkomme. Seine Lippen werden schmal.

»Na, egal! Aber dass Sie es nur gleich wissen, es ist nichts besser geworden. Sie müssen jetzt endlich etwas unternehmen! Sie sollten als Arzt doch sehen, in welcher Not meine Mutter sich befindet! Und damit Sie Bescheid wissen: Wenn ihr etwas passieren sollte, was darauf zurückzuführen ist, dass Sie notwendige Maßnahmen unterlassen haben, wird das ein gerichtliches Nachspiel haben.«

»Das sind prima Voraussetzungen für eine gute Zusammenarbeit«, antworte ich. Er schnaubt zornig.

Ich gehe ihm voran, den bekannten Weg durch den Flur.

Im Zimmer hat sich wenig geändert. Frau Ebermann sitzt noch immer auf der Bettkante.

»Hahh, fuhh, hahh, fuhh, hahh, fuhh.«

Es gibt viele Situationen, in denen Patienten dem Arzt eine Krankheit vorspielen. Das ist nicht so einfach. Wenn der Arzt erfahren ist, kennt er die Symptome, hat sie sehr oft gesehen. Der Patient dagegen hat sie sich meistens im Internet zusammengesucht oder zweifelhaften Broschüren wie *Lieber krank feiern als gesund schuften! Wege zu Wissen und Wohlstand!* entnommen.

Frau Ebermann kennt sich weder gut aus noch ist sie eine gute Schauspielerin. Aber was heißt schon nicht gut. Sie ist einfach grottenschlecht. Jeder Laie kann das erkennen. Nur bemerkt es in dieser hysterisierten Atmosphäre niemand. Langsam geht mir das Ganze auf die Nerven.

Ich stelle meinen Koffer ab, öffne ihn und entnehme ihm das Stethoskop. Auf dem Tisch liegen noch dieselben Sachen wie vor anderthalb Stunden, aber es hat sich einiges hinzugesellt: ein Inhaliergerät aus weißem Kunststoff, gefüllt mit dampfend heißem Kamillentee, steht neben dem Laptop, ein Quecksilber-Thermometer liegt auf seiner Tastatur. Ich nehme es hoch, es steht bei 36,6 Grad. Ein kleines Riechkissen mit tibetanischen Kräutern duftet zwischen zerknüllten Tempos vor sich hin.

»Hahh, fuhh, hahh, fuhh, hahh, fuhh.«

Ich setze das Stethoskop an, höre genau hin, kann aber auch dieses Mal keine pathologischen Geräusche ausmachen.

Herr Ebermann blickt mich gespannt an.

»Tja, ich kann wirklich nichts Neues ...«, beginne ich freudlos.

»Ja?!«, ertönt es lauernd.

In diesem Moment klingelt es an der Wohnungstür. Herr Ebermann springt auf, eilt aus dem Zimmer. Ich bin wieder allein mit der Mutter. Sie starrt zum Fenster. Dieses Mal macht sie weiter:

»Hahh, fuhh, hahh, fuhh, hahh, fuhh.«

»Frau Ebermann, ich habe Sie vorhin genau beobachtet, Sie haben doch nur Luftnot, wenn es darauf ankommt ...«

Sie antwortet nicht, atmet heftiger. Dann hört sie für einen Moment auf, blickt mich böse an und zischt: »Seien Sie ruhig, Sie haben doch keine Ahnung!«

Vorne rasselt wieder das Stangenschloss, wird die Tür aufgeschlossen. Stimmengewirr, wuchtige Schritte. Die Zimmertür fliegt auf, da sind sie wieder: der kleine Stramme und der lange Dürre in ihren dunkelblauen Feuerwehruniformen. Der Kleine wirft mir einen triumphierenden Blick zu. Unter seinem rechten Arm klemmt die Aluminiumtrage. Der Lange trägt die Sauerstoffflasche mit funktionsbereiter Atemmaske. Vergessen sind die Enttäuschungen des frühen Morgens. Scharf blicken sie mich an, zwei Jagdhunde, die das Zuschnappen kaum erwarten können.

Als Letzter kommt wieder Herr Ebermann, sein stechender Blick sagt mir: »Wann sehen Sie es endlich ein, Herr Doktor.«

»Hahh, fuhh, hahh, fuhh, hahh, fuhh«, ist vom Bett zu hören, dramatisch gesteigert.

In diesem Moment klingelt das Telefon. Herr Ebermann nimmt an, hört kurz zu und reicht an mich weiter.

»Hier die Notdienst-Zentrale, der Sohn hatte uns stärkste Atemnot gemeldet, wir mussten zusätzlich den Notarztwagen einsetzen. Er sollte gleich da sein. Wie sieht es vor Ort aus?«

Jetzt langt es mir.

»Nein, lassen Sie mal, die Feuerwehr reicht vollkommen. Die soll die Patientin ins Krankenhaus bringen.«

Ich lege auf und räuspere mich.

»Gut«, sage ich zu den Feuerwehrmännern, »nehmen Sie sie in Gottes Namen mit.«

Die Augen des Kleinen blitzen auf. Herr Ebermann atmet erleichtert durch. Der Lange öffnet das Sauerstoffventil und drückt Frau Ebermann die Atemmaske aufs Gesicht. Der Kleine greift zum Walkie-Talkie und gibt seine Anweisungen durch.

»Baruther Straße 136, Patientin mit akuter Atemnot, wir übernehmen. Erbitten Erlaubnis für Sondersignal, wir sind in fünf Minuten in der Kreuzbergklinik.«

Der Rest geht schnell. Während ich noch meinen Bericht schreibe, legt die Feuerwehr Frau Ebermann bereits auf die Trage. Die Gurte werden angelegt. Die Sauerstoffflasche kommt zwischen ihre Beine. Das Ventil ist volle Pulle aufgedreht.

»Und hopp«, kommandiert der kleine Dicke. Die Trage wird angehoben. Herr Ebermann öffnet die Tür.

»Auf Wiedersehen, Mutti, ich komme dich heute noch besuchen.«

Wieder rasselt das Sicherheitsschloss in die Bodenfuge, und eine Minute später höre ich, wie sich das Martinshorn durch das sonntagmittägliche Kreuzberg entfernt. Ich beende mein Protokoll, gebe Herrn Ebermann einen Durchschlag, packe meine Sachen und mache mich auf den Weg.

»Glauben Sie mir, Herr Doktor, das hier ist für mich auch nicht leicht. Wenn Sie gleich den Ernst der Lage erkannt hätten, wäre uns die ganze Aufregung erspart geblieben.«

Großmütig legt er mir seine Hand zum Abschied auf die Schulter.

»Dazu sage ich lieber nichts«, antworte ich und eile zu Winni hinunter. Der steht rauchend neben dem Wagen. Drei Kippen liegen neben seinen Füßen. Nervös blickt er auf die Uhr. Als er mich sieht, reißt er die Zigarette aus dem Mund, wirft sie auf den Boden, ohne sie auszutreten.

»Mensch, Doktor, war ja wieda echt wat los und wieda mit Feuerwehr. Und Abtransport! Und wie Se dit zeitlich noch jeschafft haben. Alle Achtung! Jetzt müssen wir uns aber sputen.«

Drei Tage später ruft mich eine Frau Rosemarie Winterfeld an.

»Ich bin die Tochter von Frau Ebermann. Sie waren ja so freundlich, meine Mutter einzuweisen. Sie ist heute Morgen entlassen worden. Würden Sie bitte einen Hausbesuch machen, es geht um die Weiterversorgung.«

Wir verabreden uns für den späten Nachmittag. Es öffnet eine liebenswürdige, schlanke Dame um die sechzig, die sich mit weicher Stimme als Frau Winterfeld vorstellt. Ich gehe den bekannten Flur entlang bis zum hinteren

Zimmer. Heute ist alles verändert. Der Tisch ist leer geräumt und mit einem weißen Tischtuch bedeckt. An der Tafel sitzen Frau Ebermann und eine andere Dame mit kurzem grauem Haarschopf.

»Ich bin Frau Jachwitz, die andere Tochter von Frau Ebermann«, sagt sie und lächelt mich an.

Frau Ebermann sitzt vor einem Stullenteller. Sie atmet ruhig und kaut lustlos auf einer Schnitte herum.

»So, Mama, jetzt noch ein Häppchen, und dann kannst du dich vor den Fernseher setzen.«

Frau Winterfeld bittet mich, am Tisch Platz zu nehmen.

»Hier habe ich den Entlassungsbrief aus der Kreuzbergklinik.«

Der Brief ist sehr kurz. Keine zwei Seiten. Eine einzige Diagnose:

»Hysterische Dyspnoe bei narzisstischer Sohnbindung.«

»Sehe ich es richtig, dass unsere Mutter wieder einmal großes Theater gespielt und unser lieber Bruder das nicht durchschaut hat?«

Frau Winterfeld hat es ernst und weich, aber mit spöttischem Unterton gesagt.

»Nun ja, wenn Sie so wollen, so könnte man es vielleicht ausdrücken.«

Frau Ebermann mümmelt stumm an der Rinde ihrer Stulle.

»Er war halt immer Mamas Liebling, ist nie richtig erwachsen geworden«, ergänzt Frau Jachwitz.

»Und niemals ausgezogen«, erklärt Frau Winterfeld. »Schläft immer noch in seinem Jungenzimmer mit Klappbett und Eisenbahn. Immer wenn er weg wollte, wurde sie schrecklich krank.«

Frau Jachwitz fällt ein: »Vor drei Monaten hat er endlich mal eine Frau kennengelernt, die mit ihm zusammenziehen wollte. Aber unsere Mutter machte da nicht mit. Dann

124

wäre sie ja alleine geblieben. Da hat sie einfach eines ihrer Dramen inszeniert.«

Frau Ebermann starrt auf ihren Teller und beißt unbeteiligt ein Stück Käse ab.

»Das Ganze hat den Stefan schrecklich mitgenommen. Gleich Sonntagnachmittag – nicht lange, nachdem Sie hier waren –, ist er mit dem Notarztwagen ins Kreuzbergklinikum gefahren worden. Der hat wirklich etwas: einen Herzinfarkt. Er liegt auf der Intensivstation.«

Frau Winterfeld hat eine angenehm sanfte Stimme.

»Eigentlich wollte er Medizin studieren. Das ging aber nicht, er musste sich ja um Mutter kümmern. Stattdessen ist er Pharmareferent geworden, weit unter seinem Niveau.«

»So, Mama«, unterbricht sie Frau Jachwitz, »jetzt stelle ich dir noch ›Heimat, deine Lieder‹ an.«

Ich sehe ihre Medikamentenliste durch, stelle ein Rezept aus.

»Den Stefan sollten Sie mal sonst erleben. Der ist eher ein zurückhaltender Mensch. Aber wenn's um Mutti geht ...«, meldet sich wieder Frau Winterfeld zu Wort.

Frau Ebermann verfolgt die Heimatmelodien.

»Sie hätten keine Lust, sie als Patientin zu übernehmen?«

»Ehrlich gesagt, Frau Winterfeld, das schaffe ich nicht, sie wohnt mir zu weit«, sage ich und spüre, dass ich erröte.

»Ja, ja, ich verstehe«, sagt sie enttäuscht. »Dann wird Stefan wohl wieder alles regeln, sobald er entlassen ist. Die erste Woche wird er uns erst einmal beweisen wollen, dass die Krankenhausdiagnose falsch ist. Meinen Sie nicht, wir sollten hier vorsichtshalber eine Sauerstoffflasche hinstellen?«

Beide sehen mich gespannt an.

»Würde ich nicht machen, sonst haben Sie hier in drei Monaten eine Intensivstation.«

Ich bin aufgestanden und schon an der Tür. Ein letzter Blick zu Frau Ebermann, die friedlich auf den Fernseher schaut.

»Sie müssen auf sie aufpassen. Eines Tages wird auch der Hysteriker krank, aber niemand bemerkt es mehr.«

DER LEGIONÄR

Einen Meter vierundneunzig ist dieser Mensch groß. Muskulöse, breite Schultern, eckiges Kinn mit Grübchen. Ein Kraftpaket. Als er die Praxis betritt, nimmt er plötzlich allen Raum ein.

Tom Landser heißt er. Er spricht mit lauter Stimme, muss sich dafür nicht anstrengen.

Yvonne sitzt an der Anmeldung. Sie hebt den Blick vom Bildschirm, stutzt und spricht ins Telefon: »Einen Moment, Frau Meierhold, ich bin gleich wieder für Sie da.«

Frau Meierhold landet in der Warteschleife.

Sein ganzer Körper ist gestählt wie durch jahrelangen Drill.

53 Jahre sei er alt. Mache jeden Tag sein 10-Kilometer-Ausdauertraining in der Hasenheide. Habe sich zu Hause ein Studio eingerichtet. Immer eine Stunde Pumpen nach dem Laufen. Das alles mit dröhnender Stimme vorgetragen, die bis zu mir dringt, noch bevor Karte und Praxisgebühr über den Tresen gereicht sind.

Scharfer Bürstenschnitt. Die Haare an den Schläfen ergraut. Schmale Hüften, stramme Oberschenkel, Lederjeans mit geflochtenen Riemen. Eng tailliertes, körperbetontes Longsleeve-Shirt, dessen oberste Knöpfe offen stehen und den Blick auf unbehaarte, stark tätowierte Muskelberge freigeben.

Yvonne liest die Chipkarte ein.

»Ich will zum Arzt«, sagt er.

»Setzen Sie sich bitte ins Wartezimmer«, antwortet sie und bekommt rote Ohren. Ihre gewohnte Ironie versagt. Sie muss ihn immer wieder anstarren.

An der Längsseite des Warteraums sitzen zwei hübsche junge Frauen. Warten auf Rezepte. Sprechen halblaut über ihr Studium, Referendariat und juristisches Staatsexamen.

Tom tritt in das Wartezimmer, bleibt in der Mitte stehen, blickt sich um und lässt sich dann auf dem Sofa nieder. Diagonal, damit seine langen Oberschenkel auf der Sitzfläche Platz finden. Gesicht in Richtung der beiden. Fläzt sich mit gespreizten Beinen hin, streckt die Glieder aus, krempelt das Shirt bis über die Ellenbogen auf. Entblößt die kräftigen Unterarme. Jede freie Fläche einschließlich der Handrücken ist mit farbigen Tattoos bedeckt: mystische Symbole, chinesische Schriftzeichen, feuerspeiende Drachen und japanische Kriegermasken. Fantasyfiguren, die durch die Bewegung der Muskelmassen zum Leben erwachen.

Die beiden Studentinnen sprechen weiter, aber ihre Blicke verfolgen ihn halb amüsiert, halb interessiert, ihre Gedanken scheinen nicht mehr bei der Jurisprudenz zu sein.

Yvonne steckt den Kopf in mein Zimmer.

»Mach dich auf was gefasst, gleich kommt Rambo, aber nicht in so 'ner Zwergenausgabe wie Sylvester Stallone.«

Ich öffne die Tür zum Wartezimmer. Der Bursche sieht einfach gut aus, bemerke ich nicht ohne Neid, als ich ihn aufrufe. Tom blickt zu mir herüber. Stahlblaue Augen hat der, auch das noch. Jetzt erhebt er sich, grinst die beiden Frauen an. Die versuchen, ihre Blicke schnell zu senken und sich wieder auf ihre Gedanken zur Abschlussprüfung zu konzentrieren.

Dann steht er vor mir, zieht seinen Kopf ein, um nicht an den Türrahmen zu stoßen.

Ich stelle mich vor, er drückt meine Hand, als gelte es Oliven auszupressen.

128

»Landser«, sagt er. »*Nomen est omen,* ich war lange Zeit Soldat.«

An den langen, kräftigen Fingern trägt er dicke Silberringe, auch an den Daumen, an beiden Handgelenken Armbänder aus Leder. Rechts eine schwere Rolex.

Ich schließe die Tür, bemerke noch die Blicke der beiden Frauen, mit denen sie sein prachtvolles Hinterteil verabschieden. Dann stecken sie wieder die Köpfe zusammen.

»Soldat waren Sie?«, beginne ich, »aber bestimmt nicht in einer regulären Truppe, oder?«

Tom grinst.

»Ich meine, wegen der Tätowierungen«, setze ich etwas verunsichert hinzu, nachdem er nicht gleich antwortet.

»Eher nicht, Herr Doktor. Ich war mein Leben lang Kämpfer, aber nie direkt beim Barras, immer Söldner. Und dann immer in Spezialeinheiten. Meistens bei den Amis, manchmal auch bei anderen, aber das würde hier zu weit führen.«

Er breitet die Arme aus, zeigt seine tellergroßen Handflächen und ein strahlend weißes Gebiss.

»Hab in jungen Jahren in Indochina angefangen, Vietnam, Kambodscha, bis hoch nach Laos, Tunnelsysteme ausgekundschaftet, Brücken gesprengt, das Übliche, kennt man ja alles. Ist 'ne lange Geschichte. Zu Hause gab's Stress mit meinem Alten, die Legion war genau das Richtige für mich. Psycho- und Sozialtherapie, alles zusammen. Wir haben die Dinger gedreht, die die Regulären nicht machen durften oder konnten ... Alles strengstens geheim, meistens ziemlich schmutzige Sachen. Bin dreimal mit dem Fallschirm im Hinterland abgesprungen. Dann hab ich mich wieder zur Frontlinie durchgeschlagen, da ist man tagelang auf sich allein gestellt ... Glauben Sie mir, Doktor, ich weiß, wie man einen Mann mit einem einzigen Handkantenschlag erledigt.«

»Ja, aber bitte nicht gleich vorführen, nur andeuten, wenn Ihnen das möglich ist.«

Tom legt mir gutmütig seine schwere rechte Hand auf die Schulter.

»Da brauchen Sie wirklich keine Angst zu haben. Das ist lange her, hat mit mir heute nichts mehr zu tun.«

Wir stehen noch immer an der Tür. Tom sieht sich um. Ich bitte ihn, Platz zu nehmen.

»Ist viel falsch gelaufen in meinem komischen Leben. Würd ich so nicht noch mal machen, aber wie das alles anfing, musste es wohl auch weitergehen. Mein Vater war Alkoholiker, ein Schlägertyp. Wenn er gesoffen hatte, war er tierisch aggressiv, immer voll in die Fresse. Erst meine Mutter, und wenn ich mich dazwischenwarf, mich. Mit 16 habe ich zurückgeschlagen, wir haben uns blutig geprügelt! Der konnte von Glück sagen, dass ich die richtigen Schläge noch nicht kannte. Mit 17 war ich schon ein Riesenkerl. Hab ihn eines Tages die Treppe runtergeworfen.«

Eigentlich komisch, dass er mir das erzählt, wir kennen uns gerade mal fünf Minuten. Jetzt scheint er es auch zu bemerken.

»Entschuldigung, dass ich Sie mit meinen Geschichten gleich überfalle, aber Sie waren mir sofort sympathisch.«

»Nein, nein, das klingt ja interessant. Und wie ging es weiter?«

Landser lächelt mich freundlich an.

»Alte Geschichten, Herr Doktor, nichts wirklich Wichtiges. Mutter hat mir in Windeseile meinen Koffer gepackt, damit ich über die Grenze bin, bevor der aus dem Koma erwacht. Er lag unten auf dem Treppenpodest, und ich bin einfach über ihn rübergestiegen. Hab meine Mutter nie wiedergesehen. Schrieb mich, noch ganz betäubt von allem, in Marseille bei der Fremdenlegion ein, dann Indochina und so weiter, hab ich ja schon erzählt.«

Tom hat sich endlich gesetzt, die Beine gespreizt. Seine

tellergroßen Hände auf die massigen Oberschenkel gelegt. Er denkt einen Moment nach.

»Wenn das nicht so gelaufen wäre, wäre ich vielleicht auch Arzt geworden. Naja, vielleicht im nächsten Leben. Warum, wollen Sie wissen? Das hat einen ganz einfachen Grund. Sehen Sie mal, ich würde Sie auf ungefähr sechzig schätzen. Also schon einigermaßen ...«

»Hm«, sage ich und finde, dass ich der Sache mal Struktur geben sollte.

»Halt, halt, ich wollte Sie nicht beleidigen. Also, dafür haben Sie sich ganz gut gehalten.«

»Ja, ja, schon gut, Herr Landser, also, was hat Sie eigentlich zu mir ...«

Weiter komme ich nicht. Landser hat sich nach vorne gebeugt und seine rechte Schaufel auf die Schreibtischplatte gelegt.

»Wie ich schon sagte, Sie sind so ein alter Sack, und trotzdem warten lauter junge, schöne Frauen auf Sie. Werden Ihnen sozusagen frei Haus geliefert. Sie brauchen nichts dafür zu tun.«

Landser blickt mich mit seinen intensiv blauen Augen an. Ich sage nichts.

»Ich ahne, was Sie jetzt denken: Die beiden Schnecken da draußen passen doch gar nicht zu mir, sind viel zu intellektuell für mich.«

Ich blase Luft durch meine Lippen.

»Aber, ich sage Ihnen, Herr Doktor: Das sind auch nur Weiber. Die wollen alle dasselbe. Egal, ob sie Beduinin oder Universitätsprofessorin sind. Sie müssen sie einfach nur aus dem intellektuellen Panzer befreien. Schon mal gemacht? Ist echt geil, macht Spaß.«

Ich räuspere mich. »Gut, Herr Landser. Wir sind schon ziemlich weit abgeschweift, bevor ich überhaupt weiß, weshalb Sie gekommen sind.«

Tom verschränkt die prachtvoll tätowierten Arme über

der Brust, lehnt sich zurück und grinst. Seine Stimme dröhnt beneidenswert. »Herr Doktor, ich glaube, Sie möchten nicht so richtig ran an das Thema, oder?«

Dann wird er wieder ernst.

»Gut, lassen wir mal die Chicks. Nachdem ich mein halbes Leben mit Abmurksen vertan habe, mach ich jetzt meinen kleinen Arzt, ich werde Heilpraktiker. Hab mich in Asien viel mit Akupunktur beschäftigt. Das hat mir einige Male sehr geholfen, denn ich musste mich oft selbst behandeln. Da unten verwenden die noch Nadeln aus Bambus. Einmal hatte ich eine Malaria Tertiana. Letale Quote von über fünfzig Prozent, werden Sie ja selbst wissen. Ich sitz also im Busch und komm nicht mehr raus, stecke irgendwo bei Hué fest, mitten in der Tet-Offensive. Über mir Tag und Nacht die B52-Geschwader, tonnenschwere Bomben, gewaltige Kawenzmänner, reißen Riesenlöcher in den Boden, da könnte man ein halbes Dorf unterbringen. Der Dschungel ringsum vietkongverseucht, und ich mittendrin. Sitz in einer Erdhöhle und schnatter vor Fieber. Blutegel überall, man kann die nicht einfach abreißen, weil es dann nicht aufhört zu bluten, Sie werden die nicht mehr los, die kriechen sogar durch die Löcher der Schnürsenkel in die Schuhe, saugen sich dort voll und werden dann beim Gehen zerquetscht. Sie waten in Ihrem eigenen Blut. So war das dort. Ich hab mir das Resochin handweise eingeworfen, aber null Erfolg. Ich musste mir irgendetwas einfallen lassen, sonst hätte ich das nicht überlebt. Glauben Sie mir, ich war am Ende.«

Tom blickt mich an, aber in Gedanken ist er weit weg. Er spricht schneller, härter.

»Bis mir dann in meinem Fieberdschum einfiel, was der alte Chinese in Saigon gesagt hatte: Magen 44, Dickdarm 2 und Dünndarm 2. Sind die besten Punkte bei Infektionen. Ich hab mir also ein paar Nadeln aus dem Bambus geschnitten, der da überall wächst. Hab mich selbst akupunktiert, und was soll ich Ihnen sagen? Nach wenigen Stunden war das Fieber runter. Zwei Nächte später konnte ich raus aus der Höhle und über den Mekong schwimmen. Seither kann mir die ganze Chemie gestohlen bleiben. Ich nehm nicht mal mehr Aspirin. Wenn ich mich auf die Schulmedizin verlassen hätte, würde ich heute nicht hier vor Ihnen stehen, Herr Doktor!«

Tom hat sich in Fahrt geredet. Wenn ich ein Spielverderber wäre, würde ich ihn fragen, warum er eigentlich hergekommen ist. Tue ich aber nicht, bin zu gespannt, was da noch kommt. Tom hat bemerkt, dass ich etwas abgelenkt bin. Sein Ton wird weicher.

»Doktor, Sie fragen sich jetzt sicher, was der Kerl von Ihnen will.«

»Da ist was dran.«

»Keine Angst, ich bin gleich beim Thema. Mein Hausarzt ist eigentlich der Dr. Schmidt in der Yorckstraße. Is 'n netter Typ, wie alle Schwuchteln. Wir duzen uns, aber der macht nichts mit mir. Nur alle zwei Jahre einen Checkup. In der Zeit kann viel passieren! Der Schmidt kann mir nicht wirklich helfen.«

»Sie möchten also eine Zweitmeinung hören?«

Tom ist plötzlich in seinem Stuhl zusammengesunken, um ein paar Zentimeter geschrumpft.

»Heute Nacht wache ich gegen zwei Uhr auf. Schweißnass! Hatte schreckliche Brustschmerzen. Hier oben, da, wo das Herz sitzt. Das zog den ganzen linken Arm runter bis in die Fingerspitzen. Wie bei einem Infarkt.«

Tom starrt mich an. Im Laufe der Jahre bekommt man einen Blick dafür, ob jemand einen Infarkt haben könnte oder nicht. Tom sieht nicht danach aus.

»Haben Sie jetzt noch Schmerzen?«

Er schüttelt den Kopf.

»Nein, Doktor, das ist so ein typischer Vorführeffekt. Seitdem ich hier bin, geht's mir wieder gut.«

»Ich werde Sie trotzdem untersuchen. Machen Sie bitte Ihren Oberkörper frei.«

Tom richtet sich auf. Er pellt das Shirt über Schultern und Brustkorb und entblößt neue Tattoos. Ich setzte mein Stethoskop auf den aufgerissenen Rachen eines bengalischen Tigers unterhalb seines modellierten linken Musculus pectoralis. Höre ihn ab, den Doppelschlag des Herzens und das Atemgeräusch der Lunge. Messe den Blutdruck. Alles normal. Er zieht sich wieder an.

»Kardiologisch habe ich die Berliner Ärzte durch. Mein EKG kenne ich inzwischen aus dem Effeff.«

Er zieht einen Briefumschlag aus seiner Jackentasche, in dem ein dicker Stapel EKGs steckt.

»Sehen Sie mal, so sah es vor zehn Jahren aus, und so hat es sich entwickelt. Immer Sinusrhythmus, aber früher war meine p-Welle flacher als heute. Auch der Lagetyp hat sich geändert. Das beunruhigt mich irgendwie. Ich hab mal nachgegoogelt. Könnte für eine Rechtsherzbelastung sprechen oder für beginnendes Linksherzversagen.«

Tom grinst mich an. Er versucht seiner Stimme einen selbstironischen Klang zu geben, meint es aber ernst.

»Gut, Herr Landser, ich sehe schon, Sie sind ein EKG-Spezialist. Wir schreiben jetzt auch eins und machen vorsichtshalber noch einen Troponin-Test.«

Er blickt mich dankbar an.

Wir gehen in den Nachbarraum, die Ambulanz. Dort hat heute Corinna Dienst. Er ist etwa dreißig Zentimeter größer als sie. Ihr erstaunter Blick wandert an ihm hinauf, sie nickt anerkennend. Sie bittet ihn, sich auf die Liege zu legen, und beginnt die EKG-Elektroden an seinem Prachtkörper zu befestigen.

Ich gehe zurück in mein Sprechzimmer. Behandele dort Frau Werter, die erkältet ist, und die kleine Petra vom Zeitungsladen, die sich verhoben hat. Dann ist das Wartezimmer leer. Führe noch ein Telefonat, schreibe an einem Gut-

134

achten. Die Tür zur Ambulanz ist nicht besonders dick. Für normale Gespräche reicht sie, aber Toms Lautstärke ist das Brett nicht gewachsen. Ich höre ihn mit Corinna reden, die offensichtlich Freude an diesem Gespräch gefunden hat.

»Wenn ich mir heute das ganze Affentheater in Afghanistan und im Irak ansehe, dann kann ich ja nur lachen. Wie die das dort machen, ich sage Ihnen, das wird nichts. Erst werden die Warlords geschmiert, dann kommt ein neuer amerikanischer Präsident, der einen sauberen Krieg will, und demokratisch muss es auch noch zugehen, sonst gibt er seinen Leuten kein Geld mehr. Ja, wie soll das eigentlich funktionieren? Die haben doch keine Ahnung, was dort läuft.«

Seine Pranke kracht auf den Oberschenkel. Der Herzinfarkt ist vergessen.

»Und dann diese Jüngelchen, die heute Soldat spielen. Da geht irgendwo eine Bombe hoch, und schon müssen sie in die Psychiatrie! Was sind das bloß für Pfeifen?«

Die Tür geht auf. Corinna reicht mir das EKG herein. Es ist völlig unauffällig. Der Troponin-Test negativ. Ich gehe in die Ambulanz.

»Alles in Ordnung, Herr Landser, Ihr Herz ist gesund. Das EKG können Sie Ihrer Sammlung einverleiben.«

Tom wirkt erlöst, wie jemand, dem etwas mitgeteilt wurde, was er zwar wusste, woran er aber nicht zu glauben wagte.

»Herr Doktor, ich weiß schon, ich bin ein Herzneurotiker. Die Schmerzen kommen in Wirklichkeit von meiner Brustwirbelsäule, ich habe eine Skoliose. Vom Kopf her ist mir das ganz klar, aber es bleibt doch immer diese Unsicherheit. Ich bin nur hergekommen, damit Sie mich beruhigen.«

»Sie brauchen sich keine Sorgen zu machen. Das ist alles psychosomatisch. Sie haben vermutlich eine Angstneurose und projizieren Ihre Phobien auf Ihr Herz.«

135

Tom ist erleichtert, muss aber noch einmal nachfragen.

»Sind Sie sich wirklich sicher?«

»Ganz sicher, Herr Landser.«

Ich gehe zurück ins Sprechzimmer, lasse die Tür zur Ambulanz aber einen Spalt offen.

Tom spricht weiter mit Corinna, sie verstehen sich bestens. Zwei verwandte Seelen haben sich gefunden. Endlich jemand, der das eigene Leiden kennt.

Sie fragt ihn: »Kennen Sie das, dass die linke Schulter weh tut und Sie nachts aufwachen, und Ihr erster Gedanke ist: ›Jetzt habe ich aber wirklich einen Herzinfarkt.‹«

»Ganz genau, so ist es bei mir auch!«, dröhnt es als Antwort. Dann lachen beide.

»Aber wenn ich zum zweiten Mal in der Woche einen Herzinfarkt habe und es mir niemand glauben will, dann werde ich richtig aggressiv, dann kann ich mich selbst nicht mehr leiden.«

Ihre Stimme klingt jetzt nachdenklich.

»Also, als aggressiv hätte ich Sie nicht eingeschätzt, eher als nervös, Sie machen sich selbst verrückt.«

»Okay. Das haben wir abgeklärt, aber was passiert heute Nacht, wenn die Schmerzen wiederkommen? Ich bin dann immer allein, auch wenn meine Frau neben mir liegt. Ich kann sie nicht fragen, die versteht das nicht. Die würde nur sauer werden.«

Ich höre, dass seine Stimme wieder beklommener klingt.

»Könnte ich den Doktor nicht doch noch mal sprechen?«

Die Tür öffnet sich, und Corinna tritt seufzend herein. Zieht sie hinter sich zu. Macht eine entschuldigende Geste.

»Ich habe ihn ein bisschen aufgeheitert. Aber das reicht nicht, jetzt müssen Sie ein Machtwort sprechen. Könnten Sie rüberkommen?«

Ich trete in die Ambulanz.

Tom blickt mich mit seinen blauen Augen an.

»Entschuldigung, Herr Doktor, ich weiß, ich nerve, aber was soll ich machen, wenn es wieder schlimm wird?«

»Dann dürfen Sie gern wieder herkommen!«

»Und nachts? Darf ich Sie anrufen?«

»Das dürfen Sie schon, aber nachts ist mein Telefon immer ausgeschaltet. Meine Frau verträgt die Unruhe nicht, wenn Anrufe kommen könnten.«

Sein Blick bleibt fest, aber ich spüre das Flirren hinter seinen Augen.

»Warten Sie, ich gebe Ihnen etwas mit.«

Ich gehe in mein Zimmer. Schreibe ihm einen Zettel. Darauf steht: »Sie sind gesund, Herr Landser. Sie haben eine schiefe Wirbelsäule, das ist alles. Hören Sie auf zu grübeln und legen Sie sich wieder schlafen.«

Ich gehe zu ihm und lese es ihm vor.

Tom lacht mich mit blitzenden Augen an.

»Herr Doktor! Machen Sie oft solche Mätzchen? Das habe ich ja noch nie erlebt! Wer soll denn daran glauben?«

»Wenn Sie heute Nacht wieder aufwachen, werden Sie das hier lesen. Der Macht des geschriebenen Wortes kann man sich nur schwer entziehen, besonders, wenn es wahr ist. Probieren Sie es mal.«

Tom macht Anstalten zu gehen. Er faltet den Zettel verwundert zusammen und steckt ihn sorgfältig in die Jackentasche.

»Ja, dann also Tschüss, und Sie meinen wirklich, ich bin gesund?«

»Sie sind gesund, Herr Landser. Ich gebe Ihnen noch eine Überweisung für einen psychosomatisch orientierten Kollegen mit. Sie sollten eine Therapie machen.«

»Vielen Dank, Doktor. Ich werde drüber nachdenken.«

Seine Stimme klingt nicht mehr so gepresst, als er sich verabschiedet. Er quetscht meine Hand noch einmal wie eine Olive, zwinkert den Damen beim Abschied zu, zieht den Kopf ein, um nicht an den Türrahmen zu stoßen, dann hat Tom Landser die Praxis verlassen.

Wir blicken uns alle an.

»Was ist denn das gewesen?«, fragt Yvonne ungläubig.

Corinna ergänzt nachdenklich: »Ja, das ist echt ein Typ. Aber glauben Sie, dass ihm so ein Wisch helfen kann? Einem Mann, der in Vietnam, im Irak und in Afghanistan gekämpft hat?«

»Ich denke schon. Wenn er nachts aufwacht, wenn sein Atem stockt, er aufspringen und umherlaufen muss, dann erinnert er sich an meinen Zettel. ›Was in den Büchern steht, das ist in der Welt‹, haben die Alten gesagt. Es wird ihm helfen, wenn er es schwarz auf weiß lesen kann.«

Yvonne zieht ein ungläubiges Gesicht.

Ich ergänze: »Heute Nacht hilft es bestimmt.«

»Wie, und morgen nicht mehr?«

»Ein- oder zweimal, häufiger wahrscheinlich nicht.«

»Du meinst also, er ist übermorgen wieder hier?«

»Er wird sicher noch mal kommen, dann nicht mehr. Der ist Nomade. Hast du den Stapel EKGs gesehen? Alle von verschiedenen Ärzten. Der weiß, er kann so einen Auftritt nur einmal hinlegen, schon beim zweiten Mal nimmt ihn niemand mehr richtig ernst. Und dann geht er zum nächsten. Erzählt dort seine Geschichten.«

»Geschichten?«, fragt Yvonne und zieht zweifelnd ihre Stirn kraus.

»Geschichten, na klar. Waren doch gute Storys, sehr kurzweilig, oder?«

Yvonne blickt verdutzt, macht eine Pause, dann sagt sie: »Du meinst, das war alles spinne?«

»Aber sicher war das erfunden. Ein Mensch mit so einer Bugwelle, kannst du dir den als Schatten vorstellen, der unerkannt durch den vietnamesischen Dschungel schleicht? Ich nicht!«

Ich stampfe durch den Flur, versuche seinen Gang nachzuahmen.

»Und noch was: Habt ihr eigentlich eine Ahnung, wie weit Hué vom Mekong entfernt liegt? Ist eine völlig andere Gegend. So wie Berlin und Paris. Ich weiß das, weil ich mal da war. Und er weiß das nicht, weil er nie da war. Weil er nie Legionär war. Dieser Mensch hat seine Jahre in der Muckibude verbracht und vom wahren Leben geträumt.«

Corinna hat sich hingesetzt. Sagt bedauernd: »Und wenn es aber doch stimmt?« Dann zögert sie: »Andererseits, wenn ich's mir richtig überlege, klang alles ziemlich klischeehaft, wie aus der Zeitung.«

»Nein, perfekt waren die Geschichten nicht, aber spannend, das muss man ihm lassen. Eine echt gute Vorstellung heute Nachmittag. Und das ist schließlich auch was wert.«

MEISE

»Hallo, Dokta, hier Meise, Helmut, gleich anrufen, Telefon 667 31 725, Hausbesuch, sofort kommen!«

Mein Anrufbeantworter kennt Herrn Meise. Helmut Meise hat meine Privatnummer irgendwann einmal herausgefunden und dann keine Scheu gezeigt, mich anzurufen. Er tut es immer und immer wieder, mindestens einmal pro Woche. Allerdings verletzt er nie die Grenzen des Anstandes. Er meldet sich niemals nachts, niemals am Wochenende und nie, wenn ich zu Hause bin.

Manchmal, wenn ich abends heimkomme, ruft mir meine Frau zu, kaum dass ich den Flur betreten habe: »Herr Meise hat wieder eine wichtige Nachricht für dich!« Sie schaltet den AB an, und dann lacht sie, obwohl sie eigentlich ziemlich ungehalten ist.

Meises Stimme fühlt sich im imperativen Dur am wohlsten, an sensibleren Tagen mischen sich aber auch vertrauliche Molltöne darunter.

»Ja, lieber Onkel Dokta, hier Helmut ... Meise ... bei Neumann, 667 31 725, ja, sofort anrufen, sonst nehm ick mir das Leben ... mir, allet klar? Also anrufen! Tschüss!«

Ein paar Mal habe ich zurückgerufen, mehrmals einen Hausbesuch gemacht. Ihn immer nur übellaunig und volltrunken angetroffen. Krank war er nie. Jetzt beantworte ich seine Anrufe nicht mehr. Anfangs nahm er mir das übel. Drohte, sich einen anderen Arzt zu suchen.

Ich war nicht abgeneigt. »Phantastische Idee, Herr Meise. Berlin ist voll von guten Ärzten. Nehmen Sie sich bitte einen besseren.«

Dieses Thema wird jetzt nicht mehr angeschnitten. Aber er bespricht weiterhin fleißig meinen Anrufbeantworter. Ich gebe ihm die Nummer des ärztlichen Notdienstes, doch mein AB ist ihm sympathischer.

»Dokta, Mausi geht's schlecht. Musst sofort kommen. Sonst passiert wat. Hier Helmut, 667 31 725, Hausbesuch, sofort! ... Meise!«

Mausi ist seine Mitbewohnerin. Als ich sie am Nachmittag besuche, sitzt sie vor dem Fernseher und begrüßt mich freundlich. Mittags hatte sie etwas Bauchkneifen, dann Stuhlgang, jetzt ist alles wieder gut.

In die Praxis kommt er meistens dienstagnachmittags. Da bin ich nicht da, weil ich Visite im Altersheim habe. Dann sitzt meine Frau an der Anmeldung, und meine Kollegin Frau Dr. Offermann hält die Sprechstunde ab. Dass meine Frau ihm nicht besonders wohlgesonnen ist, scheint ihn nicht zu stören. Einmal hat sie ihn am Telefon rund gemacht: »Herr Meise, mein Mann ist nicht da, und ich möchte auch nicht, dass Sie ständig bei uns zu Hause anrufen. Wenn Sie nerven wollen, bestellen Sie jemand anders. Meinen Mann brauchen Sie erst zu holen, wenn Sie wirklich etwas haben!«

Als Meise das nächste Mal in meine Sprechstunde kommt, sagt er kleinlaut: »Mann, Dokta, deine Frau, na, die kann ja vielleicht ...«

Solange ich ihn kenne, lebt er von Sozialhilfe. Ob er jemals regelmäßig gearbeitet hat, weiß ich nicht. Ist aber eher unwahrscheinlich.

»In der Zone war ick im Knast. Hetze und Republikflucht. Drei Jahre. Dann abgeschoben. Danach konnte ick nich mehr arbeiten. Dachschaden«, sagt er und klopft sich mit der flachen Hand gegen die Stirn.

Wenn Meise betrunken oder sauer ist, kommt er mir körperlich oft sehr nahe. Sein Kopf gefährlich dicht an meinem Gesicht. Vertraulich und zugleich aggressiv. Muss aus seiner Knastzeit stammen. Ich halte ihn mir mit lang ausgestreckten Armen vom Leibe und schiebe ihn durch die Tür in die Ambulanz. In Corinnas Reich. »Herr Meise, die Corinna gibt Ihnen Ihre Spritze.« Bei ihr ist er gut aufgehoben. Corinna ist streng, da traut er sich so etwas nicht.

Betrunken ist er, wie gesagt, meistens. Hat diesen stockigen Geruch von Menschen, die ihre Kleidung wochenlang weder waschen noch auslüften.

Einmal erscheint er mit nasser Hose. Yvonne ist empört und lässt ihn nicht ins Wartezimmer. Er wird gleich in die Ambulanz geschoben.

»Komm schnell rüber, der Meise hat sich einen gezwitschert und von Hacke bis Nacke vollgepisst ...«

»Hallo, Chef«, lallt er mir entgegen. »Du jibst mia meene Rückenspritze. Und eenmal Blutdruck, mia ist heute so schwindlig.« Er bekommt seine Spritze, ich messe den Blutdruck. Und schon steht er wieder auf der Straße.

Meise ist 64 Jahre alt, 1,80 m groß, hager, hohe Stirn. Hervortretende Jochbeine über schlecht rasierten Wangen, vorne oben noch drei Zähne, Gebiss will er nicht. Sein Blick ist stechend, wird aber durch die dicken konvexen Brillengläser, die die Augen vergrößern, gemildert. Am linken Oberarm eine altmodische Tätowierung. Eine vollbusige Schöne, deren jugendliche Brüste auf dem knittrigen Pergament seiner gealterten Raucherhaut im Takt der mageren Oberarmmuskeln auf- und abwippen. Darunter der Name »Erika«. An die kann er sich aber nicht mehr erinnern. Meist trägt er eine blaue speckige Baseballkappe.

An besseren Tagen die Prinz-Heinrich-Mütze. Stammt aus seiner Zeit auf einem Ausflugsschiff der Weißen Flotte, wo er gelegentlich als Kartenabreißer ausgeholfen hat. Sein kariertes Hemd hat einen abgewetzten Kragen, die Hose schlabbert um die Oberschenkel, der Gürtel ist fest zugezogen, damit sie ihm nicht über die dürren Hüften rutscht.

Helmut Meise hat einen Hang zum Theatralischen. Er liebt die großen Auftritte, und ich bin sein Publikum: meistens amüsiert, manchmal gelangweilt, gelegentlich genervt.

»Haste ma zwanzig Euro? Bekommste garantiert wieder. Hab nischt zu essen. Nich? Na wat denn, ick denke, du bist Dokta?«

Sondervorstellungen gibt es an jedem ersten Tag des Quartals. Dann, wenn an der Anmeldung der Stress am größten ist. Wenn die Zehneuroscheine bündelweise eingesammelt und die Überweisungsscheine stapelweise ausgegeben werden. Dann steht auch Meise in der Schlange und reicht seinen Standard-Wunschzettel rüber: »Ortepede, Augen, Neuro, Gün, HNO, Haut, Lunge, Uro.« Nimmt die 23 Überweisungsscheine für sich, Mausi und Frau Behringer, die Dritte im Bunde, in Empfang. Zahlt dreimal Praxisgebühr und erhält drei Quittungen. Das sind Tage, an denen ich nichts weiter von meinen Helferinnen verlange, weil sie nur noch erschöpft sind.

Wie man einen Auftritt steigern kann, weiß er auch. Er kommt nie allein. Im Schlepptau führt er immer seinen Harem mit. Der besteht aus zwei Frauen. Die eine ist Frau Neumann, die Mausi. Heidi Neumann lächelt mich immer freundlich an, fast ein bisschen kokett. Sie ist sechzig Jahre alt, klein; grenzwertig debil, fast taub, hat krauses grausträhniges Haar, braune Zähne, abschreckenden Mundgeruch und einen Trommelbauch. Trägt im Sommer wie im

Winter gestrickte Pullover, wollene Schlüpfer und Flanell-Unterhemden. Man muss sie schon anschreien, sonst versteht sie nichts. Oder nur das, was sie will.

Die Mausi arbeitet auch nicht. Vor zwanzig Jahren war sie mal Putzfrau, seither nichts mehr. Sie lebt von ihrer Erwerbsunfähigkeitsrente und hat eine nette Zweieinhalb-Zimmer-Wohnung. Hier logiert sie im Schlafzimmer. Im Wohnzimmer haust Meise, schläft auf der Couch. Offiziell ist er ihr Untermieter, vielleicht aber auch mehr, wer weiß.

Jedenfalls hat er es gut bei ihr. So eine schöne Wohnung könnte er sich nie leisten. Hier lebt es sich nicht nur warm und gemütlich, er kann von ihrer Rente auch noch etwas abzweigen. Für Bier und ein bisschen was für Frau Behringer.

Roswita Behringer ist sozusagen seine zweite Frau. Sie ist 43 Jahre alt, groß, schlank, blond, muss mal hübsch gewesen sein, ist jetzt aber schon ziemlich abgewohnt, wie Corinna findet. Frau Behringer hat eine eigene Bleibe in Neukölln. Eine mit Ofenheizung. Kohlenschleppen vom Keller bis in den vierten Stock. Deshalb lebt sie meistens auch in Mausis Wohnung. Am linken Unterarm trägt sie ein blaues Tattoo, ein Herz von einem Pfeil durchbohrt, daneben: »Ich liebe dich Schatzi.« Ungelenke, schiefe Buchstaben, hat sie mit der rechten Hand selbst gestochen. Mit sechzehn für irgendeinen Ronni, der sie dann verprügelt hat. Die Haut ihrer Unterarme ist mit weißen schnittförmigen Narben übersät, hierzu sagt sie nichts. So sehen Wunden aus, die man sich selbst zufügt. Über Jahre Autoaggression und Alkohol. Frau Behringer ist schweigsam. Nur manchmal ein scheues Lächeln. Auch sie arbeitet nicht: Sie hält den Stress nicht mehr aus. Roswita ist ein harmoniebedürftiger Mensch. Wenn der Meise sich mal wieder aufführt, vermittelt sie. »Helmut, nun lass et doch mal.«

Meise vergisst mich nie. Erscheint er nicht in der Praxis, erreichen mich seine Botschaften zu Hause, über das Telefon.

»Hier Meise. Ick kann seit drei Tagen nich uffs Klo. Ick war schon in der Praxis, dein Mann hat mir Tabletten gegeben. Da rührt sich aba nischt. Die sind Scheiße, die Tabletten.«

»Herr Meise, telefonieren Sie gefälligst mit der Praxis! Was in Ihren Gedärmen vorgeht, interessiert mich nicht. Rufen Sie hier privat ja nicht wieder an!«

Nicht, dass er das meiner Frau übel genommen hätte, aber bis er sich wieder auf dem Anrufbeantworter meldet, vergehen drei Wochen.

»Dokta, hallo, hier Meise, ick hab Bauchschmerzen, wir müss'n morgen Magen röntgen. Bei Mausi ooch. Die bring ick mit. Magen röntgen bei mir und Neumann. Morgen. Und 'ne Spritze. Hier Helmut, Telefon 667 31 725, sofort zurückrufen. Meise – Tschüss.«

Eine Woche später tritt er mit den Damen Neumann und Behringer auf. »Ick brauch 'n Überweisungsschein zum Magenröntgen. Kann nich scheißen. Und für die Mausi ooch. Die isst nischt. Wird imma weniger. Die bring ick jetzt ins Altersheim. Schaff ick allet nich mehr. Mann, bin ick im Stress.«

Frau Neumann wippt auf ihrem Stuhl und lächelt.

»Wollen wir nicht lieber spiegeln? Das ist für Sie nicht so belastend. Ist eine wesentlich einfachere Untersuchung.«

»Nee, Dokta, spiegeln lass ick mir nich. Ick hab Schmerzen und will zum Röntgen.«

Beim Magenröntgen muss man einen Kontrastbrei schlucken. Zehn Tage später ist er wieder da. Wütend und volltrunken. »Ick hab den Brei nich vertragen. Hab die janze Praxis volljekotzt. Die Mausi wollten se danach nich mehr haben. Bin ick mit ihr bis Neukölln gefahren. Da kannten se se noch nicht.«

Jetzt bricht der Stolz über seine Pfiffigkeit durch. Er wird leutselig: »Und wat ham wa nu festgestellt, Meister?«

»Gar nichts, Herr Meise. Sie haben beide sehr schöne Magenbilder. Wie aus dem Lehrbuch. Spiegeln wäre einfacher gewesen!«

Bei alledem ist Meise durchaus fähig, komplexe Gefühlslagen miteinander zu vereinen. Ohne Anstrengung verbindet er das Bewusstsein plebejischen Unterdrücktwerdens mit dem Anspruchsdenken eines Privatpatienten.

Als ich ihn kennenlernte, war er noch über das Sozialamt versichert. Absurderweise hatten solche Patienten früher einen viel besseren Status als normale Kassenpatienten. Keine Budgets, keine Verschreibungsbegrenzungen, keine dieser nervtötenden Pfennigfuchsereien wie bei den anderen. Der Senat hatte für die Ärmsten der Armen keinerlei Kostendämpfung eingebaut.

Meise wusste das und nutzte die Lücke.

»Dokta, schreib mir noch 'n paar Magnesiumtabletten auf, für meene Beinkrämpfe und Ginko für die Birne, aber große Packungen. Ick bin 'n bisschen blöde, weeßte doch. Ick brauch den chinesischen Wunderbaum! Und Massagen, zehnmal. Vajiss die Verdauungskapseln nich. Und meene Vitamintabletten! Nächste Woche komm ick wieda vorbei. Ach ja: Die Einreibungen für die Mausi, die brauch ick ooch noch. Jeht allet uf meen Rezept!«

»Das kommt ja überhaupt nicht in Frage. Das ganze Vitaminzeug und den Verdauungskram streichen wir sofort. Und die Sachen für Frau Neumann kann ich nicht bei Ihnen aufschreiben!«

»Wieso denn nicht, merkt doch keena!«

»Kann schon sein. Aber ich mache das nicht, darüber brauchen wir überhaupt nicht mehr zu diskutieren.«

Auf einmal ist der ganze Spuk vorbei. Selbst im Senat hat man bemerkt, dass die Medikamentenkosten der Sozial-amt-Versicherten ausgeufert sind. Von einem Tag auf den anderen wird Meise zu einem gewöhnlichen Kassenpatienten degradiert. Dem normalen Budget unterworfen. Luxussalben und Denkpillen sind ab sofort nicht mehr drin.

Meise ist aber nicht der Mann, so etwas einfach hinzunehmen.

»Ej, du musst mir doch meene Jelenksalbe uffschreiben! Dit jibt's doch nich. Ick jeh woanders hin!«

Frau Behringer hat es begriffen: »Helmut, dit jeht jetzt allet nich mehr. Da kann der Doktor doch ooch nischt dafür.«

»Jeht wirklich nich?«, grinst er schief durch seine Zahnlücken.

»Nein, geht wirklich nicht, Herr Meise. Hat der Senat so beschlossen.«

»Mann, uns kleene Leute bescheißen se doch imma wieda. Wie soll ick denn jetzt zu meene Tabletten kommen? Ich brauche meen Ginko und meen Magnesium, Mann, sonst passiert wat!«

Er sieht sich beifallheischend um. Sucht Frau Behringers Blick, die zuckt mit den Schultern. Er schaut zur Mausi rüber. Die lächelt taub und freundlich zurück.

Sein Blick irrt zu mir.

»Tja«, sage ich und hebe bedauernd die Arme.

»Aba 'ne Spritze krieg ick doch noch, oder? Und für die Mausi ooch eine. Und wirklich keene Ganzkörpermassagen mehr?«

»Tut mir leid, Herr Meise.«

Er runzelt die Stirn, dreht sich zu den Frauen um und grummelt im Hinausgehen: »Nur weil ick arm bin, werd ick hier behandelt wie Hinz und Kunz.«

Immerhin bleibt ihm aber noch die schöne Wohnung. Doch auch dort droht ihm Ungemach in Gestalt von Frau Neumanns Nichte, die in Ulm wohnt. Da sie schon lange nichts mehr von ihrer Tante gehört hat, kommt sie eines Tages unangemeldet nach Berlin, um nach dem Rechten zu sehen. Sie trifft mit dem 12-Uhr-Zug am Hauptbahnhof ein und nimmt von da aus ein Taxi direkt zur Neumann'schen Wohnung. Meise öffnet verkatert die Tür, denn die Mausi hat wieder mal nichts gehört.

Er ist schlecht gelaunt an diesem Morgen, so wie an jedem anderen Morgen auch. Ist eben einfach nicht seine Zeit. Er befindet sich in diesem unangenehmen Zwischenzustand, ist noch nicht nüchtern und noch nicht wieder betrunken. Ungewaschen und ungekämmt, unrasiert und mit ungeputzten Zähnen hat er sicher ausreichend Grund, üble Laune zu haben. Diese Nichte aus Ulm hat ihm schließlich niemand vorgestellt, daher will er auch nichts von der Alten wissen und knallt ihr die Tür vor der Nase zu.

Sturmklingeln bringt nichts. Meise schnarcht mit gutem Gewissen weiter, und die Mausi hört nichts, weil sie ja taub ist.

Die Nichte fährt wutschnaubend zurück nach Ulm. Der nächste Gang führt sie zum Rechtsanwalt, der ein Betreuungsverfahren einleitet und durchbringt. Ab sofort hat die Mausi einen amtlichen Betreuer, den Rechtsanwalt Mahnke in der Gneisenaustraße.

Mahnke ruft mich ein paar Wochen später aufgebracht an. »Sagen Sie mal, was ist denn das für ein Kerl, der bei der Frau Neumann wohnt? Der hat mich neulich nicht reingelassen.«

»Ach der, das ist nur der Helmut Meise. Ein bisschen prollig, aber ziemlich harmlos.«

»Harmlos?! Also, ich weiß nicht. Frau Wiesen, die

Nichte von Frau Neumann, sagt mir, dass dieser Meise vom Geld ihrer Tante lebt.«

»Das kann schon sein, jedenfalls teilweise. Der Meise nimmt es nicht so genau.«

»Gut, dann werde ich ihn rausschmeißen lassen.«

»Das können Sie als ihr Betreuer natürlich machen, Herr Mahnke. Ich weiß bloß nicht, ob das wirklich die optimale Lösung ist.«

»Was heißt hier optimal, ich kann doch nicht zulassen, dass dieser Strolch das Geld meiner Betreuten wegschmarotzt.«

Mahnke ist ein scharfer Hund, Typus verhinderter Staatsanwalt. Ich kenne ihn über einige andere Patienten, die seine Mandanten sind, und versuche ihn zu beruhigen.

»Ich stimme Ihnen ja zu, Herr Mahnke, aber man muss auch anerkennen, dass er, der Meise, auf seine sicher sehr bescheidene Weise Frau Neumann pflegt. Kümmert sich um das Essen, darum, dass sie immer ihre wollenen Schlüpfer trägt und dass die Mülleimer geleert werden. Na ja, um den ganzen Kleinkram halt. Ist natürlich keine zertifizierte Krankenpflege, aber er hält den Laden in Ordnung, jedenfalls auf seine Art!«

»Und plündert meine Mandantin aus! Also, ich sehe immer noch keinen Grund, ihn dort zu dulden. Ich werde die Hauskrankenpflege einschalten, die werden sich ab sofort um Frau Neumann kümmern.«

Die ganze Sache geht mir gegen den Strich – warum will er sich da einmischen?

»Ich würde es besser finden, wenn wir es so lassen, wie es ist. Die Hauskrankenpflege können Sie vergessen. Die kann doch pro Tag nur zwanzig Minuten da sein. Am Ende landet Frau Neumann im Altersheim, ist kreuzunglücklich, und die Solidargemeinschaft muss jeden Monat tausend Euro zuschießen.«

Am anderen Ende verblüfftes Schweigen. Mahnke fragt

sich, wie er ohne Gesichtsverlust aus der Nummer wieder rauskommt. Ich zähle in Gedanken mit. Sieben, acht, neun, aus.

»Hm«, stößt Mahnke hervor und fährt dann widerwillig fort: »Gut, ich lasse es erst einmal so laufen, beobachte die ganze Sache aber sehr genau. Und richten Sie diesem Meise aus, wenn der mich noch einmal nicht reinlässt, wird er rausgeschmissen, und zwar achtkantig!«

Bei nächster Gelegenheit, als er halbwegs ansprechbar ist, knöpfe ich mir Meise vor. Erkläre ihm den Ernst der Lage und bitte ihn, die Füße still zu halten. Offensichtlich ist selbst Meise lernfähig. Denn obwohl Mahnke ihn vermutlich scharf im Visier behält, höre ich nichts mehr von dem Rechtsanwalt. Auch die Anrufe zu Hause nehmen ab, was mich ein bisschen irritiert. Nicht, dass sie mir wirklich fehlen würden, aber ich hatte mich schon beinahe dran gewöhnt.

DIE KUNST DES HEILENS

Um fünf vor eins ist die Vormittagssprechstunde endlich gelaufen. 23 Patienten habe ich heute gesehen. Brechdurchfälle und Angstneurosen, Gallensteine, Kopfplatzwunde, Bluthochdruck, Alkoholentzug, Bandscheibenvorfall und Diabetes mellitus. Das ganze Spektrum. Mein Schädel brummt. Eine Kopfschmerztablette ist schon um zehn Uhr in einem Glas Wasser versprudelt. Danach wurde es zwar etwas besser, aber der dumpfe pochende Schmerz im Hinterkopf ist geblieben.

Ein Attest ist noch zu schreiben. Eine Aufforderung vom Sozialgericht, die seit vier Wochen in meinem Fach schmort.

Yvonne schiebt mir das Schreiben vorsichtig neben die Tastatur.

»Sorry, ist heute der letzte Tag, musst du machen, sonst kriegst du 'ne Strafe aufgebrummt.«

Missmutig schlage ich die Akte auf: Roland Müller, 52 Jahre, Sachbearbeiter im Katasteramt Moabit, Buchstaben K bis N, also ein richtiger Druckposten, verheiratet, eine erwachsene Tochter, bisher nur Grippe und Ischias, langjähriger Patient, im Grunde aber kerngesund und immer beneidenswert ausgeruht, kämpft seit drei Jahren für seine Frühverrentung.

Er ist dieses Projekt zeitig angegangen und hat einen guten Teil seiner durch den Dienst nicht erschöpften Energie investiert.

Eine dreißigprozentige Minderung der Erwerbsfähigkeit hat er in zähen Gefechten bereits durchsetzen können, aber das reicht noch nicht. Er braucht die Fünfzig.

Nach dem Abitur hat Roland Müller einige Semester Jura studiert. Was ihm davon geblieben ist, sind seine Leidenschaft für Prozesshanseleien und ein paar juristische Termini, mit denen er seine Anträge und Widersprüche aufmotzt.

Er gibt nie auf. Beantwortet Ablehnungen immer mit Widersprüchen und neuen Verschlimmerungsanträgen. Formuliert gerne seitenlange Schreiben in einer Sprache, die auf der anderen Seite gut verstanden wird. Wo zwischen den Zeilen steht: Ich kenne euch Brüder, irgendwann einmal werdet ihr schon nachgeben.

So schuf er sich im Laufe der Jahre einen gefürchteten Namen. Jeder weiß: Roland Müller ist ein Terrier, den man nie wieder los wird, der einen auf Jahre hinaus zum Schreiben endloser, ermüdender Briefe zwingt.

Noch leisten seine Gegner vom Versorgungsamt hinhaltenden Widerstand.

Aber er sieht das ganz sportlich, betrachtet die dreißig Prozent als wichtigen Geländegewinn, als verheißungsvollen Ausgangspunkt für die Erstürmung der Fünfzig-Prozent-Marke. Diese letzte Bastion ist noch zu knacken. Denn erst bei fünfzig Prozent beginnt das Schlaraffenland der Erwerbsminderung.

Jahrelang hat er mich gebeten, ihm Atteste zu schreiben. Ich habe das stets abgelehnt und ihm gesagt: »Sie können doch froh sein, dass Sie die dreißig Prozent haben. Mehr können Sie meiner Meinung nach nicht erwarten.«

Doch Roland Müller ist fest entschlossen, seine vermeintlichen Ansprüche durchzusetzen.

Am Ende ist er beim Sozialgericht gelandet. Und das Gericht fordert jetzt vom behandelnden Arzt ein Gutachten, also von mir.

Wütend knalle ich die Akte auf den Schreibtisch. Werfe einen hoffnungsvollen Blick ins Internet. Hertha steigt ab. Auch da kein Trost.

Bleibt also nur Roland Müller. Ich überfliege seine gesammelten Krankheiten: ein Krampfaderleiden, zwei Plattfüße und einen mäßigen Fettansatz an den Hüften des ansonsten recht ansehnlichen Körpers. Was noch? Schlafstörungen! Der Mann hat wirklich Probleme.

Es klopft. Yvonne kommt herein, sie hat diesen gehetzten Blick. Die flatterige Stimme.

»Hier«, sagt sie und hält mir das Telefon mit ausgestrecktem Arm hin.

»Hier, das ist die Buckmeier, hat mich schon zehn Minuten genervt, ich werde sie einfach nicht los. Wenn du mal übernehmen kannst. Du bist doch ihr Pferdeflüsterer.«

Grinsend schiebt sie den Hörer in meine Hand und schwebt, die Arme wie Flügel schlagend, aus der Tür.

Ich zucke die Schultern. Nehme das Telefon. Dann schwungvoll:

»Guten Tag, liebe Frau Buckmeier.«

Am anderen Ende kreischt es auf: »Herr Doktor!«

Dann erhöht sich die Stimme um eine Tonlage.

»Lieber Herr Doktor, ich möchte nach China fliegen. Ich muss hier endlich raus. Diese Seniorenresidenz ist ja wie ein Gefängnis! Ich habe mir vom Reisebüro jetzt alle Unterlagen kommen lassen. Mein lieber Vetter ist natürlich dagegen. Das war ja klar. Der Guteste möchte nicht, dass ich seinen Erbteil verjubele. Aber schließlich ist das mein Geld! Ach, und dann will er mir einreden, ich sei zu schwach. Natürlich kann ich nicht die ganze Strecke in einem Stück fliegen, das weiß ich selbst. Nicht umsonst habe ich dreißig Jahre lang für die Wissenschaftsseite des *Göttinger Stadtanzeigers* gearbeitet. Spezialgebiet Medizin. Sie wissen ja, ich kenne mich aus! Ich wollte es so einrichten, dass ich alle zwei Flugstunden eine Unterbrechung mache. Dann erhole ich mich ein paar Tage. Habe genug Zeit und genug Geld. Ich dachte zuerst an Rom, dann Kairo, dann Dubai, da bleibe ich eine ganze Woche, in diesem Hotel mit dem Unterwasserrestaurant, da kann man in der Lagune schwimmen, die haben sie künstlich gebaut, ich sage Ihnen, das ist ein Urlaubsparadies!

Hallo, Herr Doktor, hören Sie mich noch? Ja, und als nächsten Stopp Teheran, dann Bangkok, da bleibe ich zwei Wochen.«

Ich hole tief Luft, um einzuhaken.

»Frau Buckmeier, das ist wirklich sehr interessant!«

Bucki hört mich nicht. Ich versuche es noch einmal, diesmal sehr viel lauter:

»Frau Buckmeier, können Sie mich hören?«, schreie ich.

Sie hört mich nicht. Bucki ist nicht nur fast taub, sondern auch sonst kein Mensch, der einem anderen zuhört.

Ich stelle den Lautsprecher auf Zimmerlautstärke, lege den Hörer auf den Tisch und wende mich wieder meinem Attest zu.

»Seit Jahren leidet Herr Müller an chronischen Schlafstörungen ... Yogatherapien und Akupunkturen brachten keinen nachhaltigen Erfolg ...«

Das Krächzen aus dem Lautsprecher steigert sich zu einem bellenden Schimpfen.

»Ja, Herr Doktor, und mein Anwalt in Göttingen hat mir auch dringend geraten, die Residenz zu verlassen, Sie können sich überhaupt nicht vorstellen, was mir neulich passiert ist ...«

Und ob ich kann! Ich könnte ihre Geschichten inzwischen selbst erzählen. Ich weiß, dass es ab diesem Punkt noch mindestens zehn Minuten so weitergeht zwischen China, Göttingen und Bangkok. Und ich weiß auch, dass Einwürfe völlig zwecklos sind. Bucki möchte sich nicht unterhalten, sie will nur reden.

Ihr Cousin hat mir einmal gesagt, es hätte noch keinen

Arzt gegeben, den sie länger als ein Jahr ausgehalten hat. Sie den Arzt wohlgemerkt!

Ich dagegen behandele sie schon seit fünf Jahren. Das Geheimnis zwischen uns beiden ist, dass ich ihr zuhöre.

Oder, wenn man es genau nimmt, ihr zuhöre und nicht widerspreche.

Oder noch genauer: einfach nichts sage und abwarte, bis sie fertig ist. Es gibt eben Menschen, die keinen Gesprächspartner brauchen, auch keinen Zuhörer, nur jemanden, der da ist. Den sie vollschwallen können und der schweigt. Bucki ist so jemand. Meine therapeutische Kunst ist auf das absolute Minimum begrenzt, das ein Arzt bieten kann: auf die bloße Anwesenheit.

Bei einem Telefonat lässt sich selbst dieses Minimum noch einmal reduzieren, man muss nur wissen, wie lange die Party dauert.

Ich lasse den Hörer auf dem Schreibtisch liegen, gehe in die Küche und mache mir einen Espresso. Kehre nach einigen Minuten mit der Tasse wieder zurück ins Sprechzimmer. Finde hier alles unverändert.

»... mir nichts vormachen. Ich war schließlich dreißig Jahre Journalistin beim *Göttinger Stadtanzeiger*. Das ist doch eine einzige Unverschämtheit ...«

Ihre Stimme krächzt nur noch leise, klingt abgearbeitet und ist in die Altlage herabgesunken.

Der Espresso hat gutgetan. Gestärkt gehe ich den letzten Teil des Attestes an.

»Da zu den bekannten und in der dreißigprozentigen Minderung der Erwerbsfähigkeit bereits berücksichtigten Krankheiten keine weiteren hinzugekommen sind, besteht aus meiner Sicht kein Anhalt für eine weitere Minderung.« Hochachtungsvoll, ausdrucken, Postfach, erledigt. Gott sei Dank.

Dies wird Roland Müller nicht zufriedenstellen. Beim nächsten Prozess wird er mich nicht noch einmal als behandelnden Arzt angeben. Vielleicht muss dann der Orthopäde dran glauben.

»... und das Essen war auch viel besser in Göttingen ...«, schnarrt es aus dem Lautsprecher. Ich beende mein Arztprogramm, fahre den Rechner runter. Mittagspause. Ich greife zum Hörer. Bucki hat sich ausgesprochen, jetzt fühlt sie sich besser. Nun wird sie mir zuhören.

»Sie haben ja vollkommen recht, Frau Buckmeier, so vollkommen recht! Ich stimme Ihnen hundertprozentig zu. Aber ich denke, für heute haben wir genug miteinander gesprochen. Es war wie immer sehr aufschlussreich. Mehr beim nächsten Mal. Auf Wiederhören.«

»Auf Wiederhören, lieber Herr Doktor. Und möglichst bald. Es ist immer so schön, mit Ihnen zu reden. Möchten Sie mich nicht auf meiner Weltreise begleiten?«

Ihre Stimme ist vor Freude wieder um eine Oktave hochgehüpft.

»Oh, vielen Dank für diese großzügige Einladung, Frau Buckmeier, aber ich habe leider diese ganz, ganz schlimme Flugangst. Nein, nein, vollkommen unheilbar, lässt sich überhaupt nichts machen! Auf Wiederhören.«

FRAU WAN

November. Der Altweibersommer mit seinen klaren Herbsthimmeln und letzten Sonnentagen ist vergangen. Die Tage sind grau. Einer scheint wie der andere. Es ist die schlimmste Zeit des Jahres. Nebel hängt in den Straßen. Die Luft ist schwer von Modergeruch und dem Duft feuchter Erde. Ein brauner Teppich schmutzigen Kastanienlaubs bedeckt das Pflaster. Nässe kriecht auf die Fensterscheiben und in die Kleidung. Blätter kleben an Schuhsohlen. Werden von Patienten in die Praxis geschleppt, bleiben vor dem Tresen liegen, dringen bis in den Warteraum und das Sprechzimmer vor.

Gegen neun klart es etwas auf, doch der Tag bleibt trüb. In der Praxis brennen alle Lichter. Die Heizung ist voll aufgedreht. Trotzdem geht das innerliche Frösteln nicht weg.

Das Wartezimmer voll schniefender, hustender Menschen. Die erste Grippewelle des Winters ist in die Praxis geschwappt. Einer steckt den anderen an. Lange nicht gesehene Gesichter tauchen wieder auf. Jeden Tag zwölf Stunden Arbeit.

»Ich schreibe Sie eine Woche krank.«

»Eine ganze Woche?«

»Ja, natürlich, eine Woche. Drei Tage reichen bei Ihnen nicht, schauen Sie sich doch an. Sonst sind Sie am Donnerstag wieder hier. Sehnen sich nach Ihrem Bett und müssen anderthalb Stunden rumsitzen. Um dann nach zehn Minuten wieder krankgeschrieben zu werden. Meine Sprechstunde gerät völlig aus den Fugen. Das können wir uns beide nicht leisten. Glauben Sie mir, Sie brauchen eine Woche. Ich bin seit dreißig Jahren Arzt.«

Wir sind alle völlig überarbeitet. Meine Augen brennen. Schon morgens bin ich erschöpft. Zwei Latte Macchiato brauche ich allein bis elf. Manchmal zieht sich die Vormittagssprechstunde bis vierzehn Uhr hin. Dann fällt die Mittagspause aus. Nicht optimal an solchen Tagen.

»Yvonne, ab elf bitte niemanden mehr annehmen. Sonst kommen wir nicht vernünftig über den Tag.«

»Ja, ich verstehe. Aber Herr Schirmer hat 39 Fieber und Frau Bayer Brechdurchfall. Die konnte ich doch nicht wegschicken.«

»Ist schon gut, aber sonst bitte niemanden mehr.«

Meine Stimme ist kraftlos, ich merke es selbst.

Um viertel vor zwölf warten noch sechs Patienten auf mich. Mein Handy klingelt.

»Hallo, hia ist Lin Wan. Wo ist Ihle Plaxis?«

»Am Chamisso-Platz. Von wo kommen Sie?«

»Aus China, aba jetzt wohne ich in Moabit.«

»Das ist viel zu weit für heute. Ich verbinde Sie mit der Anmeldung, die gibt Ihnen einen Termin in den nächsten Tagen.«

»Ich habe Ihle Numma von Dokta Kleemann. Dokta Kleemann hat gesagt, Sie sind guta Alzt. Dokta Kleemann kann mich nicht behandeln. Mia geht es sehl schlecht, ich muss heute kommen.«

Ja, mein Studienfreund Alexander Kleemann. Er hat keine Kassenzulassung, behandelt nur Privatpatienten.

»Also schön, weil Sie vom Kollegen Kleemann kommen. Heute Nachmittag um siebzehn Uhr kann ich Sie zur Not noch reinquetschen.«

»Nein, nein, geht nicht, ich komme gleich. U9 und U7. Bin in zwanzig Minuten da. Ganz klank.«

Ihre Stimme plätschert jung und munter aus dem Hörer.

»Also dann in Gottes Namen gleich. Aber es ist sehr voll, und ich habe wenig Zeit.«

»Sie guta Alzt, sagt Dokta Kleemann. Bis gleich.«

Dreizehn Uhr, noch zwei Patienten, dann noch einer. Dann endlich Mittag. Die Chinesin habe ich schon wieder vergessen. Als ich den letzten entlasse, sitzt sie da.

Mittelgroß und schlank. Ebenmäßiges Gesicht, langes, tiefschwarzes Haar, das wie ein Seidenschal auf ihre Schultern fällt. Sie lächelt mich an, und sofort vergesse ich die Mittagspause.

»Frau Wan? Guten Tag, bitte kommen Sie herein.«

Sie erhebt sich geschmeidig. Mein Zwerchfell entspannt sich. Bin auf einmal nicht mehr müde. Ihre Stimme ist weich.

»Ich glaube, ich bin sea klank. Meine Nase läuft. Ich habe molgens gelben Lotz. Und dicken Kopf, wie Sau.«

»Kopf, wie Sau, aha, haben Sie Husten?«

»Husten ein bisschen, aba Scheißgefühl im Bauch und kotzen, zweimal kotzen. Meinen Sie, ich blauche Antibiotikum?«

»Naja ...«

»Antibiotikum ist gefählich. Hatte ich einmal Dünnschiss davon.«

»Bitte, äh«, ich räuspere mich, »ich möchte Sie jetzt abhören.«

Sie dreht sich um, zieht ihr Oberteil hoch und zeigt mir ihren entblößten Rücken. Seidige glatte Haut. Ich höre sie ab. Normale Atmung, keine pathologischen Geräusche.

»Frau Wan, ich glaube, es ist alles nur halb so schlimm.«

»Bin ich aba floh. Dachte schon, ich blauche stalke Medikamente.«

Sie strahlt mich an.

Es klopft. Yvonne öffnet die Tür einen Spalt breit und schiebt den Kopf herein.

»Hast du schon runtergefahren? Ich würde gerne die Datensicherung anwerfen!«

»Nein, nein, lass mal. Das machen wir später. Wir sind bald fertig.«

Sie wirft einen neugierigen Blick auf Frau Wan und verschwindet wieder.

Frau Wan lächelt freundlich.

»Ich gebe Ihnen ACC zum Schleimlösen und MCP-Tropfen gegen die Übelkeit.«

»Kein Antibiotikum?«

»Nein, das brauchen Sie nicht. Soll ich Sie ein paar Tage krankschreiben?«

»Geht nicht, schleibe glade Doktaalbeit.«

»Sie promovieren?«

»Ja, ich lebe seit sechs Jahlen in Bellin. Ich studiele Gelmanistik an dea Humboldt Univelsität. Albeit ist üba deutsche Litelatua. Wenn ich wieda zulück bin in China, gehe ich in die Wiltschaft. Betleuung ausländischa Wiltschaftsmanaga. Sie müssen auch kommen.«

»Ich bin überzeugt, dass Sie sehr erfolgreich sein werden, Frau Wan. Gibt es einen deutschen Dichter, den Sie besonders mögen?«

»Ich liebe so viel!

'Füllest wieda Busch und Tal
Still mit Nebelglanz,
lösest endlich auch einmal
meine Seele ganz ...‹

Ist von Goethe, *An den Mond*. Aber ich habe auch Schilla und besondas Thomas Mann gelesen.«

Sie spricht lebhaft. Schüttelt den Kopf, wirft die Haare mit energischer Geste über die Schulter.

»Da haben wir gleiche Interessen! Thomas Mann liebe

ich auch. Aber der ist nicht so leicht zu lesen. Wo kommen Sie her, Frau Wan?«

»Ich komme aus Shanghai. Gloße Stadt. Ganz vellückt. Sie müssen hinfahn. Dolt geht Post ab.«

Sie lächelt.

»Das habe ich auch gehört.«

»Shanghai ist junge Stadt mit alta Kultua.«

»Sehr alte Kultur, die uns jetzt überholt.«

Sie lächelt.

Wir plaudern über China. Über das Neue und den Untergang des Alten. Sie ist optimistisch. Sieht neue Perspektiven. Dann über die großen europäischen Städte. Paris, London, Rom. Sie hat alles gesehen, den Louvre, Buckingham Palace, die vatikanischen Museen.

»Einzigaltige Städte!«

Sie spricht lächelnd. Zieht die Bluse glatt, streicht sich mit ihren langen, schlanken Fingern über die Brauen.

»Wie lange wollen Sie noch bleiben?«

»Ich muss noch feltig welden. Vielleicht zwei Jahle. Schade, ist so schön hiea. Aber China ist auch schön. Kann man gloßes Geld machen. Vielleicht welde ich auch Lehlelin.«

Sie spricht sanft. Blickt mich weich an. Ihre Augen! Ich habe noch nichts über ihre Augen gesagt! Sie sind dunkel und groß, haben dichte, lange Wimpern. Fröhliche Mädchenaugen.

Yvonne kommt in das Sprechzimmer. Vorwurfsvoller Unterton.

»Brauchst du uns noch? Wir sitzen schon hinten beim Mittagessen.«

Sie mustert wieder Frau Wan, die ihren Blick strahlend erwidert. Wenn die dicke Helga Müller vor mir säße, wäre sie bestimmt nicht noch mal hereingekommen.

»Nein, nein, macht ihr schon mal Pause, wir sind gleich fertig. Ja, Frau Wan, das war sehr interessant mit Ihnen.

Ich würde gerne mal nach China kommen. Dann treffen wir uns in Shanghai.«

Ich mache Anstalten aufzustehen.

»Aba noch wichtig«, sagt sie hastig.

Ich setze mich wieder.

»Beim Scheißen ...«

Jetzt bemerkt sie meine Irritation, fängt an zu kichern. Röte schießt ihr in die Wangen.

»Glaube, das sind schlimme Wolte in deutsche Splache. Für mich egal, weil flemde Splache, aba für Sie nicht ... Im Goethe-Institut keine intimen Wolte geleant, haben mia die Kumpels in meine WG beigeblacht.

Also, ich meine, wenn ich auf dem Scheißhaus sitze ...«, ihr ganzes Gesicht ist knallrot, ich nicke aufmunternd, »sind solche Knoten da, dilekt neben dem Alsch.«

Sie verstummt verlegen.

»Ja ...«, sage ich.

Pause.

»Ähm, ich glaube, das sind Hämorrhoiden.«

»Ach so«, sagt sie hastig, »Hemoliden. Ist schlimm?«

»Nein, nein. Die sind nur lästig, aber überhaupt nicht schlimm. Ich müsste es mir mal ansehen.«

»Alsch ansehen?«, fragt sie entsetzt.

»O.k., schon gut, muss nicht sein, ich schreibe Ihnen eine Salbe auf.«

Ich stelle ihr ein Rezept aus.

»Kommen Sie bitte nächste Woche noch einmal, wenn es Ihnen nicht besser gehen sollte.« Dann stehe ich auf. Sie gleitet geschmeidig vom Stuhl.

»Doktol Kleemann hat lecht gehabt. Sie sind guta Alzt. Muss ich meinem Fleund sagen. Del ist auch sea klank. Hat Schmelzen da ...« Sie gluckst, geniert sich, zeigt nach unten.

»Tut weh an seinem Sack, vielleicht Klebs an den Eian?«

Wieder schießt eine heftige Röte in ihre Wangen.

162

»Kein Problem, schicken Sie ihn einfach her.«

»Ist gut.«

Sie wendet sich zum Gehen.

»Wir gehen heute in die Philhalmonie. Spielt Lang Lang. Wundelbala Pianist aus China. Kennen Sie ihn?«

»Aber ja, natürlich kenne ich Lang Lang.«

»Wal so nett bei Ihnen. Komme gelne wieda. Hoffentlich bald wieda klank.«

Sie entschwebt in Richtung Tür.

»Vielleicht besuchen Sie uns hiea in Bellin. Sie und ihle Flau. Wülden uns sea fleuen.«

Dann ist sie in der Tür. Wendet sich noch mal um.

»Ist mia so peinlich.«

Sie hält verlegen eine Hand vor den Mund.

»Mein Fleund viel Luft im Bauch. Muss imma fulzen. Ganz leise, aber schlecklicha Gestank.«

»Das ist nicht schlimm, schicken Sie ihn her. Ich werde ihn untersuchen.«

Sie gibt mir strahlend die Hand.

»Jetzt kann ich wieda ein paal Seiten schleiben. Thomas Mann. *Buddenblooks*. Deutsch ist so eine schöne Splache.«

KEINE CHEMIE

»Normalerweise gehe ich nur zu meinem Heilpraktiker. Von der ganzen Chemie halte ich nichts. Aber jetzt brauche ich doch einen Schulmediziner.«

Was kann man von einem Gespräch erwarten, das so beginnt? Saskia Grigor ist eine neue Patientin. Aber anscheinend legt sie es nicht darauf an, mich ein zweites Mal zu besuchen.

»Ich bin ja leider zwangsweise krankenversichert, muss dem schulmedizinisch orientierten Gesundheitssystem also jeden Monat einen Haufen Geld in den Rachen werfen, obwohl ich in den letzten fünfzehn Jahren nicht ein einziges Mal bei einem Arzt war.«

Frau Grigor ist eine elegante Frau Mitte 40, schlank, perfektes Make-up. Ich nehme ihren leichten Duft wahr, wenn ich nicht irre, Chanel No 5.

»Außerdem ist ja bekannt, dass Ärzte bei uns Privatpatienten viel zu viel herumdiagnostizieren und überflüssige Therapien durchführen.«

Sie streicht sich eine Strähne ihres vollen, halblangen Haares aus der Stirn. Diese Bewegung steht ihr gut.

»Und für jedes Wehwehchen gibt es die passende Chemie, Produkte der Pharmaindustrie.«

Sie trägt eine gutgeschnittene weiße Bluse, einen knielangen figurbetonten dunkelblauen Rock und schwarze Lederpumps. Material und Marke sicher nicht billig. Dazu dezenten Schmuck: Perlohrringe, eine Perlenkette, eine Uhr mit schmalem Armband und einen Ehering, beides aus Gold. Dass sie Anlageberaterin in einer Bank am Ku´damm sei, hat sie mir gleich am Anfang mitgeteilt.

»Früher war ich mit meinen Rückenschmerzen bei zig Ärzten. Musste zweimal in diese enge Röhre.«

»Einen Kernspintomographen.«

»Genau. So heißt dieses Foltergerät. Unglaublich laut, unglaublich eng und unglaublich unangenehm. Man hatte mir damals eingeredet, dass das nötig wäre. Natürlich ist nichts dabei herausgekommen! Wirbel und Bandscheiben seien altersgerecht, wie die Herren Doktores sich so überaus charmant auszudrücken pflegten. Ich meine, ich war doch damals gerade erst 30! Schwamm drüber, als Arzt wird man ja nicht dafür bezahlt, Komplimente zu machen.«

Ihr feingeschnittenes Gesicht erinnert mich an Grace Kelly.

»Meine Schmerzen sind davon nicht weggegangen. Danach kamen die unvermeidlichen Spritzen, im Stehen und im Liegen, unter die Haut und in die Facettengelenke, oder intramuskulär. Zur Abwechslung Wärme oder Kälte und als Krönung natürlich die Akupunktur. Auf diesen Zug sind sie ja inzwischen alle aufgesprungen, weil es Geld bringt. Ich habe jede Menge gepfefferte Rechnungen bezahlt, aber es wurde nicht besser. Ich bin mir sicher, dass die Ärzte nur halb so viel gemacht hätten, wenn ich eine normale Kassenpatientin gewesen wäre.«

Sie rückt sich im Stuhl zurecht, zupft an ihrer Bluse, plötzlich drückt sie mit der rechten Handfläche auf ihren Bauch. Eine ganz kurze Geste.

»Irgendwann bin ich dann aus lauter Verzweiflung zum Heilpraktiker gegangen. Und der konnte mir sofort helfen! Er hat in kürzester Zeit das erreicht, was Ihre ganze Zunft nicht geschafft hat. Und wissen Sie, was die Ursache meiner Rückenschmerzen war?«

»Verspannungen vielleicht?«

»Nein, mein Heilpraktiker hat entdeckt, dass es an etwas ganz anderem lag, dass meine Amalgamfüllungen schuld waren. Ich habe alle plombierten Zähne sanieren lassen. Er hat meinen Körper mit einer DMSA-Ausleitung innerhalb eines Jahres vollkommen entgiftet. Dann hat er meinen Darm untersucht und festgestellt, dass der total verpilzt war. Kein Arzt hatte das herausgefunden! Und nachdem der Darm gereinigt war, gingen die Schmerzen endlich vorbei.«

»Nun bin ich aber gespannt, warum Sie jetzt wieder einen Arzt aufsuchen.«

»Ja, es ist wirklich kurios, leider muss ich heute Sie, einen Schulmediziner, belästigen. Mir ging es in den letzten Wochen nicht so gut. Ich bin drei Tage zu Hause geblieben, ab dem vierten verlangt mein Arbeitgeber eine Krankschreibung. Könnten Sie mir rückwirkend von Montag an bis morgen, also Freitag, eine Bescheinigung der Arbeitsunfähigkeit ausstellen? Die eine Woche wird reichen, in der nächsten will ich wieder arbeiten gehen.«

Frau Grigor blickt mich offen an, lächelt. Solange sie keinen Kreuzzug gegen die Ärzte führt, macht sie einen charmanten Eindruck. Sie wendet den Kopf zur Seite, sieht aus dem Fenster. Jetzt kann ich ihr Gesicht im Profil betrachten, ihre Wangen, die Mundwinkel. Sie wirkt erschöpft.

»Untersuchen brauchen Sie mich nicht unbedingt, aber ich will natürlich nicht, dass Sie leer ausgehen. Sie können mir ruhig die übliche Summe in Rechnung stellen.«

»So schnell habe ich selten mein Geld verdient. Vielleicht können Sie mir auch noch einen Tipp geben, welche Diagnose ich aufschreiben soll.«

Jetzt drückt sie wieder die Handfläche auf den Bauch. Hält etwas inne, als würde sie in sich hineinhorchen. Sie scheint Schmerzen zu haben.

»Nehmen Sie einfach Gastritis, denn mein Magen tut

mir seit zwei Wochen immer wieder weh. Es ist eigentlich nichts Schlimmes. Mein Heilpraktiker ist gerade im Urlaub, ich konnte mir aber selbst helfen. So kompliziert wie die verwissenschaftlichte Medizin ist die Naturheilkunde zum Glück nicht. Ich habe erst einmal eine Rollkur gemacht.«

»Die gute alte Rollkur. Lange, lange nichts mehr davon gehört. Wie war das noch mal schnell? Kamillentee trinken und alle paar Minuten eine Vierteldrehung, damit die Magenwände benetzt werden. Ein erstaunlich schlichtes Prinzip.«

Saskia Grigor lächelt dünn.

»Die Therapie mag, wenn Sie so wollen, einfach sein, aber sie hat mir schnelle Besserung gebracht.«

»Aber so ganz fit sind Sie noch nicht? Sonst wären Sie schon wieder arbeiten gegangen!«

»Nach der Rollkur wurde es wie gesagt schnell besser, aber der Schmerz ging trotzdem nicht ganz weg. Am zweiten Tag bin ich zu einem homöopathischen Mittel übergegangen, zur Küchenschelle.«

»Nie gehört.«

Jetzt lächelt Frau Grigor wieder richtig, wirkt sympathisch.

»Sie kennen sie vielleicht unter dem Namen Pulsatilla?«

»Ja, Pulsatilla kenne ich. In meinen Studienzeiten habe ich mich etwas mit Naturheilkunde und Homöopathie beschäftigt. Habe es aber nicht weiterverfolgt.«

»Was ein Fehler war, aber lassen wir die Hoffnung nicht fahren«, sagt sie, dann hört sie auf zu lächeln und verzieht schmerzlich das Gesicht. Wieder drückt sie mit der flachen Hand gegen den Bauch. Jetzt entdecke ich trotz des Makeups Schatten unter ihren Augen.

»Ist noch nicht so ganz weg«, sagt sie gepresst. »Mit einer D6-Potenzierung der Pulsatilla habe ich am Sonnabend begonnen, also vor fünf Tagen. Daraufhin gab es eine Erstverschlimmerung, die Magenschmerzen haben zugenommen. Das ist ein sehr gutes Zeichen. Es bedeutet, dass ich das richtige Mittel gewählt hatte, dass der Körper seine eigenen Selbstheilungskräfte aktiviert hat.«

»Aha«, sage ich, »für mich eine ungewohnte Betrachtungsweise.«

»Ja, aber eine sehr bewährte! Die Homöopathie ist älter als viele andere medizinische Disziplinen.«

Sie hält kurz inne.

»Am Sonntag wurden die Magenschmerzen noch stärker. Mein Mann wollte mich sogar ins Krankenhaus bringen. Das habe ich aber abgelehnt. Und so schlimm war es dann auch wieder nicht. Wir mussten einfach nur die Erstverschlimmerung dämpfen. Pfefferminze ist ein wunderbares Mittel, um diese Symptome zu reduzieren. Ich habe eine ganze Kanne getrunken. Und dann wurde mir auch sehr bald besser. Am Abend sind wir schon spazierengegangen.«

Langsam werde ich ungeduldig. Patienten, die der Homöopathie anhängen, sind es gewohnt, ihre Beschwerden in aller Ausführlichkeit auszumalen.

»In der Nacht habe ich wieder gut geschlafen. Und mein Magen gab Ruhe. Nur ab und zu steigt noch so ein kleiner Schmerz hoch, das sind aber Restbeschwerden. Ich bin zwar noch nicht so ganz die Alte, aber das war auch nicht zu erwarten. Eine Magenverstimmung braucht eben ihre Zeit. Besonders dann, wenn man nicht gleich mit der chemischen Keule draufschlägt.«

Die drei klassischen Themen der »Schulmedizin«-Skeptiker: Amalgam, Pilze und Chemie hat sie jetzt abgehandelt. Ich kann nur hoffen, dass Frau Grigor mir wenigstens die unvermeidliche Impfproblematik erspart.

»Nachdem wir die Erstverschlimmerung also abgeschwächt hatten, sind wir heute Morgen zu einer höheren Potenz übergegangen, zu D12, und damit werden sich jetzt die restlichen Symptome schnell legen.«

Sie blickt mich freundlich an.

»Gut, und nun machen Sie mir bitte die Krankschreibung fertig. Als Diagnose nehmen Sie wie gesagt Gastritis.«

»Bevor ich das tue, möchte ich Sie der Ordnung halber doch gern untersuchen. Können Sie sich bitte auf die Liege legen und den Bauch frei machen?«

Frau Grigor blickt mich etwas unwillig an, ein flüchtiger, aber deutlicher Blick streift ihre Armbanduhr.

»Wenn Sie meinen, dass das wirklich nötig ist.«

Sie legt sich hin, schiebt den Pulli hoch, öffnet den Rockbund und zieht ihn leicht herunter.

Ich gehe zur Untersuchungsliege, setze mich neben sie, lege meine Hände auf ihren Bauch. Fange an, ihn abzutasten. Zuerst im Epigastrium, dem Oberbauch. Drücke die Bauchdecke vorsichtig ein. Hier liegen jede Menge problematischer Organe: Magen, Zwölffingerdarm, Dickdarm, Leber, Galle, Bauchspeicheldrüse. Zu allem Überfluss projizieren sich auch noch Herzschmerzen in diesen Bereich. Diese Region gilt deshalb unter Ärzten als Schlechtwetterecke des Bauches.

Bei Frau Grigor aber herrscht hier oben eitel Sonnenschein.

»Am Magen haben Sie nichts, Frau Grigor.«

Sie blickt mich selbstsicher an, zuckt die Schultern.

»Ich hatte Ihnen doch gesagt, dass ich wieder gesund bin.«

Das klingt nicht kraftvoll, eher gereizt.

»Hatten Sie irgendwelche Vorerkrankungen? Nein? Operationen? Auch nicht?«

Ich taste die anderen Gegenden ab. Auch dort nichts Auffälliges. Nur im rechten Unterbauch, genau im McBurney-Punkt, hat sie einen leichten Druckschmerz. Nicht sehr stark, aber deutlich.

Der rechte Unterbauch ist die andere Schlechtwetterregion des Leibes. Nicht ganz so dramatisch wie das Epigastrium, aber auch nicht ganz ohne: Dickdarm, Eierstock, Harnblase, rechte Leiste, Wirbelsäule liegen hier und, am wichtigsten, der Blinddarm, der große Krawallmacher des Bauches. Sie alle können mächtigen Ärger bereiten.

Ich nehme den Ultraschallkopf. Aber es ist nichts zu sehen, denn der ganze Darm ist voller Luft, für den Ultraschall also undurchlässig. Das ist nichts Besonderes, das haben viele Patienten.

Ich fasse in Gedanken zusammen: ein eher unauffälliger Bauch. Saskia Grigor scheint nur eine leichte Magen-Darm-Verstimmung zu haben.

Aber ich bleibe neben der Liege sitzen, lehne mich in meinem Stuhl zurück. Sie blickt mich fragend an. O.k., krankschreiben, einverstanden. Doch sind ihre Beschwerden wirklich harmlos? Ich werde das Gefühl nicht los, dass mehr dahintersteckt.

Wie kommt man zu so einem Gefühl? Beschreiben kann ich das nicht. Es steht in keinem Lehrbuch, und es lässt sich nicht vermitteln. Um einen Bauch richtig beurteilen zu können, muss man über Jahre hinweg einige Tausend davon untersucht haben.

Das ist wie in diesem Witz, wo ein Amerikaner einen englischen Lord fragt, wie er seinen prachtvollen Rasen hinbekommt.

»Sir, das ist ganz einfach: jeden Tag wässern und zweimal in der Woche kurz schneiden.«

»Was denn, mehr nicht?«, fragt der Amerikaner.

»Nein, mehr nicht, das Ganze aber zweihundert Jahre lang.«

Das Fingerspitzengefühl für einen Bauch zu erwerben braucht lange. Während das Wissen der Hörsäle und Prüfungen langsam verdämmert, werden Finger und Augen im Laufe der Jahre immer weiser. Hat mit Genialität nichts zu tun. Ärzte, die lange genug dabei sind, entwickeln diese Fähigkeiten automatisch.

»Sie können sich anziehen.«

Wir setzen uns wieder an den Schreibtisch. Ich blicke sie nachdenklich an. Sie wird unruhig.

»Das war sicher nur ein Magen-Darm-Infekt. In meiner Bank liegt die Hälfte der Belegschaft mit Durchfällen flach«, sagt sie, als wolle sie sich selbst beruhigen.

Das wäre auch möglich. Die Sprechstunde bestand heute fast nur aus Brechdurchfällen und Magenbeschwerden. Einer Fernsehmoderatorin musste ich zur Stabilisierung ihres Kreislaufs sogar 500 ml Kochsalzlösung infundieren, damit sie nicht vor laufender Kamera kollabiert. Und einigen Patienten tat es auch im rechten Unterleib weh.

Doch bei Frau Grigor ist es anders. Ich spüre das, wenn ich es auch nicht erklären kann. Ich zögere.

»Ja, wie sieht es nun mit der Krankschreibung aus?«, meldet sie sich wieder.

Ich hole tief Luft. »Frau Grigor, ich fürchte, dass es der Blinddarm ist.«

Der Satz hängt in der Luft. Ich blicke ihr ins Gesicht, entdecke dort ungläubiges Erstaunen. Fassungslos hat sie die Augen aufgerissen. Dann, nach ein paar Sekunden runzelt sie die Stirn, findet die Sprache wieder.

»Heißt das, ich muss operiert werden?«

Ich nicke. »Ich fürchte, ja.«

Sie schüttelt heftig den Kopf.

»Das kann doch gar nicht sein. Das bezweifle ich jetzt aber. Es geht mir doch schon wieder viel besser. Und selbst wenn es der Blinddarm wäre – was ich gar nicht glauben kann –, will ich das erst mal abwarten, vielleicht ist es ja morgen wieder gut. Schreiben Sie mich bitte diese Woche krank, das reicht mir schon.«

Ich schweige, sehe sie an. Sie schüttelt den Kopf, ist jetzt sehr bestimmt, fast empört.

»Ich versuche es noch mal mit Echinacin-Umschlägen. Damit habe ich immer Erfolg gehabt.«

171

Die Stimme versickert am Satzende. Dann kommt nichts mehr. Ihr Blick wird starr. Ich beginne sehr ruhig und langsam: »Das, was Sie als Erstverschlimmerung beobachtet haben, Frau Grigor, war wahrscheinlich der Höhepunkt der Entzündung. Zu der Zeit, als Sie am Sonntag den Pfefferminztee getrunken haben, ist möglicherweise die Appendix geplatzt.«

Sie beißt sich auf die Lippen.

»In dem Moment, wo der Blinddarm perforiert, hören die Schmerzen schlagartig auf, weil das Organ dann nicht mehr unter Spannung steht.«

Das muss erst mal sacken. Sie bläst die Wangen auf und lässt die Luft langsam entweichen.

»Ich glaube das nicht.« Sie sagt es halblaut, schüttelt den Kopf, wiederholt es mehrere Male. Dann wird sie plötzlich still, runzelt die Stirn.

»Müssen Sie denn nicht erst mal Blut untersuchen, ehe Sie eine so gewagte Hypothese stellen können?« Ihre Stimme hat jetzt eine leise Schärfe.

»Dazu haben wir jetzt keine Zeit mehr. Das müssen die im Krankenhaus nachholen. Aber wichtiger als das Blutbild ist eigentlich die Erfahrung. Glauben Sie mir.«

Sie schweigt. Sie hat selbst gemerkt, dass sie, die Medizinskeptikerin, gerade einen wissenschaftlichen Nachweis gefordert hat.

»Glücklicherweise gibt es im Bauchraum eine anatomische Struktur, die Sie wahrscheinlich gerettet hat. Es ist das sogenannte große Netz. Das kapselt den Eiter ab, so dass der sich nicht in die freie Bauchhöhle ergießen kann. Sonst würde es Ihnen nämlich sehr schlecht gehen.«

Frau Grigor hat beide Handflächen gegen ihre Wangen gelegt. Blickt mich an.

»Mir geht es gut. Ich gehe nicht ins Krankenhaus, auch wenn Sie mich da unbedingt hinschicken wollen.«

Ich mache eine Pause. Sie sieht zum Fenster hinaus.

»Solange die Perforation abgedeckt ist, bleibt die Entzündung begrenzt, und so lange geht es Ihnen einigermaßen gut. Aber Sie haben da möglicherweise diese Eiterbeule im Bauch. Eine richtige Zeitbombe. Wenn die durchbricht, sind Sie von einem Moment auf den anderen schwerstkrank. Das wäre lebensgefährlich.«

Frau Grigors Lippen sind ein schmaler Strich.

»Ich gehe nach Hause!«, sagt sie und bleibt doch sitzen. Blickt auf ihre Hände.

»Was würden Sie mir also raten?«, fragt sie schließlich mit erstickter Stimme.

»Sie müssen ins Krankenhaus fahren. Wenn es der Blinddarm ist, werden Sie noch heute operiert. Bitte nehmen Sie nichts mehr zu sich.«

»Heute noch? Ich muss das noch mal überschlafen!«

»Gehen Sie bitte sofort!«

Sie schluckt hörbar.

»Sofort?! Das kann ich nicht!«

Dann atmet sie tief ein und blickt mich an.

»Und was ist, wenn es nicht der Blinddarm ist? Kann ich dann nach Hause gehen?«

»Auf jeden Fall. Glauben Sie mir bitte, man bleibt heutzutage keine Stunde länger im Krankenhaus als unbedingt nötig.«

»Ja, also dann, wenn Sie wirklich meinen. Dann wird mir wohl nichts anderes übrigbleiben.«

»Ja, ich meine wirklich. Und zwar nicht morgen, sondern heute, sofort, gleich von hier aus. Wir bestellen Ihnen einen Krankenwagen.«

Vier Wochen später sitzt Frau Grigor wieder in meinem Sprechzimmer. Sie ist blass, erschöpft, die Wangen sind etwas eingefallen. Der Abszess war zwar abgekapselt, hatte aber bereits begonnen durchzubrechen. Nekrotisches Gewebe wurde während der Operation abgetragen. Die

Bauchhöhle musste drainiert und tagelang gespült werden. Drei Tage Intensivstation, zehn Tage intravenös verschiedene Antibiotika, jede Menge Analgetika und kiloweise andere Medikamente.

Ich sehe mir ihren Bauch an. Ein paar Drainagewunden sind noch nicht vollständig verheilt und müssen nachbehandelt werden. Ich schreibe sie weiter krank.

»Zwei Monate werden Sie wohl brauchen, bis es Ihnen wieder gut geht.«

Frau Grigor lächelt, dann holt sie eine Flasche Bordeaux aus ihrer Tasche, stellt sie auf den Schreibtisch.

»Vielen Dank, Herr Doktor, Sie haben mir sehr geholfen. Vielleicht werde ich wieder zu Ihnen kommen, wenn ich etwas habe.«

Sie zupft verlegen an ihrer Bluse.

»Aber eins sage ich Ihnen gleich: keine Chemie.«

JAY JAY

Einmal in der Woche besuche ich sie. Franziska Demand ist arm dran. Generalisierte Atherosklerose heißt die schreckliche Krankheit. Sie wühlt sich durch die Schlagadern des ganzen Körpers. Breitet sich aus wie Fleckfieber. Macht die Arterien kaputt. Und ebenso die Organe, die von ihnen versorgt werden.

Bei alldem hat Frau Demand noch ein kleines bisschen Glück gehabt. Ihr Kopf ist nicht betroffen. Sie kann weiterhin klar denken. Aber der Rest des Körpers ist marode. Überall Probleme. Vor ein paar Jahren zwei Herzinfarkte. Dann ein koronarer Bypass, eine Operation, bei der das Brustbein in seiner ganzen Länge aufgesägt wird, um an das Herz zu gelangen. Später Durchblutungsstörungen in den Beinen. Sie konnte keine hundert Meter mehr laufen. Als dann noch Ruheschmerzen auftraten, mussten Stents in beide Oberschenkelarterien implantiert werden.

Am schlimmsten aber sind die Durchblutungsstörungen der Nieren. Nieren sind lebenswichtige Organe mit sehr breitem Wirkungsbereich. Wenn sie nachlassen, kommt es zu Störungen auf allen Ebenen des Körpers. Der Arzt muss regulatorisch tätig werden, eine Arbeit, die viel Genauigkeit verlangt. Man muss ständig nachjustieren, kann gewissermaßen nur auf Sicht fahren. Deshalb sehe ich Frau Demand jede Woche.

Ich habe den Schlüssel zu ihrer Wohnung. Ich klingele, um mich anzukündigen, dann schließe ich auf.

Mich empfangen herrschaftliche Räume. Historizismus, um 1890. Prächtige, hohe Zimmer, Berliner Maß. Kassettendecken im Stile der späten kaiserlichen Neorenaissance, der allerletzten, wie man sie in dieser Häufung nur noch in Kreuzberg findet. Eine große Eingangsdiele. Die Wohnung zieht sich von der Straßenfront bis ans Ende des Hinterhofs. Stolze 170 Quadratmeter, die Frau Demand seit dem Tode ihres Mannes allein bewohnt. In bescheideneren Verhältnissen zu leben liegt jenseits ihrer Vorstellungskraft.

Vom Eingang her rufe ich in die Tiefe der Wohnung, dass ich da bin. Aber sie sitzt um diese Zeit in der Küche, ganz am anderen Ende. Sie kann mich nicht hören.

Doch jetzt höre ich es trippeln. Leichte Frauenschritte eilen den langen Flur entlang. Dielen knarren. Dann biegt jemand um die Ecke. Es ist Jadwiga. Jadwiga Januszkiewicz. Ein Name, den ich bis heute nicht richtig aussprechen kann. Ich nenne sie einfach Jay Jay.

»Hallo Doktor, sitzen wir schon beim Frühstück, wollen Sie essen mit uns?«

Jadwiga ist die polnische Betreuerin von Frau Demand. Sie ist Mitte vierzig, schlank, hübsch, hat in Polen zwei erwachsene Töchter. Von ihrem Mann ist sie seit Jahren getrennt.

»Doktor, muss ich reden mit Ihnen, Franziska zu wenig isst. Morgens ein Weißbrot, mittags nur Suppe und abends ein Brot. Mehr nicht. Das nicht genug ist. Sie Franziska müssen sagen, dass so nicht gut.«

Jadwiga spricht schnell und ohne Pause. In Polen war sie Lehrerin. Vor drei Jahren ist sie nach Deutschland gekommen. Schlägt sich hier mit ihrem Pflegejob durch. Verdient 1300 Euro im Monat, das ist ein Mehrfaches ihres polnischen Lehrergehalts.

Wir stehen noch immer in der Eingangsdiele. Ich knöpfe meinen Anorak auf.

»Und Doktor, muss Ihnen noch etwas sagen, von mir. Auch wichtig. Husten immer noch da ist, konnte heute Nacht nicht schlafen. Immer wenn ich hinlegen mich. Schon seit drei Wochen.«

»Ich hatte Ihnen doch Kodeintropfen verschrieben. Helfen die nicht?«

»Nein, helfen nicht. Sollen wir nicht röntgen? Habe ich Angst, Lungenkrebs.«

Der Reißverschluss ist inzwischen geöffnet. Ich stelle meine Arzttasche ab und hole das Stethoskop hervor. Höre sie ab. Alles normal, so wie immer.

»Jay Jay, Sie haben einen trockenen Reizhusten, der sich ein bisschen hinzieht. Nehmen Sie weiter die Kodeintropfen. In ein, zwei Wochen ist alles abgeklungen.«

Jadwiga lächelt mich an.

»Ja, Doktor, so Sie sagen immer. Aber ich haben große Angst. Was machen, wenn Husten nicht aufhört. Ich rauchen! Röntgen Lunge nicht besser?«

Diese Diskussion haben wir jedes Mal.

»Jay Jay, wir haben doch erst vor einem halben Jahr den Thorax geröntgt.«

Sie weiß es selbst. Muss es aber noch mal von mir hören.

»Sie sein ehrlich, Herr Doktor, brauchen nicht mehr zu machen?«

»Nein, Jay Jay, das ist wirklich nicht nötig.«

Ich habe schließlich alles abgelegt, klappe meine Tasche zu und richte mich auf.

»Gut, dann wollen wir mal zu Frau Demand gehen.«

Sie stellt sich mir in den Weg.

»Muss ich fragen Ihnen noch etwas. Ganz wichtig.«

Dabei fasst sie mit beiden Händen auf ihren Bauch.

»Das mir weh tut hier oben, und dann immer viel Luft. Fühle mich wie schwanger.«

»Jay Jay, ein paar Blähungen, das ist nichts Schlimmes«, sage ich etwas zerstreut. Dann gelingt es mir, mich seitlich an ihr vorbeizuschlängeln und den Gang hinunterzueilen. Ich biege um die Ecke. Weiter hinten, in der Küche am Ende des Flurs, sitzt Frau Demand am Frühstückstisch.

»Guten Morgen, Frau Demand«, begrüße ich sie, obwohl es schon fast Mittag ist. Sie hat diesen paradoxen Tagesablauf vieler kranker Menschen. Tagsüber bei laufendem Fernseher dösen, nachts wach bleiben, im Morgengrauen einschlummern, um dann bis tief in den Vormittag hinein zu schlafen.

Ich setze mich auf einen weißen Freischwinger an dem großen Esstisch aus Eichenholz, der am Fenster steht. Die Küche ist sehr geräumig. Einbauschränke mit Schleiflack. Bordeauxrot, wie es vor zwanzig Jahren modern war, als Frau Demand noch gesund war und alles eingerichtet hat.

»Möchten Sie Kaffee?«, fragt Jadwiga.

»Ja, gerne.«

Jadwiga macht einen gruseligen Kaffee, eine ungenießbare Brühe. Ich nippe höflich dran.

»Oh, er schmeckt Ihnen nicht, ich sehen das.«

»Doch, doch, Jay Jay, ich habe aber erst vor einer Stunde eine Tasse getrunken.«

Frau Demand sitzt still auf ihrem Platz und hört zu. Sie ist eine gebildete Frau. Historikerin. Sehr belesen. Alle Wände der Wohnung voller Bücherregale. Bis zu dem Tag, als sie ihren ersten Infarkt bekam, war sie eine erfolgreiche Autorin.

»Wie geht es Ihnen, Frau Demand?«

»So wie immer, ein Tag wie der andere, es ist ziemlich langweilig.«

»Franziska, du musst sagen Doktor aber alles, musst sagen auch, dass du nicht isst dein Abendbrot.«

Frau Demand macht eine abwehrende Handbewegung.

»Nun sehen Sie doch mal selbst, bin ich vielleicht zu mager?«

Sie öffnet ihren Morgenmantel und zeigt mir ihren Bauch, der sich auch unter dem Nachthemd deutlich vorwölbt.

»Nicht zu mager«, entscheide ich. Ich messe den Blutdruck. Einhundert zu sechzig. Viel zu niedrig. Ich reduziere die Blutdruckmedikamente.

»Herr Doktor, mein Blutdruck auch immer niedrig.«

Ich drehe mich halb zu Jadwiga um. »Ja, Jay Jay, ich verordne Ihnen ein Naturprodukt: Kaffee.«

Jadwiga richtet sich temperamentvoll auf.

»Trinke ich jeden Morgen zwei Tassen davon, dass mir Magen tut weh. Meine Puls ist zu groß, geht mir schlecht.«

Ich seufze. »Es gibt auch magenschonenden Kaffee.«

»Davon auch Magenschmerzen.«

Ich drehe mich zu ihr um: »Jay Jay, wer ist hier eigentlich die Kranke?«

Sie lacht herzlich. »Franziska krank, aber mir gehen schlecht.«

»Jay Jay, jetzt bitte mal fünf Minuten schweigen, wenn Sie das können.«

Ich schaue sie beschwörend an, hebe Daumen und Zeigefinger und presse mit einer Schließbewegung meine Ober- und Unterlippe zusammen.

»Doktor, ich weiß, Franziska sehr krank. Aber ich mir auch machen Sorgen. Vielleicht ich auch schwere Krankheit. Seit gestern ich habe Pfeifen linkes Ohr. Bitte reinsehen, ganz kurz. Bitte, bitte.«

Ich seufze. Blicke Frau Demand an. Die lächelt mir gleichmütig zu. Ich gehe an meinen Koffer, hole Spatel und Otoskop. Blicke Jadwiga in Rachen und Ohren. Nichts.

»Ist nur ein Tinnitus, Jay Jay, das kommt davon, dass Sie sich immer so verrückt machen. Jetzt müssen Sie aber mal einen Moment lang ruhig bleiben.«

Jadwiga ahmt wie ein Kind meine Geste von vorhin nach und verschließt mit den Fingern ihren Mund. Kichert dabei, tut so, als würde es ihr sehr schwerfallen.

Ich höre Frau Demand ab. Taste nach ihrem arteriovenösen Shunt am rechten Unterarm, einer künstlichen Verbindung zwischen einer Arterie und einer Vene, die vorsorglich angelegt wird. Man braucht sie für die Dialyse, die eines Tages auf Frau Demand zukommen wird. Ich spüre unter meinem Finger, wie das Blut durch den Shunt strömt.

»Heute Nacht habe ich nicht gut geschlafen«, sagt Frau Demand. »Die Luft war zu stickig.«

Jadwiga nimmt die Finger von ihrem Mund. »Herr Doktor, ich heute Nacht auch nicht schlafen gut, hatte schlechten Träume, fühle mich schlecht, meine Seele krank.«

»Jay Jay, nun müssen wir uns also auch noch Ihre Träume anhören?«

»Ja, ganz, ganz traurig. Sie kommen zu Besuch, und Franziska ist tot. Das war so schlimm.«

»Kein schöner Traum, Jay Jay.«

Sie hebt die Arme. »Nein, kein schöner Traum das war, ich danach nicht mehr konnte schlafen.«

Frau Demand schmiert sich ungerührt ein Butterbrötchen. Spricht ohne Intonation: »Jadwiga hat ja bloß Angst, weil sie dann keine Arbeit mehr hätte und nach Polen zurückmüsste.«

Jadwiga seufzt: »Ja, das auch schlimm wäre. Herr Doktor, ich mache Ihnen neuen Kaffee, der alte schon ganz kalt.«

Sie gießt mir neue Brühe ein. Ich nippe an der Flüssigkeit.

Jadwiga nimmt sich Zucker und rührt um. Blickt auf und sieht mich an: »Wenn Franziska ist tot, dann Doktor auch haben keine Arbeit mehr.«

»Das stimmt«, sage ich.

Dann lachen wir alle drei.

Jadwigas Handy klingelt. Sie holt es aus der Tasche, klappt es auf. Geht in den Flur.

»Hallo, *Proszę?*«

Kurze Pause, anschließend eine Kaskade in Polnisch. Doppelt so schnell und doppelt so laut wie im Deutschen. Frau Demand und ich sehen uns an.

»Kommen Sie eigentlich auch mal zu Wort?«

»Nicht oft«, sagt sie schmunzelnd.

Jadwiga kommt wieder in die Küche.

»Herr Doktor, ich in zwei Wochen fahren nach Polen. Meine Krystina, das ist ältere Tochter, sie ist schwanger. Ich sie sehen muss.«

»Herzlichen Glückwunsch, Jay Jay, dann werden Sie endlich Oma.«

»Ja, ich werden Oma, ich mich freuen sehr. Habe ich nur gewartet darauf, aber so große Angst, dass mit Baby etwas passieren. Kann bestimmt nicht schlafen.«

»Soll ich Ihnen etwas zur Beruhigung geben?«

Ich hole ein Rezept hervor und verschreibe ihr ein Baldrianpräparat. Sehe auf die Uhr. Eine Stunde vorbei. Ich muss weiter.

»Herr Doktor, ich immer haben Angst. Ganzes Leben in Angst. Denke immer, dass ich muss sterben.«

»Wir werden alle mal sterben.«

»Nein, nein, Sie das nicht sagen, ich will mindestens werden hundert Jahre alt. Möchte nie sterben.«

Frau Demand sitzt still daneben und lächelt. Jadwiga hat ja keine Ahnung, scheint sie zu denken, wie das ist, wenn man alt wird und dabei nicht gesund bleibt.

»Frau Demand, wir müssen noch über Ihre Laborwerte sprechen, aber heute schaffe ich es nicht mehr, das machen wir nächste Woche.«

»Ja«, fällt Jadwiga ein. »Dann auch bitte untersuchen meinen Rücken. Habe ich immer beim Aufstehen große Schmerzen.«

»Jay Jay, es wäre einfacher, wenn Sie mir mal sagen, was Sie nicht haben.«

Jadwiga denkt einen Moment nach, dann schüttelt sie fröhlich den Kopf: »Keine Ahnung, fällt mir nichts ein.«

Sie gießt Frau Demand ein Glas Apfelsaft ein. »Aber wissen Sie, was auch noch schlimm wäre: Doktor kommt und Frau Demand ist ganz gesund.«

Frau Demand ist verblüfft, dann grinst sie. »Auch dann wären Sie beide arbeitslos. Ich darf also weder sterben, noch darf ich gesund sein.«

Jadwiga lacht fröhlich. »Nein, für uns wäre das nicht gut, auch wenn ich es Ihnen wünsche so sehr, gesund zu werden.«

»Nun, das freut mich immerhin«, sagt Frau Demand. »Da fällt mir doch ein Gedicht von Eugen Roth ein. Das habe ich noch im Kopf:

›Was bringt den Doktor um sein Brot?
a) die Gesundheit, b) der Tod.
Drum hält der Arzt, auf dass er lebe,
uns zwischen beiden in der Schwebe.‹«

»Ja, Frau Demand. Bei Tod und Gesundheit endet mein Auftrag.«

Ich verabschiede mich von ihr.

Jadwiga begleitet mich durch den langen Flur zum Ausgang.

»Jay Jay, Sie sind eine Angstneurotikerin, wie kommt es, dass Sie den Mut hatten, ganz allein aus Polen hierherzukommen?«

Sie zuckt unbekümmert mit den Schultern.

»Das nicht schlimm, ich nur Angst haben vor Krankheiten.«

Eine Woche später stehe ich wieder in der Neorenaissance-Eingangsdiele.

»Hallo, ich bin da.«

Es trippelt im Flur. Jadwiga biegt um die Ecke.

»Wie geht es Frau Demand?«

»Franziska ihre Tabletten nicht genommen ein paar Tage.«

Ich knöpfe meinen Anorak auf. Hänge ihn an die Garderobe.

»Doktor, kann ich nicht mehr richtig laufen. Mir so schwindlig. Seit drei Tagen. Wie Karussell.«

»Sehr unangenehm. Wahrscheinlich zu niedriger Blutdruck. Denken Sie an den Kaffee.«

»Ich immerzu Kaffee trinken, läuft mir schon aus Ohren raus.«

Diesmal komme ich schneller an ihr vorbei und begrüße Frau Demand.

»Wie geht es Ihnen?«

»Gut geht es mir, aber es ist alles so gleichförmig. Ein Tag wie der andere.«

»Möchten Sie trinken Kaffee?«, fragt Jadwiga.

»Ja, gerne.«

Sie stellt mir die Brühe hin. Ich nippe an der Flüssigkeit.

»Heute müssen Sie essen schönen Kuchen, von Tiefkühl-Homefresh, schmecken sehr gut.«

Sie bringt mir eine halb angetaute Sahnetorte. Ich breche einen Bissen heraus.

»Franziska hatte heute Nacht Schmerzen, hier links oben, Brust, wo liegt Herz.«

Ich schiebe das gefrorene Teil der Torte zur Tischmitte und drehe mich zu Frau Demand um.

»Haben Sie immer noch Schmerzen?«

»Nur heute Nacht, jetzt ist es schon wieder gut.«

»Das ist Angina pectoris. Haben Sie Ihren Nitroglycerin-Spray nicht genommen?«

Jadwiga fällt ein: »Sie zu spät hat genommen Nitroglycerin, wartet immer, bis ist ganz schlimm. Aber ich heute hatte auch Herzschmerzen.«

Bei diesen Worten hebt sie ihren linken Arm an die Brust und presst die Handkante an die Rippen.

»Haben Sie heute wieder Herzinfarkt, Jay Jay?«

»Das ich nicht weiß, linker Arm tut weh. Und Nacken auch. Und Handgelenk. Doktor sagen mir, was habe ich?«

»Das könnte etwas ganz Schlimmes sein, Jay Jay. Vielleicht ein Nacken-Handgelenk-Herzinfarkt-Krebs.«

»Sie mich nicht nehmen ernst, Doktor.«

Ich drehe mich zu Jadwiga rum.

»Wissen Sie, welcher Mensch am gefährlichsten lebt?«

Sie blickt mich erwartungsvoll an.

»Es ist der Hypochonder. Er macht immer Wind, und keiner nimmt ihn mehr ernst. Aber eines Tages hat auch der Hypochonder etwas. Kennen Sie nicht den Witz? Kommt der Assistenzarzt während der Visite zum Professor und sagt: Herr Professor, der Hypochonder von Zimmer elf ist heute Nacht verstorben. Antwortet der Professor: Jetzt übertreibt er aber wirklich.«

Frau Demand lächelt. Ich ermahne sie, ihre Tabletten regelmäßig einzunehmen, und verabschiede mich von ihr. Jadwiga bringt mich zum Ausgang.

»Jay Jay. Es gibt ein Stück von Molière, das heißt *Der eingebildete Kranke*.«

»Das ich kenne, Herr Doktor, haben wir gespielt in Studententheater in Krakau.«

»Und Sie hatten die Rolle des …?«

»Argan, des eingebildeten Kranken, natürlich. Haben wir daraus eine Frau gemacht, Arganne, extra für mich. Was soll ich machen, ist nun mal meine Passion!«

Sie lacht und öffnet mir die Wohnungstür.

»Nächste Woche ich nicht da. Sie endlich viel Zeit haben für Franziska.«

Wie jede Woche stehe ich auch am darauffolgenden Freitag wieder in der prunkvollen Eingangsdiele. Ziehe meinen

Anorak aus. Rufe in die Wohnung. Kein Trappeln im Flur. Völlig unbehelligt erreiche ich die Küche. Frau Demand sitzt klein und verlassen da.

»Guten Tag, Frau Demand, wie geht es Ihnen?«

»Wie immer, langweilig, es passiert nichts. Wenn Jadwiga weg ist, ist es noch schlimmer.«

»Dafür habe ich heute endlich mal genug Zeit für Sie.«

»Das ist gut«, antwortet Frau Demand.

Ich untersuche sie, Kreislauf, Shunt, Bauch, Beinpulse. Das dauert keine fünf Minuten. Dann erkläre ich ihr die Laborwerte. Schreibe ein Rezept aus und stelle ein Medikament um.

Niemand bietet mir Kaffeebrühe oder halbgefrorenen Klitschkuchen an.

Zwanzig Minuten sind vergangen. Schmerzen und Stuhlgang abgeklärt.

»Ach, es ist doch schön, dass wir mal genug Muße hatten, in Ruhe alles durchzusprechen.«

»Ja«, antwortet sie freudlos.

Ich unterdrücke ein Gähnen. Es ist alles gesagt. Mir fällt nichts mehr ein. Franziska ist es auch langweilig.

»Wann ist Jadwiga eigentlich wieder zurück?«

»Nächste Woche.«

»Ja, also dann.«

Ich packe meine Sachen ein und mache mich auf den Weg. Nächste Woche ist die Quasselstrippe zurück.

Die wird uns wieder richtig nerven. Gott sei Dank.

BURIDANS ESEL

Eines Tages brach sie sich die Schulter. Nach diesem Unfall verbrachte sie Wochen und Monate mit Krankengymnastik und unter der Mikrowelle, aber es wurde und wurde nicht besser.

Alma Nolte gehört zu den Freunden der Mikrowelle. Dieses Gerät arbeitet friedlich und brummt beruhigend leise vor sich hin. Es wärmt Menschen, deren inneres Feuer längst erloschen ist. Allerdings nur, solange sie druntersitzen. Deshalb kommen sie immer wieder.

Wenn jemand ein Ischiasleiden hat oder Gelenkprobleme, wenn sich Schmerzen im Halswirbelsäulenbereich eingestellt haben, lindert die Mikrowelle*. Junge Patienten mögen den altmodischen Apparat nicht, er ist ihnen zu langweilig, sie haben noch genug innere Hitze. Unter den alten Damen aber hat die Mikrowelle eine richtige Fangemeinde. Manche von ihnen lassen sich zwei- bis dreimal in der Woche von ihrem Schallarm verwöhnen.

Unsere Mikrowelle steht in einer kleinen Kabine, die vom Zwischenflur nur durch einen Vorhang abgetrennt ist. Einige Patienten ziehen ihn nicht zu, damit sie das Trei-

---

* Die Mikrowelle ist ein kühlschrankgroßes elektronisches Gerät, über dessen beweglichen Bügel, den Schallarm, elektromagnetische Wellen zur Erwärmung von Muskelgewebe in bestimmte Körperzonen geleitet werden.

ben in der Praxis besser beobachten können. Hier komme ich immer wieder vorbei, wenn ich zu den Akupunkturräumen gehe oder an die Anmeldung muss. Der strategisch günstigste Platz, um mich abzufangen.

Alma sitzt jeden Dienstag und Donnerstag in der Kabine. Sie ist eine Frau Mitte siebzig. Mittelgroß, korpulent, fortgeschrittene Osteoporose, gehbehindert. Braune Hornbrille mit aquariumstarken Gläsern. Dünne fettige Haare, die in spärlichen Löckchen klebrig in die Stirn hängen, verschwitzte, bleiche Gesichtshaut.

Almas Grundstimmung ist Panik. Sie ist unruhig, hibbelig, hilflos. Allerdings nur an den guten Tagen. Meistens aber herrscht Verzweiflung.

»Herr Doktor, ich muss Sie etwas fragen.«

»Ja, Frau Nolte, was möchten Sie denn?«

»Meinen Sie nicht, dass ich mit der Schulter ins Krankenhaus gehen soll?«

»Ins Krankenhaus?«

»Meine Tochter Marianne hat gesagt, ich soll ins Magdalenen-Krankenhaus gehen, da haben sie eine gute Reha-Abteilung, hat sie gesagt.«

»Das ist eine hervorragende Idee, dort kann man Ihre Schulter noch intensiver behandeln als hier draußen. Die haben einiges, was wir nicht haben: Warmwasserbäder, osteopathische Anwendungen, eine physiotherapeutische Abteilung und die orthopädische Rheumatologie.«

»Das sagt Marianne auch, aber ich trau mich nicht ins Krankenhaus. Wenn man erst mal drin ist, wollen die ja nur operieren.«

»Aber Frau Nolte, wo denken Sie hin, die operieren doch nicht ohne Grund.«

»Ich hab solche Angst, ich möchte nicht ins Krankenhaus.«

»Na, das müssen Sie ja auch nicht, wir werden das auch hier draußen hinkriegen.«

»Aber Marianne hat gesagt, dass ich ins Krankenhaus gehen soll.«

»Ich werde mal mit Marianne reden.«

»Sie hat gesagt, ich muss ins Magdalenen-Kranken-haus!«

Marianne ist ihr einziges Kind. Sicher hat sie nur eine Bemerkung am Abendbrottisch gemacht. Aber Alma ist eine Spezialistin der Endlosschleife. Irgendwann kann ich mich endlich losreißen und in Richtung Anmeldung ent-schwinden.

Vor einem Jahr lebte noch ihr Mann Erich. Erich hatte Einfluss auf sie.

Er war ein massiger, ruhiger und verschmitzter Kerl. Um die 1,80 m groß, das spärliche Haupthaar von links nach rechts über den blanken Scheitel gekämmt, kam er daher wie eine Mischung aus wildem Westen und bayeri-schem Wald. Trug immer karierte Westernhemden, deren Knopfleisten weit offen standen und den Blick auf seine nicht mehr ganz frischen weißen Unterhemden freigaben. Seine speckigen Hosen wurden von breiten Stoffträgern gehalten, die mit Hirschgeweihen bestickt waren.

Erich holte Alma oft ab, und wenn er erfuhr, dass sie sich wieder einmal aufgeregt hatte, stützte er sich auf den Tre-sen und sagte mit einem feinen Lächeln: »Nehmen Sie sie nicht zu ernst. Ist alles nur psychosomatisch. Geben Sie ihr eine Beruhigungsspritze.«

Und wenn er seine Alma dann unter der Mikrowelle ent-deckte, strich er ihr mit schwieliger Hand über das dünne Haar, dass sie ganz ruhig wurde und nur noch brubbelte: »Na, wenn du meinst, ich dachte ja nur, wirst schon recht haben ...«

Dann starb Erich plötzlich. Damit hatte niemand ge-rechnet. Würde Frau Nolte jetzt dekompensieren? Nein, erst einmal passierte nichts. Denn es gab ja noch Marianne.

Marianne, die Tochter, ist eine unscheinbare Frau Mitte

fünfzig. Arbeitete als Bürovorsteherin einer Anwaltskanzlei und als Schöffin im Jugendgericht.

Sie wohnte immer bei den Eltern, war nie verheiratet, hatte aber über Jahrzehnte ein festes Verhältnis mit dem Seniorchef der Kanzlei, dessen Frau diese Verbindung notgedrungen tolerierte.

Marianne entschied, wenn Alma wieder einmal nicht weiterwusste. Solange sie noch arbeitete, ging es mit Alma gut.

Doch dann erlitt der Seniorchef einen Schlaganfall und gab mit der Praxis auch Marianne auf. Sie ging in Frührente und musste das Schöffenamt niederlegen. Sie bekam ein Alkoholproblem. Eines Tages saß Marianne ebenfalls unter der Mikrowelle.

»Herr Doktor, jetzt hat's mich auch erwischt. Ich habe Nackenschmerzen.«

Nun war sie in die Jahre gekommen. Hing immer dienstags und donnerstags mit ihrer Mutter an der Mikrowelle herum. Zwei alte Weiber.

Alma Noltes kleine Welt brach jetzt endgültig zusammen. Niemand mehr, der seine große Hand auf die schmerzende Schulter legte und brummte: »Lass man Alma, sind doch alles nur die Nerven.« Niemand, der ihr die schwierigen Entscheidungen abnahm. Sie kriegte es im Kreuz. Den Schultern, den Hüften. Überall.

Bekam Spritzen, Tabletten, Akupunktur, Krankengymnastik, Massagen, Fangopackungen, Kuren. Verschliss dienstags und donnerstags Mikrowelle und Reizstromgeräte.

Dann kamen die Herzschmerzen. Ich schickte sie zum Kardiologen, zu Dr. Meyer.

Eine Woche später fing sie mich an der Mikrowelle ab.

»Herr Doktor, muss ich wirklich operiert werden?«

»Operieren? Wer hat was von einer Operation gesagt?«

»Dr. Meyer hat gesagt, Operation. Stimmt das?«

»Ich weiß von nichts, muss mir erst den Bericht holen.«

Ich las Dr. Meyers Konsiliarbericht durch. Mitralklappenverkalkung, Mitralstenose, Hypertrophie des linken Vorhofs. Herzklappenersatz wäre am besten, man könne das Ganze aber auch medikamentös behandeln. Das war natürlich genau die richtige Empfehlung für Alma.

»Nun ja, Frau Nolte, Herr Dr. Meyer sagt, wir sollten operieren, man kann es aber auch mit Tabletten behandeln.«

»Das heißt, keine Operation?«

»Also Dr. Meyer tendiert eigentlich zur Operation.«

»Aber ich habe Angst davor!«

»Warum denn das?«

»Das ist doch so gefährlich!«

»Nein, Sie brauchen keine Angst zu haben, das Risiko ist nicht besonders groß!«

»Aber die Narkose, wenn man dann nicht mehr aufwacht!«

»Die ist heute längst nicht mehr so gefährlich wie früher.«

»Früher hätte ich mich schon gar nicht operieren lassen!«

»Ich werde Dr. Meyer fragen, wie er das Risiko einschätzt.«

»Risiko? Ich will kein Risiko!«

»Ist doch nur ein kleines, ein winzig kleines. Nicht größer, als wenn man mit einem Flugzeug nach Mallorca fliegt.«

»Fliegen! Um Gottes willen! Ich bin niemals geflogen!«

»Brauchen Sie ja nicht, und Sie brauchen sich auch nicht operieren zu lassen.«

»Aber Dr. Meyer hat gesagt, wenn wir nicht operieren, muss ich früher sterben, hat er gesagt.«

»Himmelherrgott, dann lassen Sie sich eben operieren.«

»Nein, das will ich nicht, ich habe solche Angst vor der

Operation, Ich kann nicht schlafen, ich werde das nicht überstehen.«

»Ich werde Ihnen helfen, ich gebe Ihnen Beruhigungstabletten.«

»Die bringen doch nichts.«

»Aber ja, Sie kennen sie doch noch gar nicht. Ich gebe Ihnen besonders starke.«

»Aber die machen abhängig.«

»Nicht, wenn Sie sie nur ein paar Mal nehmen.«

»Und wenn ich bei der Operation sterbe?«

»Meine Patienten haben das bisher immer überlebt.«

»Ich habe immer nur Pech gehabt im Leben.«

»Dieses Mal bestimmt nicht.«

»Immer nur Pech gehabt.«

»Sie wollen also keine Operation?«

»Ich trau mich nicht! Ich will nicht operiert werden, aber ich will auch nicht sterben.«

»O.k., dann blasen wir alles ab und therapieren medikamentös. Ich sage Dr. Meyer Bescheid.«

»Aber er hat doch schon einen Termin gemacht.«

»Den streichen wir! Bei Ihnen ist die Operation nicht so sehr wichtig, Ihre Herzklappe funktioniert noch ausreichend. Wir werden Sie mit Tabletten behandeln.«

»Aber Dr. Meyer hat gesagt, dass die Operation mein Leben verlängert.«

»Stimmt, das hat er, er meinte, man sollte operieren, aber wenn Sie nicht wollen, kann man es auch sein lassen, das macht keinen großen Unterschied.«

»Herr Doktor, das habe ich aber anders verstanden.«

»Ich werde noch mal mit ihm sprechen.«

»Mich hat ja noch niemand richtig aufgeklärt. Ich weiß gar nicht, was mit mir eigentlich los ist.«

Eine Woche später stürzt sie sich im Warteraum auf mich, als ich gerade einen Patienten aufrufe.

»Muss ich wirklich nicht operiert werden? Dr. Meyer, hat Marianne gesagt, meint, ich müsse operiert werden, sonst werde ich sterben.«

»Frau Nolte, ich habe inzwischen auch mit ihm gesprochen, es ist wirklich so: Man muss nicht unbedingt operieren.«

»Nicht unbedingt, sagen Sie. Eigentlich aber doch, nicht wahr? Und was ist, wenn die Klappe kaputtgeht? Dr. Meyer hat gesagt, dass mein Herz dann nicht mehr lange hält.«

»Frau Nolte, man kann nicht alles ganz genau berechnen. Sehen Sie mal, Sie sind jetzt 75 Jahre alt, mit Operation leben Sie vielleicht noch 15 Jahre und ohne noch anderthalb Jahrzehnte. Oder umgekehrt. Wir können doch froh sein, denn wir haben zwei gleich gute Wege und können jeden von ihnen gehen. Allerdings müssen Sie sich entscheiden.«

»Ich kann mich nicht entscheiden, es macht mir alles solche Angst!«

»Dann lassen wir einfach alles, wie es ist, das wird das Beste sein.«

»Meinen Sie wirklich?«

»Aber sicher.«

»Aber wenn ich früher sterben muss. Ich will nicht sterben.«

»Sterben müssen wir alle mal, und jetzt vergessen wir die Operation, denn die ist gar nicht so wichtig.«

»Nicht so wichtig, sagen Sie? Aber hier geht es doch schließlich um *mein* Leben! Herr Doktor, ich habe langsam den Eindruck, Sie nehmen mich nicht so richtig ernst, Sie wollen mich einfach nur abwimmeln.«

»Nein, Frau Nolte, im Gegenteil, ich möchte, dass Sie alles verstehen.«

Ich lächle sie freundlich an und nicke ihr aufmunternd zu. Es ist bestimmt nicht das letzte Mal, dass wir uns darüber unterhalten.

Vor acht Jahrhunderten fand der mittelalterliche Scholasti-
ker Buridan ein Bild für die Unfähigkeit, sich entscheiden
zu können. Ein Esel verhungert zwischen zwei Heuhau-
fen, weil er sich nicht entschließen kann, von welchem er
fressen soll.

LISA

»Ich glaube, die Lisa hat eine Mandelentzündung. Und Lisa, wir haben ja verabredet, dass du dich vom Arzt untersuchen lässt.«

Maren Viersen-Schlodieck ist eine mittelgroße blonde Frau um die vierzig. Mit halblauter, leiernder Stimme spricht sie zu ihrer Tochter. Ihre dünnen Haare fallen in das kleine runde Gesicht. Rötlich schimmert die Kopfhaut am breiten Haarscheitel. Nach Lisas Geburt ist Frau Viersen-Schlodieck etwas aus der Fasson geraten.

»Hallo Lisa, wir haben uns ein Jahr nicht gesehen. Jetzt bist du aber richtig groß geworden. Wie geht es dir?«

Lisa ist ein hübsches Mädchen von elf Jahren. Gleich nach dem Eintreten hat sie sich in einen Stuhl geworfen, nun sitzt sie ganz nach hinten gelehnt. Hat ihre Arme verschränkt und die Schultern hochgezogen. Macht ein böses Gesicht, presst die Lippen trotzig aufeinander und starrt gesenkten Blickes auf die Schreibtischplatte zwischen uns.

»Du musst natürlich nicht, wenn du nicht möchtest, wir hatten es aber so besprochen«, sagt Maren Viersen-Schlodieck, dann wendet sie sich an mich. »Wir hatten eine Abmachung, und wir wollen uns jetzt beide daran halten.«

Frau Viersen-Schlodieck hat schon viele Abmachungen mit ihrer Tochter getroffen. Und es ist ihr immer wichtig, Lisas Willen zu berücksichtigen.

Vor neun Jahren, als die Mauer noch stand – Lisa war

damals zwei Jahre alt –, wollte Maren Viersen-Schlodieck mit Lisa und Ehemann ihre Mutter in Braunschweig besuchen. Als sie bei Dreilinden in ihrem Golf die DDR-Grenze passiert hatten, fing Lisa an zu maulen. Sie hielten auf der Standspur – was natürlich verboten war und ihnen eine Strafe von einhundert DM West eingebrockt hätte, wären sie von den Genossen erwischt worden –, sie hielten also auf der Standspur und gaben dem Kind ein Überraschungsei. Das Papier war schnell abgerissen, die Schokolade im Nu verdrückt und die gelbe Plastikkugel mit der Überraschung, die im Inneren der Schokoladenhülle herumkullerte, unbeachtet unter den Sitz gerollt. Frau Viersen-Schlodieck sagte zu ihr: »Lisa, das ist doch das Wichtigste am Überraschungsei, willst du das denn nicht haben?« Aber Lisa interessierte nur die Schokolade, und ein Ei war ihr zu wenig, sie fing an zu weinen. Frau Viersen-Schlodieck fand einen Lutscher und steckte ihn ihr in den Mund. Das half kurze Zeit. Sie fuhren weiter, doch zwanzig Minuten später klebte der Lutscher im Velourpolster des Rücksitzes, und Lisa begann zu schreien.

»Ich glaube, die Lisa möchte nicht zu meiner Mutter fahren«, entschied Frau Viersen-Schlodieck. Herr Schlodieck nickte beipflichtend, nicht ganz unfroh über diese Wendung und ohnehin nicht darin geübt, seiner Frau zu widersprechen. An der nächsten Ausfahrt, Niemek, verließ er den Transitweg, wendete und fuhr zurück Richtung Dreilinden. All das war selbstverständlich ebenfalls streng verboten, und prompt hielt die Volkspolizei den Golf an. Die Selbstgewissheit, mit der Frau Viersen-Schlodieck den Vopos den Vorfall schilderte, überrumpelte die Offiziere. Mehr noch aber verstörten sie ihr monotoner Tonfall und das durchdringende Gebrüll des Kindes. Nach einstündiger Diskussion, zu der Frau Viersen-Schlodieck die Vopos nicht viel beitragen ließ, durfte die Familie die DDR verlassen. Das weinende Kind beruhigte sich sofort, als es die freie Luft Westberlins einatmete, und einträchtig kehrten die Viersen-Schlodiecks nach Hause zurück.

»Also, Lisa, mach jetzt bitte den Mund auf, du hast es mir doch versprochen.«

Die Worte der Mutter plätschern dahin. Ihr teigiges Gesicht hat sich mit energieloser Röte überzogen.

Lisa verzieht keine Miene. Sie öffnet nicht den Mund. Ich bleibe hinter dem Schreibtisch sitzen.

»Also, das finde ich jetzt aber gar nicht gut, Lisa, wir hatten darüber gesprochen, und du hast gesagt, dass du dich untersuchen lassen wirst. Du wolltest doch auch, dass wir zum Arzt gehen.«

Die wasserblauen Augen blicken freudlos ins Gesicht ihrer Tochter, langsam mischt sich Besorgnis in ihre Stimme. Nun sucht sie bei mir Zuspruch, ihr Ton ist nölig.

»Man muss Kindern natürlich ihren Willen lassen, darf ihre Persönlichkeit nicht brechen, aber manchmal ist es mir doch zu viel, dann kann ich nicht mehr freundlich sein und schreie einfach los. Hinterher tut es mir immer leid, dann weinen wir zusammen.«

Sie blickt ihre Tochter entschuldigend an. Lisa starrt auf die Tischplatte. Frau Viersen-Schlodieck seufzt. Dann wird sie plötzlich energisch.

»Lisa, wenn du jetzt nicht den Mund aufmachst, passiert etwas.«

Die Mutter sieht mich an. Ich stehe auf, gehe um den Tisch herum.

»Lisa, darf ich mal einen Blick reinwerfen, du bist doch schon groß, fast erwachsen. »

Lisa verzieht keine Miene. Sie presst die Lippen nur noch fester zusammen. Ich taste ihren Hals ab, sehe in beide Ohren. Das lässt sie widerstandslos geschehen, aber den Mund macht sie nicht auf.

Frau Viersen-Schlodieck setzt nach: »Lisa, wenn du den Mund nicht endlich aufmachst, passiert wirklich etwas.«

Sie schaut Lisa an, dann schwenkt ihr Blick hilfesuchend zu mir.

Ich richte mich auf, mache ein ernstes Gesicht und sage mit fester Stimme: »Lisa, ich kann dir nicht helfen, wenn du dich nicht untersuchen lässt.«

Lisa starrt auf meinen Praxisstempel auf der Tischplatte. Ich sehe zur Mutter hinüber.

»Frau Viersen-Schlodieck, vielleicht versuche ich es mal mit ihr allein. Macht es Ihnen etwas aus, für einen Moment ins Wartezimmer zu gehen?«

Das hat die Mutter nicht erwartet. Sie hebt den Kopf und blickt mich ärgerlich an. Dann sagt sie in beleidigtem Ton: »Aber Sie sehen doch, dass sie mit Ihnen auch nicht sprechen will!«

Dann zieht sie einen Flunsch und lässt die Schultern hängen. Sie hat sich gewehrt, nun ist ihre Energie verbraucht. Der Körper sackt in sich zusammen.

»Das Kind ist ja so kreativ. Ich denke, es sollte auch einsehen, was nötig ist. Aber ich kann sie doch nicht zwingen. Ich möchte sie überzeugen.«

Lisa verzieht keine Miene und fixiert weiter den Stempel.

»Sie ist künstlerisch so begabt. Sie sollten ihre Bilder sehen. Vielleicht wird sie ja einmal eine Malerin. Aber das muss sie selbst entscheiden.«

Nun hat sie ihre Haltung wiedergewonnen. Findet in den leidenden Ton zurück.

»Gerade komme ich von einer Kur, leider Gottes habe ich inzwischen all das wieder zugenommen, was ich dort in den drei Wochen verloren hatte.«

»Ja, das ist der Jo-Jo-Effekt, das passiert auch ganz anderen, Sie sehen es am besten an unserem Außenminister Fischer.«

Die Anwesenheit Joschka Fischers im Klub der Dicken hebt ihre Laune etwas. Ein Lächeln huscht über ihre besorgten Züge, der Körper strafft sich ein bisschen.

»Lisa hat es im Augenblick wirklich nicht leicht. Ihre beste Freundin, die Katharina, ist im letzten Herbst nach der vierten Klasse auf das Gymnasium zum Grauen Kloster gegangen. Ich fand das von der Carola, das ist die Mutter, gar nicht nett, das Mädchen einfach aus der Klasse zu nehmen. Und ich bin eigentlich auch gegen diese altsprachlichen Gymnasien. Aber ich wollte die beiden nicht trennen, denn sie haben sich immer so gut verstanden. Ja, und dann habe ich die Lisa gefragt, ob sie mit Katharina auf dieses Elitegymnasium gehen will, aber Lisa hatte mit Katharina gerade einen Streit, irgendeine Kleinigkeit, sie hat sich nur umgedreht und ist weggegangen. Da haben wir sie eben in der Grundschule gelassen. Es war schließlich ihre Entscheidung.«

Lisa hat jetzt aufgehört, den Stempel anzustarren. Sie blickt hoch und beginnt, heftig die Fingergelenke beider Hände durchzuknacken.

»Wärst wohl doch gerne mit der Katharina mitgegangen?«, frage ich vorsichtig.

Frau Viersen-Schlodieck fährt dazwischen.

»Das glaube ich nicht! Lisa fühlt sich so wohl in ihrer Klassengemeinschaft.«

Lisa schnaubt zornig Luft durch die Nase, dann greift sie in ihre Jackentasche und holt einen Gameboy hervor. Fängt an, damit zu spielen.

»Also, das geht ja nun gar nicht«, sage ich laut.

Erstaunen spiegelt sich im Gesicht von Frau Viersen-Schlodieck.

»Nein, das kommt gar nicht infrage. Ich mag das nicht.«

Lisa blickt mich das erste Mal richtig an und schiebt den Gameboy wieder in die Tasche. Dann verschränkt sie die Arme vor der Brust und presst die Lippen zusammen.

Frau Viersen-Schlodieck blickt sie klagend an.

»Ich würde mich freuen, wenn du einmal so auf mich hören würdest wie auf den Doktor.«

Sie stehen auf. Frau Viersen-Schlodieck hilft Lisa beim Anziehen.

»So, Lisa, da bist du nun selbst schuld, jetzt kann dich der Arzt eben nicht untersuchen. Dabei hattest du es mir so fest versprochen. Und ich wollte dir dafür zwei Haarspangen schenken. Du hast dein Versprechen nicht gehalten, und nun bekommst du zur Strafe nur noch eine Spange.«

Sie holt zwei bunte, mit Strass geschmückte Haarspangen aus ihrer Handtasche hervor.

»Welche möchtest du haben?«

Lisa dreht den Kopf zur Seite und zuckt die Schultern.

»Hier, ich gebe dir die mit den roten Steinen.«

Frau Viersen-Schlodieck nimmt Lisas rechte Hand und schiebt eine der Spangen hinein. Packt die andere in ein Samtbeutelchen und lässt es in ihre Handtasche gleiten.

»Sieh doch nur, wie schön die glitzert.«

Die Sprechstunde ist vorüber, wir gehen gemeinsam zur Anmeldung.

Frau Viersen-Schlodieck zieht sich an. Zupft vor dem Spiegel noch einmal ihre dünnen Haare zurecht.

»Sie müssten mal ihre Zeichnungen sehen. Sie ist so begabt.«

Lisa steht vor dem Tresen und schwingt den Oberkörper um seine Längsachse hin und her.

Ich sitze hinter der Anmeldung und unterschreibe ein paar Rezepte.

Dann gehen sie. Yvonne schließt hinter ihnen ab.

»Na, sieh mal an« sagt sie, bückt sich, kommt hinter den Tresen und legt mir etwas Glitzerndes auf den Tisch. »Hat sie gleich wieder verloren.«

»Oder fallen gelassen.«

»Soll ich ihr noch hinterherrennen?«

»Nein, lass bitte. Ich glaube nicht, dass es das ist, was sie braucht.«

GEHEILT

Lieber Herr Doktor, darf ich Sie in Ihrem neuen Revier begrüßen. Nichts gegen Ihren Vorgänger, aber in den letzten Jahren bin ich nicht mehr zu ihm gegangen. Er war mir einfach zu bieder. Ich hoffe, Sie bringen den Laden wieder in Schwung. Ich jedenfalls freue mich auf unsere künftige Zusammenarbeit. Mein Name ist Hubertus Borchardt. Krank bin ich nicht. Ich will nur abnehmen.«

Vor mir steht ein Mann mit lebhaften Augen. Er spricht schnell und unterstreicht seine Rede mit auffahrenden Gesten.

Er ist etwa Mitte vierzig. 1,75 Meter groß, untersetzt, adipös, aber kräftig, nicht schlaff. Sein gewelltes blondes Haar zeigt erste graue Strähnen. Er trägt eine auffällige schwere Brille mit zentimeterbreitem Rahmen aus matt gebürstetem Goldblech.

Es ist Ende Oktober 1987, ich habe die Praxis gerade von Dr. Wegener übernommen.

»Zunächst möchte ich eine Verabredung mit Ihnen treffen, gewissermaßen einen Vertrag schließen.«

Er zieht ein feines Straußenlederetui aus der Innentasche seines hellbraunen Armani-Jacketts, klappt es auf und entnimmt ihm einen Füllfederhalter von Parker, dessen Griff wie poliertes Wurzelholz glänzt. Schraubt ihn mit schwungvollen Drehungen auf und lässt dabei stolz die breite Goldfeder aufblitzen.

»Dürfte ich um ein Blatt bitten?«

»Gerne.«

Ich finde in meinem Schreibtisch einen Bogen vergilbten Büttenpapiers, das zu den Hinterlassenschaften von Dr. Wegener gehört. Borchardt zückt den Federhalter. Seine Spitze gleitet weich und geschmeidig über das alte Papier. Er schreibt großzügig und raumgreifend, malt runde Buchstaben, die, kalligraphisch geschwungen, immer zwei Zeilen auf einmal bedecken. Er füllt das halbe Blatt, setzt ab, nickt kurz, schraubt den Füllfederhalter zu, verstaut ihn im Straußenlederetui, schiebt es in die Innentasche des Jacketts, wirft einen letzten zufriedenen Blick auf das Geschriebene und reicht mir feierlich den Bogen.

»Studieren Sie es bitte und nehmen Sie es zu den Akten.«

Ich lese: »In vier Monaten erreiche ich mein Idealgewicht. Wenn ich 76 Kilogramm wiege, beträgt mein Body-Mass-Index 25. Ich wette mit Ihnen, Herr Doktor, dass ich das bis zum 28. Februar 1988 schaffe. Ich setze fünfzig DM gegen einen Kasten Barolo. Berlin, Datum, Unterschrift.«

Ich wiege ihn: 96 Kilo.

»Da haben Sie sich ja allerhand vorgenommen! Zwanzig Kilo in vier Monaten! Und übrigens: Wer setzt die fünfzig DM und wer den Kasten Barolo?«

»Die fünfzig DM setze ich, ich habe wenig Geld, ich bin doch nur Rentner. Sie spendieren den Barolo!«

»Das ist ein faires Angebot. Aber sagen Sie, wieso sind Sie in Ihrem Alter schon Rentner?«

»Bin ich seit zehn Jahren, das war ein Supercoup! Ich habe den medizinischen Gutachtern vorgemacht, ich hätte eine Psychose. Das war natürlich alles nur Spinne, Sie merken ja, ich kann schon ein bisschen schräg sein. Damals habe ich ganze Wochen in der Uni-Bibliothek verbracht und Fachliteratur verschlungen. Es fiel mir dann nicht allzu schwer, den Beknackten zu spielen, das haben mir die Herren Psychiater voll abgenommen.«

Borchardt lacht laut und mitreißend. Er hat die goldgeränderte Brille abgesetzt und lässt sie um einen Bügel kreisen.

»Ja, und jetzt kann ich mir einen faulen Lenz machen. Ich brauche nie wieder arbeiten zu gehen. Nun verbringe ich den ganzen Tag mit meinem Klavier – ich studiere gerade die Goldberg-Variationen ein –, fahre in die Natur hinaus, jage den Mädels nach oder lese Bücher. Dabei habe ich festgestellt, dass man erstaunlich viel entdecken kann, wenn man sich auf scheinbar abgegraste Wiesen begibt. Wissen Sie, ich habe mich viel mit Vitaminen beschäftigt. Besonders mit Vitamin C. Ein extrem starker Radikalenfänger. Eine sehr kluge Untersuchung dazu ist damals von Linus Pauling publiziert worden. Kennen Sie den?«

Prüfend blickt er mich an.

»Natürlich, zweifacher Nobelpreisträger, Chemie und Frieden.«

»Genau der! Pauling hat die ganze Radikalenforschung revolutioniert. Hierzulande ist er noch nie richtig gewürdigt worden. Ich habe alle natürlichen Verbindungen ermittelt, die Radikale neutralisieren. Dazu habe ich wochenlang in der Roten Liste und der Bibliothek der Freien Universität recherchiert. Die ideale Mischung hatte noch niemand entdeckt. Daraufhin habe ich mich hingesetzt und die optimale Zusammensetzung bestimmt. Dann habe ich mir Fertigprodukte gekauft, nach meinen Berechnungen zusammengestellt, gemörsert und das so erhaltene Pulver mit einer alten Pillenpresse vom Trödelmarkt zu neuen Dragees verarbeitet. Einmaliges Rezept. Da ist noch nie jemand drauf gekommen. Die Wirkung ist phänomenal. Ich habe das an mir und meiner Familie ausprobiert. Meine alte Mutter ist danach richtig aufgeblüht. Der Zeitpunkt ist jedenfalls gekommen, dieses Prinzip zu vermarkten. Das wird ein Renner!«

Gar nicht so übel, denke ich. Ein verblüffend einfacher Weg, Geld zu machen. Borchardt rutscht auf seinem Stuhl nach vorne. Begeistert fährt er sich mit der Hand durchs Haar.

»Nun habe ich mir gedacht, Borchardt, du bist ja nur ein Rentner, keiner kennt dich und keiner kauft dir was ab, selbst wenn du genial bist. Ich komme also zu Ihnen, weil wir beide uns zusammentun müssen. Ihr Name, Ihr Titel und meine Erfindung. Ihnen muss man sie abkaufen. Sie verschreiben die Dragees zuerst hier in Ihrer Praxis. Wir fangen klein an. Aber nach ein, zwei Jahren wird sich die Wirkung unter Ihren Patienten rumgesprochen haben, dann werden wir aufstocken. Ich kann in Ihrem zweiten Sprechzimmer schon jetzt ein Radikalencenter eröffnen. Immer mehr Menschen erkranken an Gefäßleiden, Schlaganfall, Krebs, Alzheimer. Durch den frühzeitigen Einsatz meiner Radikalenfänger lassen sich diese Krankheiten verhindern. Selbst Menschen im fortgeschrittenem Stadium wird geholfen.«

Er hat sich wieder beruhigt und seine Goldbrille aufgesetzt.

»Sie wollen natürlich wissen, was dabei rumkommt. Also, den Gewinn teilen wir folgendermaßen auf: Sie erhalten sechzig Prozent, ich vierzig. Dafür schießen Sie das Geld für Werbung, Lobbyarbeit und Pressekampagnen vor. Das holen wir in kürzester Zeit wieder rein. Ich komme in den nächsten Tagen vorbei, da besprechen wir die Einzelheiten.«

Der Januar 1988 ist klirrend kalt. Hubertus Borchardt sitzt erneut vor mir.

»Herr Doktor, ich glaube, Sie müssen mich mal wieder wiegen. Ich bin gespannt, wie viel ich abgenommen habe.«

Ich wiege ihn. Er sieht mich erwartungsvoll an.

»98 Kilo, Herr Borchardt, Sie haben nicht ab-, sondern zugenommen, zwei Kilo!«

»Also, Herr Doktor, das ist unmöglich! Das ist ein Messfehler! Ihre Waage ist zu alt. Wiegen Sie mich noch mal!«

Er lacht herablassend und siegessicher.

»Ganz genau gemessen sind es 98,1 Kilo, Herr Borchardt. Tut mir leid, mit dem Abnehmen hat das nicht so richtig geklappt. Was essen Sie denn so den lieben langen Tag?«

Dies ist eine heikle Frage. Was das Essen angeht, sind die meisten Patienten leicht kränkbar. Daher wird bei keinem Thema mehr gelogen als bei diesem. Beim Alkohol wird das eine oder andere Gläschen zugegeben, beim Schlemmen aber wird richtig gestritten. Wütend kämpfen die Männer, verzweifelt schluchzen die Frauen, so lange, bis ich einlenken muss.

Borchardt aber bleibt gelassen.

»Also, Herr Doktor, wie Sie wissen, bin ich Rentner. Ich stehe spät auf, gehe zum Frühstück in den Saftladen. Dort lese ich die *Bild*-Zeitung, die da ausliegt. Mittags esse ich in der Grünbeere. Die haben ein preiswertes Menü. Dort studiere ich die *FAZ*. Nachmittags bin ich meist bei einer Freundin eingeladen, oder ich lade mich selbst ein. Dann machen wir es uns mit ein paar Stückchen Thoben-Kuchen gemütlich. Ja, und abends schiebe ich mir eine Pizza in die Mikrowelle. Dazu noch eine Flasche Wein, wenn das Geld reicht oder eine Freundin was mitbringt. *Ars vivendi*. Darauf kann ich nicht verzichten. Dreitausend Kalorien, wenn Sie so schnell mitrechnen konnten.«

Er reibt sich gutgelaunt die Hände. Dann nimmt er seine Brille ab und fängt an, mit einem weichen Tuch die Gläser zu putzen. Für kurze Zeit sieht man sein Gesicht, das sonst hinter dem breiten goldenen Rahmen der Brille und den dicken Gläsern verborgen ist: die Lachfältchen auf den Wangen und die dichten Augenbrauen.

»Manchmal wache ich nachts vor Hunger auf. Dann plündere ich den Kühlschrank. Sind noch mal fünfhundert Kalorien extra.«

Er lacht fröhlich und unbekümmert.

»Klingt ja nicht gerade nach einer Abnahmediät.«

Er hat die Brille inzwischen fertig gesäubert und sie mit einer entschlossenen Geste wieder aufgesetzt.

»Sie haben recht, Herr Doktor. Ich werde meine Strategie ändern. Ich schaffe mein Ziel. Sie werden sehen. Ich erhöhe den Einsatz auf zwei Kästen Barolo und 55 DM.«

»Nur zum Verständnis, ich soll also meinen Einsatz verdoppeln, während Sie nur um zehn Prozent steigern?«

»Ganz richtig. Das ist sozial gerechtes Zocken.«

Voller Vergnügen reibt er die rechte Faust in der linken Handfläche.

»Herr Doktor, ich glaube, Sie trauen mir nicht. Aber es ist doch klar, dass man zunimmt, wenn man so viel isst und sich nicht bewegt. Und ich esse nun mal gern, also muss ich mich mehr bewegen. Ab jetzt trainiere ich jeden Tag! Immer im aeroben Bereich. In zwei Wochen fahre ich mit dem Fahrrad zu meiner Mutter nach Lauenburg.«

»Nach Lauenburg? Ohne Training? Das sind 260 Kilometer! Ganz schön ambitioniert. Haben Sie überhaupt ein anständiges Rad?«

»Sie werden sehen, Herr Doktor, ich habe da schon was im Auge, lassen Sie sich überraschen. Schade übrigens, dass Sie meinem Vorschlag von neulich nicht gefolgt sind. Das Radikalencenter hätte uns beide zu Millionären gemacht.«

Ein paar Tage später sitzt Borchardt erneut im Wartezimmer. Er hat keinen Termin, deshalb versuche ich ihn nach hinten zu schieben. Das gebe ich aber bald auf, weil er sehr unruhig wird. Bei jedem Aufruf fährt er nervös in die Höhe, um dann wieder enttäuscht herabzusinken. Erregt und ungeduldig signalisiert er mir, ihn sofort dranzunehmen.

Endlich ist er im Sprechzimmer. Triumphierend schüttelt er mir die Hand:

»Herr Doktor, ich habe das ultimative Rad gefunden, sehen Sie aus dem Fenster.«

Ich schiebe die Gardinen zur Seite und blicke hinaus. »Welches meinen Sie?«

»Da neben der Laterne, das ist mein Rad.«

An der Laterne angeschlossen, steht ein schickes silbergraues Damen-Hollandrad aus blinkendem Aluminium. Schlanker Rahmen, stramme Bremsen, saubere, polierte Speichen und Felgen, solider Kettenschutz, breiter Gelsattel.

»Na, wie finden Sie es?«

»Klasse Rad, gut genug für den nächsten Ausflug in den Grunewald oder zum Supermarkt. Aber wenn Sie damit mehr als zwanzig Kilometer fahren, müssen Sie sich den Hintern neu besohlen lassen.«

»Aber Herr Doktor, das sind ja defätistische Äußerungen. Ich werde damit nach Lauenburg fahren, und wenn ich zurück bin, habe ich mein Idealgewicht. Ich freue mich schon auf den Barolo.«

Ich bleibe skeptisch.

»Ich bin in meinem Leben viele Radtouren gefahren, auch lange und sehr lange. Und ich weiß, dass man mit so einer schnieken Hollandgurke keine 260 Kilometer von Berlin nach Lauenburg radeln kann. Nicht ohne Training, nicht im Januar und auch sonst nicht.«

Plötzlich werde ich unruhig. »Borchardt, wo haben Sie überhaupt das Geld her? Das hat doch bestimmt über tausend Mark gekostet?«

»Herr Doktor, jetzt gucken Sie aber sehr streng. Dieses wunderschöne Rad stand einsam und verlassen am U-Bahn-Geländer. Und es war nicht angeschlossen. Ich hatte einfach Angst, dass jemand es mitnehmen könnte. Jemand, der nicht befugt war, so ein geiles Teil zu fahren. Da habe ich mich seiner erbarmt.«

»Herr Borchardt!« seufze ich. »Haben Sie ein Glück, dass ich unter Schweigepflicht stehe.«

»Sie aber auch, Herr Doktor, denn verpetzen würden Sie mich bestimmt auch nicht gern«, erwidert er.

Zwei Wochen später ist er zurück. Erhobenen Hauptes durchschreitet er die Tür.

»Herr Doktor, was sagen Sie nun? Ich habe es gemacht! Wie ich es angekündigt hatte. War gar kein Problem.«

Er atmet tief durch und richtet sich noch mehr auf.

»Freitagmittag bin ich losgefahren. Als ich Wittstock erreichte, wurde es dunkel. Ich hatte natürlich kein Geld für ein Hotel, also habe ich mir ein Omnibus-Wartehäuschen gesucht und dort auf der Bank geschlafen.«

»Sie sind also mit diesem Rad die ganze Strecke gefahren? 260 Kilometer? Haben Sie nicht gefroren? Letzte Woche war es doch richtig kalt, nachts bestimmt unter Null.«

Borchardt hebt den Kopf und schiebt das Kinn nach vorn: »Ja, sechs Miese in der Nacht. Das war aber halb so schlimm. Eine Frau hat mir am Morgen eine Kanne Kaffee und zwei belegte Brötchen geschenkt. Das hat bis Lauenburg gereicht. Bei Mutti konnte ich mich dann durchfuttern. Rückzu bin ich morgens gestartet und in der Nacht in Berlin angelangt. Schöne Grüße von meiner Mutter. So, und nun wollen wir endlich zur Tat schreiten, wiegen Sie mich bitte.«

Immer noch verblüfft, lasse ich ihn auf die Waage steigen.

»98 Kilo, Herr Borchardt. Sportlich gesehen eine fantastische Leistung. Gewicht haben Sie damit allerdings nicht verloren!«

Er sieht mich fest an.

»Logo. Bei Mutti gab's nur leckere Sachen. Ich bin so selten zu Hause. Da werde ich immer richtig verwöhnt. Aber nullo Problemo. Bis jetzt war alles spontan, impulsiv. Ein grandioser Aufbruch. Ab heute werde ich jede Woche fünfmal in der Hasenheide joggen. Gleich nach dem Aufstehen. Im Herbst laufe ich den Berlin-Marathon.«

Er nimmt die Brille ab, lehnt sich mit dem Ellenbogen auf den Schreibtisch und zeigt mit dem breiten goldenen Bügel in meine Richtung.

»Lassen Sie uns zusammen trainieren. Morgens von sechs bis halb acht. Da kommen Sie noch rechtzeitig zur Sprechstunde. Sie werden sehen, wie die Pfunde dahinschmelzen. Auch Ihre!«

Er will gerade hinausgehen, als ich ihn noch einmal zurückrufe.

»Borchardt, wissen Sie, wem Ihr Fahrrad wirklich gehört?«

Er runzelt die Stirn.

»Also, Herr Doktor, was soll das denn jetzt?«

»Sie wissen also, wie die Dame aussieht und wo Sie sie finden können?«

»Sie ist jeden Montagvormittag in der Bio-Company.« Er hat sich schnell gefangen. Dieses Abenteuer interessiert ihn nicht mehr.

»Gut, nächsten Montag bringen Sie die Hollandgurke zurück und machen diese Frau wieder glücklich.«

»Borchardt, also, so wird das nichts, jetzt wiegen Sie schon über hundert Kilo. In vier Wochen ist Zahltag, Sie erinnern sich doch hoffentlich, ich bekomme von Ihnen 55 DM.«

Es ist Ende Januar. Borchardt steht fröhlich lachend vor mir. Er trägt einen dunkelblauen Armani-Pullover aus Kaschmir, unter dem sich sein strammer Bauch gewaltig vorschiebt. Er zieht ihn nicht ein, lässt ihn ohne Scheu über den geflochtenen braunen Ledergürtel quellen, der seine Jeans hält.

»Zahltag ja, aber nicht für mich, Herr Doktor. Ich schaffe das. Als Erstes verdopple ich mein Laufpensum. Geben Sie mir eine Überweisung zu Doktor Herwig. Dem Marathonarzt. Den habe ich neulich bei seinem Vortrag in der Kreuzbergklinik kennengelernt. Er hat mich eingeladen, meine Fitness prüfen zu lassen. Lactattest, Belastungsschwellenermittlung, optimale Trainingsempfehlungen. Das ist das Minimum für den Erfolg! Das hatte ich bisher nicht. So kann es natürlich nichts werden. Ich brauche eine Steuerung meiner Leistungsentwicklung. Wissenschaftliche Kontrolle. Einen Plan, der das Wettkampftraining der amerikanischen Triathlon-Mannschaft adaptiert.«

»Donnerwetter! Eine richtige Kaskade von Fachbegriffen! Woher haben Sie die?«

»Das gehört doch zum kleinen Einmaleins des professionellen Trainings. Sport, Radikalentherapie, Gewichtsreduktion. Hier kommt alles zusammen. Also, wo ist der Überweisungsschein?«

Mit einer fahrigen, ungeduldigen Geste wischt er sich das Haar aus der Stirn.

»Ja, ja, schon gut. Sie bekommen ihn doch. Gehen Sie ruhig zum Kollegen Herwig.«

Borchardt richtet sich im Stuhl auf, strafft beide Schultern, streckt seine Arme und nickt ungeduldig mit dem Kopf, was wohl heißen soll: Nun mach hinne, du siehst doch, ich hab's eilig. Dann lässt er sich zurückfallen und entspannt sich wieder. Seine Stimme bekommt einen schmeichelnden Ton.

»Sagen Sie mal, Herr Doktor, jetzt, wo ich auf dem richtigen Wege bin: Sie haben da ja ein ganz süßes Ding in der Ambulanz, die Corinna. Ist die eigentlich schon verheiratet?«

»Noch nicht, aber so gut wie. Also Hände weg von der, die ist nichts für Sie.«

»Das ist aber wirklich bedauerlich, eine scharfe Braut. Ich bin einfach immer nur geil. Ich fahre einmal im Monat nach Hannover, dort kenne ich die Anna, eine super Frau, aber die lässt mich selten ran. Jammerschade. Meistens zickt sie rum.«

Er grinst kumpelhaft.

»Herr Doktor, Sie haben es vielleicht gut. Umgeben von so vielen schönen Frauen. Ein Paradies.«

»Na, wenn Sie meinen. Mit einer der Frauen bin ich übrigens verheiratet. Und die anderen sind auch nichts für Sie. Alle in festen Händen. Die Praxis gehört nicht zu Ihrem Jagdrevier!«

»Und wie sieht es mit Yvonne aus? Die ist im Gesicht nicht so hübsch wie Corinna, hat aber den schöneren Körper.«

»Borchardt, ich warne Sie, lassen Sie meine Damen in Ruhe. Ich glaube, Sie haben zu viel Zeit, zu viel Essen und zu viel Testosteron. Sie können sich einfach nicht abreagieren.«

Er hat die schwere goldene Brille abgesetzt. Erregt klopft er mit ihr im Takt seiner Worte auf die Schreibtischplatte.

»Aber, Herr Doktor, das stimmt nicht, ich mache sehr viel. Im letzten Semester habe ich zum Beispiel ein Kantseminar an der Freien Universität belegt. Vom ersten bis zum letzten Tag! Zum Schluss waren wir nur noch ein Drittel, der Rest ist ausgestiegen.«

Nervös zuckt sein rechtes Unterlid.

»Ach ja? Kant! Das ist bemerkenswert. Bei wem denn?«

»Bei Professor Hüttner. Ein guter Mann. Er hat den Bogen von Kant bis Hegel über Fichte und Schelling genial abgehandelt.«

Borchardts Stimme wird lebhaft. Ich beginne mich zu erinnern.

»Hüttner ist mir irgendwie ein Begriff. Ich glaube, ich

habe in frühen Jahren mal zwei Semester lang Geschichte der Philosophie bei ihm gehört. Er war damals ein junger Professor, so in den Dreißigern. Wie alt schätzen Sie ihn jetzt?«

»Professor Hüttner dürfte um die sechzig sein.«

»Dann könnte es stimmen. Aber haben Sie auch was verstanden? Kant begreift doch kein Mensch. Das ist deutsche Philosophie im schwierigsten Sinne.«

Borchardt lehnt sich genüsslich im Stuhl zurück. Verschränkt beide Arme hinter seinem Kopf und atmet tief ein. Lässig runzelt er die Stirn, stößt die Luft langsam aus und blickt schräg an mir vorbei Richtung Decke. Dann kreuzt er die Arme vor der Brust.

»Ich weiß, was Sie jetzt denken, Herr Doktor: blühende Manie, psychische Ekstase. Es fällt Ihnen schwer, mir zu glauben.«

Seine linke Schulter zuckt ruckartig nach oben. Einmal, zwei- und dreimal.

»Warum sollte man Kant denn nicht verstehen? Kategorischer Imperativ. Kritik der reinen Vernunft. Der ewige Frieden: ›Es soll kein Friedensschluss für einen solchen gelten, der mit dem geheimen Vorbehalt des Stoffs zu einem künftigen Kriege gemacht worden.‹ Das sind alles Kernstücke der geistigen Moderne. Schwierig nur für den Kreuzberger Gesamtschüler, aber doch nicht für Sie, Herr Doktor.«

»Hm, jetzt schmeicheln Sie mir aber ein bisschen zu dreist. Ich bin Arzt und kein Philosoph!«

Er schmunzelt. Sein Blick löst sich aus den Weiten des Universums und fixiert mein Gesicht.

»Ich hatte die zweitbeste Note des ganzen Seminars. Habe als Einziger ein Referat gehalten. Das Thema war: ›Frieden als Erfolg moralischen Handelns oder nüchterner Machtstrategie? Wer hat recht: Kant oder Machiavelli?‹«

»Phantasievolle Themenstellung! Kann nur von Ihnen

stammen. Würde mich schon interessieren, wem Sie zustimmen? Dem guten Kant oder dem bösen Machiavelli?«

Er lacht laut auf, wirft den rechten Arm hoch, imitiert mit der Hand eine Pistole und zielt auf mich. Dann drückt er ab.

»Pschoo.«

Er pustet den Rauch aus dem Lauf.

»Was für eine Frage?! Machiavelli natürlich. Kant ist ein Phantast, Herr Doktor. Wussten Sie das nicht?«

»Ich muss mal mit dir reden.«

»Bitte, komm doch rein.«

Yvonne betritt das Sprechzimmer.

»Der Hubertus Borchardt flirtet jedes Mal mit mir!«

Ich blicke Yvonne an. Ich kann ihn schon verstehen: Sie ist eine attraktive Frau.

»Nun, grundsätzlich ist ja nichts dabei, wenn es nicht mehr wird, aber der Borchardt ...«

Ich ziehe erstaunt die Augenbrauen hoch.

»Was ist denn mit ihm?«

Sie zögert.

»Ich weiß nicht recht, wie ich damit umgehen soll. Er hat doch einen Jagdschein.«

»Einen Jagdschein? Und warum weiß ich nichts davon?«

»Das war noch in der Praxis von Dr. Wegener, vor deiner Zeit. Dann ist er lange nicht mehr gekommen. Die alte Akte liegt im Archiv, ich hatte es einfach vergessen.«

Sie sieht mich entschuldigend an.

»Das wäre allerdings eine wichtige Information für mich gewesen.«

Yvonne macht eine bedauernde Geste.

»Und wer ist sein Betreuer?«

»Sein Bruder, der kümmert sich von Amts wegen um Herrn Borchardts Geldangelegenheiten.«

Sie räuspert sich und fährt dann fort.

»Noch mal zu seinem Verhalten: In letzter Zeit ist er mir zu aufdringlich. Kannst du nicht mal mit ihm reden?«

»Wir hatten das Thema neulich schon, aber ich werde ihn bei der nächsten Gelegenheit noch einmal darauf ansprechen.«

Beim nächsten Mal bringt er mir seinen Seminarschein mit. Abschlussnote Zwei.

»Donnerwetter, Borchardt, das hätte ich Ihnen nicht zugetraut.«

Er lächelt bescheiden.

»Das war doch nicht schwer. Aber hier müssen Sie mir mal helfen.«

Er reicht den Brief eines Rechtsanwaltes herüber. Es handelt sich um ein Aufforderungsschreiben mit Fristansetzung und Klageandrohung. Borchardt hat bei Missenbach, einem piekfeinen Möbelausstatter am Ku'damm, für dreitausend DM einen Marmortisch bestellt, in seine Hinterhauswohnung im Erdgeschoss liefern lassen und nicht bezahlt.

Ich seufze.

»Borchardt, haben Sie eigentlich eine Vorstellung davon, wie viel ich an Ihrem Krankenschein im ganzen Quartal verdiene? Na, schon gut, sagen Sie nichts, ich kümmere mich darum. Geld für ein Attest haben Sie vermutlich auch nicht, also frage ich gar nicht erst.«

Er gluckst. »Herr Doktor, Sie kennen sich immer so gut aus in den Dingen des Lebens.«

Zufrieden erhebt er sich und geht zur Tür.

»Ach, übrigens, die Yvonne ist noch nicht verheiratet, oder?«

»Jetzt aber raus, und merken Sie sich endlich, meine Damen hier sind für Sie alle tabu. Auch die Putzfrau.«

Borchardt springt auf, steht grinsend stramm, presst die Hände an die seitliche Hosennaht.

»Zu Befehl, Herr Doktor.«

Dann verzieht er sich.

Nach der Sprechstunde schreibe ich einen Brief an den Anwalt: Es täte mir leid, aber der Herr Borchardt sei wegen einer psychischen Erkrankung berentet, es bestände Betreuung in Gelddingen, von weiteren Bemühungen sei abzusehen, da nichts zu holen, und so weiter.

Ein paar Tage später ruft der Verkäufer mich an. Seine Stimme überschlägt sich im Telefon. Wie ich dazu käme, dieses Verhalten zu entschuldigen!

Ich halte den Hörer weit weg vom Ohr.

»Ich entschuldige gar nichts. Ich sage Ihnen nur, wie es ist. So sieht sie eben aus, die offene Psychiatrie, das wollten wir doch früher alle! Niemanden wegsperren. Er steht unter Betreuung, verstehen Sie?«

Er versteht nicht.

»Das, was man im Volksmund Jagdschein nennt!«

»Jagdschein? Der war doch völlig normal. Selbstbewusst, anspruchsvoll. Sicheres Auftreten, wusste Bescheid. Na ja, vielleicht etwas großspurig.«

Seine Stimme wird nachdenklich.

»Sie meinen wirklich, da ist nichts zu holen?«

»Ich fürchte, da können Sie nichts machen. Gar nichts!«

Noch einmal wird seine Stimme laut, um dann ins Weinerliche abzusinken.

»Das war eine Maßanfertigung, brasilianischer Marmor! Rosé! Sehr speziell. Wem soll ich den Tisch denn jetzt noch verkaufen?«

»Tut mir wirklich leid, da kann ich Ihnen auch nicht helfen. Ich werde aber dafür sorgen, dass Herr Borchardt den Tisch wieder rausgibt. Sie können ihn abholen lassen. Wenigstens das.«

Das Knacken des Hörers, als er auflegt, klingt resigniert.

Es ist März geworden. Die letzten Schneereste haben sich in grauen Häufchen in die Schatten der Bäume zurückgezogen. Die Straßen sind schmutzig. Tausende von Tretminen, monatelang im Schnee eingefroren, erwachen zu neuem Leben. Frühlingsstürme marodieren durch die Straßen und wirbeln den Streusand eines langen Winters in Staubfahnen empor.

Borchardt hat sich zwei Monate nicht sehen lassen. Eines Tages sitzt er wieder im Wartezimmer. Wie immer auf dem Ledersofa, das vor dem Fenster steht. Fläzt sich über die gesamte Sitzfläche. Was hat ihn aus seinem Bau getrieben? Innere Unruhe? Ich weiß es nicht, habe aber den Eindruck, dass er gerne da ist.

Breit grinsend tritt er durch die Tür des Sprechzimmers. Die Brille verbirgt wie immer sein Gesicht. Sie macht was her. Er trägt das Armani-Jackett mit einer Art bulliger Eleganz. Er wirkt wie ein quirliger Kulturmanager, der sich bei ungezählten, teuren Banketten einen beeindruckenden Bauch angefressen hat. Sein Händedruck ist warm und kräftig. Die Stimme fröhlich und beschwingt.

»Herr Doktor, ich habe das Bedürfnis, mich wieder mal wiegen zu lassen.«

Er blickt mir fest in die Augen.

Seit dem letzten Herbst habe ich ihn oft gewogen, in der ganzen Zeit hat er kein einziges Gramm verloren, im Gegenteil, er hat vier Kilogramm zugenommen.

»102 Kilo! Borchardt, mit zwölf Messungen, seit wir uns kennen, gehören Sie zu den drei meistgewogenen Männern Kreuzbergs! Leider auch zu den schwersten. Nun haben Sie die Wette verloren. Jetzt heißt es zahlen!«

Mit diesen Worten greife ich in die Schreibtischlade und hole den Vertrag hervor, den er im vergangenen Herbst auf das Büttenpapier von Dr. Wegener geschrieben hat.

Er liest ihn schmunzelnd durch und blickt mich wohlwollend an.

»Ich konnte nicht abnehmen, weil ich in der letzten Zeit fast nur noch am Klavier gesessen habe. Tagelang übe ich Konzerte. Ich spiele jetzt besser als damals auf dem Konservatorium. Musik ist Rausch. Die Noten sind himmlische Flügel. Wenn ich sie lese, dann erblicke ich ihr göttliches Gesetz, sehe die leichte Hand Mozarts, die sie flüchtig auf das Blatt geworfen hat. Ich schwebe dahin, lasse mich entführen. So verfliegen die Tage. Immer nur Kunst, kein Sport. Mein Hausgott ist übrigens Bach. Der Mathematiker unter den Komponisten. Wissenschaftler, dabei aber ein Genius der Seele. Beethoven liebe ich auch: *Pathétique*, Umbruch des Lebensgefühls, zur Hälfte gehört er noch zu Mozart, zur anderen schon zu Wagner. Da ist vor ein paar Jahren übrigens eine phantastische Edition von ihm erschienen, *Beethoven Violinkonzert* mit Anne-Sophie Mutter, sehr zu empfehlen.«

Er freut sich. Vergnügt hüpft er in die Höhe, winkelt die Arme an und wiegt den Oberkörper im Takt einer imaginären Musik.

»Kaufen Sie das, Anne-Sophie Mutter ist exzellent! Das wird Ihnen gefallen, können Sie auch verschenken und dabei Ihren guten Geschmack demonstrieren. Nun möchte ich aber mal darüber sprechen, weswegen ich heute eigentlich gekommen bin. Halten Sie sich fest, Herr Doktor. Ich erde Besitzer einer Harley-Davidson, Fatboy, dreißigtausend DM, achtzig PS, zweihundert Kilometer Spitze. Ein Killer! Ist schon bestellt! Ich brauche nur noch einen Lederanzug. Den lasse ich mir heute bei Ramazotti am Ku'damm anpassen. Ich dachte an ein knallig gelbes Rindleder, Oberschenkelinnenseite in Graphit abgesetzt. Exklusiver italienischer Schnitt! Damit zische ich vom Chamisso-Platz bis zum Kantseminar in der Freien Universität in zwölf Minuten durch! Ich wollte, dass Sie sich mit mir freuen.«

»Aber Borchardt, Sie haben doch gar kein Geld! Wie wollen Sie das finanzieren?«

»Geld?« Er blickt mich irritiert an.

»Geld ist doch kein Problem, das hole ich mir auf der Spielbank. Letzte Woche wäre ich dort fast mit viertausend DM nach Hause gegangen. Mutti hatte mir hundert DM zum Geburtstag geschenkt. Ich habe alles auf die 21 gesetzt. War dann leider, leider kurz abgelenkt und habe einen Moment lang nicht aufgepasst. Dabei ist die Kugel in das falsche Loch gefallen. Der ganze Zaster war auf einen Schlag weg! Mutti darf davon nichts erfahren. Aber nächste Woche ist Ostern, da bekomme ich wahrscheinlich wieder etwas geschickt. Diesmal werde ich mich konzentrieren!«

Er sieht mich entschlossen an. Dann nimmt er die Brille ab und wischt mit den Fingern den fettigen Schweiß fort, der sich in der Furche sammelt, die das schwere Brillengestell in den Nasenrücken eingegraben hat.

»Haben Sie ein Putztuch?«

»Ja, natürlich. Aber wie meinen Sie das: in das falsche Loch gefallen, nicht aufgepasst?«

Er reinigt ruhig die Gläser mit dem Tuch, das ich ihm gegeben habe, hält sie prüfend gegen das Licht und setzt die Brille wieder auf.

»Ich kann die Kugel beeinflussen. Ich weiß, Sie denken, der spinnt, aber glauben Sie mir, ich habe die Kraft dazu, ich kann sie zwingen.«

»Herr Borchardt, ich glaube eher, dass Sie krank sind. Sie brauchen einen Psychiater. Sie brauchen Hilfe.«

Er springt erregt auf, durchmisst das Sprechzimmer mit großen Schritten. Spricht mit sehr lauter Stimme, aber ohne zu schreien und ohne jede Intonation.

»Ach, Sie meinen, ich hätte eine Psychose? Sie sollten doch aber wissen, dass das bei herausragenden Naturen immer so ist. Geniale Menschen haben Gedanken, die den ›Normalen‹ verschlossen sind, ungewöhnliche Phantasien, überwältigende Kräfte.«

Er setzt das Wort »Normalen« mit beiden Händen in Anführungszeichen.

»Aber dass auch Sie jetzt darauf verfallen? Ich hatte Sie immer für niveauvoller gehalten. Na, egal. Ich komme trotzdem weiterhin zu Ihnen.«

Plötzlich wird er wieder ruhig, setzt sich hin und lächelt mich gönnerhaft an, als sei nichts passiert.

»Herr Doktor, sagen Sie mir doch bitte, interessiert sich die Yvonne auch für Musik? Ich denke, wir sollten mal einen kleinen Bachabend in meiner Wohnung machen. *Das Wohltemperierte Klavier* habe ich gut drauf. Wollen Sie auch zu meinem Konzert erscheinen?«

Er zwinkert mir zu.

»Abgesehen davon, dass Sie Yvonne in Ruhe lassen werden, steht sie wohl eher auf Richard Clayderman. Ich glaube nicht, dass sie mit Bach etwas anfangen kann.«

Ein paar Tage später kommt er lachend in die Sprechstunde.

»Sehen Sie mal, ich habe im Biochemischen Institut der Freien Universität meine Doktorarbeit eingereicht.« Er legt mir ein dünnes handgeschriebenes Script auf den Tisch. Vier Seiten, mit seiner schwungvollen blauen Goldfederschrift bedeckt.

»Arbeit zur Erlangung der Doktorwürde im Fach Bioenergetik, vorgelegt von Hubertus Borchardt. Eine neuartige Theorie zur Krebsentstehung.«

Es folgen einige Ausführungen zum Thema Krebs und Vitamine, unter anderem die Empfehlung, mehr Möhren und Äpfel zu essen. Die Arbeit schließt mit dem Satz: »Wenn die Menschen diese Maßnahmen befolgen, sind sie optimal geschützt und können damit uralt werden. Ihre Zellen werden nicht mehr vorzeitig zerstört.«

Nur eine einzige Quelle – einen Artikel aus dem *Stern* – hat er angeführt.

»Einsteins bahnbrechende Arbeiten aus dem Wunderjahr 1905 waren auch nicht viel dicker. Und wissen Sie, was der Professor Witte geantwortet hat?« Borchardt lässt sich in einen Sessel vor meinem Schreibtisch fallen.

Er zieht einen Brief aus der Jacketttasche und beginnt zu lesen: »Sehr geehrter Herr Borchardt, Sie haben beim Pförtner in der Thielallee 63 einen vierseitigen Brief hinterlegt, den Sie als Arbeit zur Erlangung einer Doktorwürde im Fach Bioenergetik bezeichnen. Ihr Schreiben schicke ich Ihnen wieder zurück, da es bei weitem nicht ausreicht, um damit im Fach Bioenergetik zu promovieren. Mit freundlichen Grüßen, und so weiter.«

Er lehnt sich zurück und fängt laut zu lachen an.

»Ist das nicht witzig? Diese deutschen Professoren! Kleben immer am Althergebrachten, erkennen nie rechtzeitig die wahre Bedeutung einer Sache! Und hinterher wollen sie es alle geahnt haben.«

Er lacht übermütig und reibt sich die Tränen aus den Augenwinkeln.

»Dieses verbeamtete Professorenpack. Unglaublich! Haben Sie schon jemals so viel Arroganz und Borniertheit erlebt?«

Beim Lachen ist er auf seinem Hintern immer weiter vorgerutscht und liegt jetzt fast im Sessel.

»Herr Borchardt, ich stelle Ihnen eine Überweisung für den Psychiater aus. Gehen Sie zu Dr. Köhler. Ich rufe ihn nachher an und avisiere Sie für die nächsten Tage.«

Borchardt wird plötzlich ernst. Er setzt sich auf, verkrampft beide Hände um die Armlehnen und sieht mich durchdringend an.

»Aber Herr Doktor, ich muss mich doch sehr wundern: Ich dachte, darüber hätten wir bereits abschließend gesprochen?!«

In einer Hausarztpraxis geht es zu wie in einer Großfamilie: Man geht gemeinsam durchs Jahr, es gibt Großzügigkeit und Eifersüchteleien, Empfindlichkeiten und Sympathien, Egoismus und Hilfsbereitschaft, Missverständnisse und große Gesten. Und natürlich immer wieder Geschenke. Besonders zu den großen Feiertagen. Und Ostern ist inzwischen nicht mehr fern. In der Küche stapeln sich Berge von Keksdosen und Schokolade, Weinflaschen und Konfektschachteln, Osterhasen in buntem Stanniolpapier oder durchsichtiger Plastikfolie. Weißwein in Bocksbeuteln und Eierlikör. Billiger Whisky neben teurem Cognac, Asti Spumante neben Veuve Cliquot und Jacobi 1880. Und zwischen all dem findet sich auch eine einsame Flasche Barolo, die mich sofort an Borchardt erinnert.

Ich wähle ein paar Sachen aus. Die Helferinnen nehmen sich Kleinigkeiten, ein Parfüm oder einen Toilettenartikel, eine Schachtel Pralinen oder ein bisschen Kaffee.

Wenn sich jeder etwas herausgesucht hat, packen wir Geschenktüten für den Briefträger, den Fensterputzer, den Müllmann, die Laborfahrerin, die Reinemachefrau, den Hausmeister, das Putzkommando des Gebäudes.

Und für einige mittellose Patienten. Natürlich wird auch Borchardt nicht vergessen.

»Also, Borchardt, die 103 Kilo haben wir inzwischen erreicht. Mit der Wette wird's ja wohl nichts mehr. Meine 55 DM kann ich auch abschreiben. Ich will aber nicht so sein, ich habe hier was für Sie.«

Ich gehe in die Küche, nehme die für ihn reservierten Süßigkeiten und den Barolo, packe alles in eine Plastiktüte und kehre ins Sprechzimmer zurück.

»Nehmen Sie nur, ich kann's mir gar nicht leisten, alles zu trinken oder zu essen, und Sie haben's ja auch nicht so dicke. Die Nummer mit dem Gewicht können wir ohnehin knicken.«

Borchardt freut sich wie ein kleines Kind. Er legt die Handflächen gegeneinander und hält sie senkrecht unter sein Gesicht.

»Ooch, Herr Doktor, das ist aber nett von Ihnen. Aber wenn Sie glauben, mein Gewicht hätte ich aufgegeben, dann irren Sie sich. Das schaffe ich, definitiv! Sehen Sie mal, hier ist das Attest von Dr. Herwig. Ich bin marathontauglich! Ich trainiere jetzt wieder jede Woche. Bin schon zwölf Kilometer am Stück gejoggt. Bis zum Herbst bin ich fit. Ich dachte an eine Anfangszeit von dreieinhalb Stunden.«

Ich lese mir Herwigs Bericht durch.

»Borchardt, Sie sind ein Traumtänzer, hier steht doch: ›Aufgrund des mangelhaften Trainingszustandes kann Herrn Borchardt allenfalls eine bedingte Marathontauglichkeit bescheinigt werden.‹ Und dann wollen Sie gleich dreieinhalb Stunden hinlegen?«

»Aber sicher, für einen Marathonlauf reicht meine Kondition allemal.«

»Na, Sie werden sich schon wundern, wie lang 42,2 Kilometer sein können.«

Borchardt ist nicht beeindruckt. Er hält seine Geschenktüte strahlend im Arm.

»Herr Doktor, was soll ich nur sagen. Das ist ja wie ...«

»Ostern«, falle ich ein.

»Ostern und Weihnachten zusammen.«

»Aber erzählen Sie's bloß nicht weiter. Das wäre mir peinlich, schließlich waren die Geschenke für mich.«

Borchardt stellt die Tüte auf den Boden, richtet sich auf und schiebt das Revers seines Jacketts mit beiden Daumen nach vorne.

»Herr Doktor, auf mich können Sie zählen. Und jetzt würde ich gerne alle Ihre Damen einladen und ein Fest veranstalten. Sie natürlich auch, wenn es sein muss.«

Er nimmt seine schwere Goldbrille ab, zieht mit dem Zeigefinger das linke Unterlid herunter und grinst mir kumpelhaft zu. Dann nimmt er seine Tüte wieder auf.

»Vielen Dank, Herr Doktor.«

»Aber nein, Borchardt, lassen Sie mal, wir haben ja genug davon. Danke für Ihre Einladung, ich kann sie aber leider nicht annehmen, zu wenig Zeit«, verabschiede ich ihn, während er gut gelaunt hinausstapft.

Einige Tage später ruft mich sein Vermieter Mayer-Löhns an.

»Guten Tag, Herr Doktor, es geht um Herrn Borchardt.«

»Ach du meine Güte! Was hat er denn angestellt?«

»Wie ich gehört habe, sollen Sie einen guten Draht zu ihm haben. Es tut mir wirklich leid, aber es hat so viele Beschwerden gegeben. Ich kann das jetzt nicht mehr ignorieren. Die Bewohner des Hauses beklagen sich bei mir. Ich habe ihm leider kündigen müssen.«

»Kündigen? Um Gottes willen, dann sitzt er ja auf der Straße. Das geht doch nicht! Nun sagen Sie schon, was hat er gemacht?«

»Er hat die Sträucher im Innenhof mit einem Schlauch gesprengt. Es war ein heißer Tag. Die Fenster der Wohnungen waren alle angekippt. Er muss wohl ziemlich angegangen gewesen sein. Die Hitze und der billige Fusel. Auf seinem Fensterbrett standen leere Weinflaschen und eine Whiskeypulle. Diese bunte Mischung hat ihm wohl den Rest gegeben. Jedenfalls hat er aus lauter Daffke mit dem Gartenschlauch in die Wohnungen des Erdgeschosses gespritzt. Sie können sich ja vorstellen, was da los war. Teppiche verdorben, Wasserflecke auf den Möbeln, Parkett aufgequollen. Die Leute sind stinksauer. Ich musste reagieren. Die anderen haben schließlich auch Rechte, nicht nur unser Herr Borchardt!«

Den Mittwochnachmittag verbringe ich mit dem Schreiben von Briefen an den Motorrad-Shop und den Vermieter. Zuerst aber rufe ich Borchardts Bruder in Lübeck an.

Dr. Maximilian Borchardt betreibt eine sehr erfolgreiche Unternehmensberatung. Piekfeine hanseatische Klientel: Reeder und Kaufleute. Ich bitte ihn, nach Berlin zu kommen, um die Schäden zu regulieren. Er ist nicht besonders überrascht und sagt sofort zu.

»Ich kann mir den nächsten Freitag freinehmen und dann drei Tage nach Berlin kommen. Es ist nicht das erste Mal, dass ich ihm aus der Patsche helfen muss. Aber sagen Sie es nicht unserer Mutter. Die Ärmste kann wegen Hubertus sowieso nicht mehr schlafen.«

Ich bin mir sicher, dass sich die Mieter besänftigen lassen, wenn der Bruder großzügig ist. Darauf verweise ich auch im Brief an den Vermieter. Ansonsten wiegele ich ab, beziehe mich auf Borchardts Krankheit, die im Hause bekannt ist, appelliere an sein Gewissen, spreche von Besitz und Verantwortung, Ethik, Glaube, Liebe, Hoffnung, bitte ihn, stillzuhalten, bis alles geregelt ist, und so weiter.

Dann noch der Motorrad-Shop. Diese Angelegenheit ist deutlich einfacher. Hier kann ich den Brief an den Rechtsanwalt von Missenbach als Gerüst benutzen, muss den Marmortisch nur durch die Harley-Davidson ersetzen. Um mir weitere Briefe und Telefonate zu ersparen, deute ich dem Verkäufer die Höhe von Borchardts monatlicher Rentenzahlung an.

Als alles erledigt ist, rufe ich Borchardt an.

»*Cogito ergo sum*, Analyse und Lösung menschlicher Probleme, Borchardt.«

»Guten Tag, hier ist Ihr Doktor.«

Auf der anderen Seite knirscht es in den Hörer. Er isst einen Apfel.

»Herr Borchardt, ich habe mich heute den ganzen Nachmittag nur mit Ihnen beschäftigt. Briefe geschrieben, telefoniert, antichambriert. Alles, damit Sie nicht auf die Straße gesetzt werden. Ich habe aber in Zukunft keine Zeit und keine Lust mehr, immer nur das glattzubügeln, was

Sie gerade zerknautscht haben. Deshalb sage ich Ihnen jetzt zum allerletzten Mal: Sie müssen therapiert werden, Sie haben eine Psychose. Sie brauchen Medikamente. Wenn Sie sich nicht helfen lassen wollen, kann ich auch nichts mehr für Sie tun. Ich komme einfach nicht mehr hinterher. Lösche ich einen Brandherd, haben Sie inzwischen schon wieder drei neue entfacht.«

Borchardt beißt ein ordentliches Stück ab. Er schmatzt beim Reden, während ihm der Saft hörbar im Munde umherfließt.

»Ich finde es nett, Herr Doktor, wie Sie sich um mich kümmern. Woran dachten Sie denn?«

»Sie müssen zu einem Psychiater.«

»Zu einem Psychiater, das finde ich interessant. Das sind Menschen, mit denen man sich gut unterhalten kann. Die Intellektuellen unter den Ärzten. Au, jetzt ist was runtergetropft. Roter Boskoop, saftig sauer. Alte Kulturorte. Vitaminreich und aromatisch. Das leiste ich mir einfach! Lieber am Monatsende ein paar Tage hungern!«

Er macht eine Pause und schluckt hörbar.

»Man soll eben nicht beim Essen reden, hat Mutti mir immer eingeschärft. Jetzt habe ich gekleckert und muss mir ein neues T-Shirt anziehen, bevor ich heute Nachmittag zu Veronika gehe. Diese alten Sprüche der Mütter. Gehen einem ein Leben lang nicht aus dem Kopf. Interessantes Thema, finden Sie nicht? Da können wir später mal drüber reden! Aber was ich noch fragen wollte: Haben Sie sich das mit dem Nachmittagskonzert bei mir überlegt? Sprechen Sie mit Ihren Damen, besonders mit Yvonne. Ich freue mich auf Sie alle. Ich möchte Ihnen etwas von dem zurückgeben, was Sie immer für mich getan haben. Sie bringen einen guten Wein und Kekse mit, und ich spendiere eine Tafel Schokolade. Ich schlage nächsten Mittwochnachmittag nach der Sprechstunde vor.«

Er beißt noch einmal krachend ab. Ich höre, wie der Saft

spritzt und ein verirrtes Stück Apfel gegen den Hörer klatscht.

»*An apple a day keeps the doctor away.* Nein, wissen Sie, Ihr Vorschlag ist nett, aber ich brauche keinen Arzt. Wirklich nicht. Ich bin doch selbst ein Heiler. Ich komme nur noch, weil ich Sie als kultivierte Persönlichkeit schätze. Das hat aber auch Grenzen. Bitte versuchen Sie nicht, mir Dinge aufzuschwatzen, die ich nicht benötige. Sagen Sie mir lieber, ob Sie am nächsten Mittwoch zu meinem Konzert kommen können.«

»Tut mir leid, Borchardt, aber da kann ich nicht. Mittwochs habe ich immer viele Termine.«

»Jetzt bin ich aber echt enttäuscht von Ihnen, Herr Doktor!«

Juli 1988, große Sommerhitze. Ein Hausbesuch in der Bergmannstraße steht an. An der Ecke Nostitzstraße biege ich links ein und gehe in Richtung Mehringdamm. Halte mich im Hausschatten. Die Restaurants servieren draußen, auf dem Bürgersteig. Vor der Grünbeere baumeln weiße Tischdecken in der Sommerglut. Jeder Platz ist besetzt. Die ersten Gläser Berliner Weiße grün oder rot werden serviert. Thunfischsalat, Krokant-Eisbecher, Coca Cola, Cappuccino oder Milchkaffee. Banana Split und Tiramisu. Ich schleppe meinen schwarzen Arztkoffer, schiebe mich an den Sitzenden vorbei. Es ist schwül, die Sonne prallt auf das Hemd. Ich bin matt, schwitze, ein Tropfen läuft zwischen den Schultern herab, es klebt in den Achseln.

Hoffentlich erkennt mich niemand. Ich mag keine Patientengespräche auf der Straße. An den Tischen junge Pärchen. Schauen sich verliebt in die Augen. Halten Händchen. Sitzen entspannt da, die Beine übereinandergeschlagen, genießen das Gefühl von Süden. Oder gucken sich um. Dort ein einsamer Herr, der im *Tagesspiegel* blättert und ohne hinzublicken in seinem Salat stochert. Zwei junge Frauen, kurze Röcke, Spaghettiträger, tief ausgeschnittene Shirts, beugen sich manchmal nach vorne. Lassen etwas sehen. Lachen auf, nippen Weißwein aus kältebeschlagenen Gläsern.

An einem Doppeltisch eine kleine Gruppe. Drei Frauen und ein Mann, Borchardt! Er führt das große Wort. Die Frauen, zwischen Mitte dreißig und Mitte vierzig, hängen an seinen Lippen. Lächeln ihm atemlos zu. Er spricht laut. Malt seine Worte mit den Armen. Rudert, holt aus, umarmt mal die eine, dann die andere, legt der dritten die Hand aufs Knie. Unterhält alle im Café. Keine der Frauen scheint eifersüchtig auf die anderen zu sein, alle strahlen ihn an. Seine Stimme dringt mühelos über drei Tische hinweg. Die Nachbarn hören aufmerksam mit. Als ich näher komme, schnappe ich Wortfetzen auf, etwas von »positivem *Energizing*«.

Ich habe ihn seit zwei Monaten nicht gesehen. Vom Vermieter oder irgendwelchen Händlern ist nichts mehr gekommen. Sein Bruder hatte sich schriftlich bei mir bedankt und einen Barolo geschickt, Jahrgang '68, in einer Kiste aus gelblichem Lindenholz. Auf der Flasche prangt ein handgedrucktes Etikett mit tintengeschriebener Unterschrift und Einzelnummer in verblassender brauner Farbe. Viel zu schade zum Trinken!

Borchardt hat mich bisher nicht wahrgenommen. Ich drehe den Kopf zur anderen Straßenseite, zögere nicht und eile vorbei.

»Herr Doktor«, donnert es über die Straße. »Kommen Sie doch bitte mal zu uns.«

Ich drehe mich um, mache ein überraschtes Gesicht und schiebe mich durch die Stuhlreihen.

»Ich habe Sie gar nicht gesehen. Sie sind aber auch von so viel Schönheit umgeben. Wie geht's denn? Ich muss mich leider sputen. Habe einen dringenden Hausbesuch.«

»Herr Doktor, seien Sie nicht so ungemütlich, einen kleinen Schluck müssen Sie schon mit uns trinken. So eilig kann der Besuch nicht sein, sonst hätte man doch die Feuerwehr gerufen! Bei der Hitze arbeiten! Sie sehen richtig leidend aus. Darf ich vorstellen: Marlies Strauch und Barbara Viebig, meine besten Freundinnen. Und das ist Frau Fischer von der Hope-Gesellschaft. Frau Fischer ist meine ›Lebensberaterin‹.«

»Meine auch, ohne sie sind wir verloren«, sagt Marlies Strauch. Barbara Viebig nickt zustimmend.

Frau Fischer hebt schmunzelnd die Arme. »Was soll ich bei so viel Schmeichelei machen?« Borchardt springt auf, schnappt sich schwungvoll einen Stuhl vom Nachbartisch. Dann bittet er die Damen zusammenzurücken und schiebt ihn mir hin.

»Wirklich nur fünf Minuten, Herr Doktor. Sie haben mir so oft geholfen. Ich möchte mich bedanken. Ich lade Sie zu einer Coca Cola ein. Die hilft phantastisch bei dieser Hitze.«

Damit winkt er die Kellnerin heran, die auch sofort seiner lauten Stimme folgt.

»Eine Coca Cola für meinen geliebten Herrn Doktor.«

Die Damen sehen mich interessiert an. Die Gäste an den Nachbartischen blicken unauffällig her.

»Wenn ich mir vorstelle, was Sie so alles am Hals haben. Reanimationen und Furunkel, Hochdruck, Magenschmerzen, Faulenzer, Adipositas, Workaholics. Sie können einem wirklich leidtun. Dabei haben die meisten doch nur eine Psychoknäcke.«

Er umfasst mit einer großangelegten Geste seine Nachbarinnen und wendet sich an mich.

»Darf ich erzählen, Herr Doktor?«

»Bitte, wenn Sie unbedingt wollen, aber nicht zu laut, es muss ja nicht die ganze Straße mithören.«

Borchardt tupft sich mit einem Tempo-Taschentuch die

Stirn, auf der kleine Schweißperlen dicht beieinanderstehen. Er beugt sich zu einer seiner Begleiterinnen hinüber.

»Wir beide, der Doktor und ich, müsst ihr wissen, haben schon einiges miteinander durchgestanden. Er hat mir mehr als einmal geholfen, mich gegen die Zumutungen des Establishments zu behaupten. Denn ihr könnt mir glauben, es ist wirklich schwer, große Dinge zu tun, wenn man nur von kleinlichen Geistern umringt ist. Zum Beispiel hatte ich mir einen Marmortisch gekauft, da wollte doch dieser Ignorant von Verkäufer sofort das Geld haben. Nun kam ich zu diesem Zeitpunkt aber gerade nicht an meine Moneten ran, weil sie noch in anderen Großunternehmen feststeckten. Dieses Verkäuferlein hat mich behandelt wie einen armen kleinen Schlucker und das gute Stück sofort wieder abholen lassen, diese Krämerseele. Genau dasselbe ist mir mit meiner Harley passiert. Als wenn ich nicht eine Woche später den ganzen Zaster auf den Tisch gepackt hätte!

Das Schärfste aber war dieser Professor, der meine Doktorarbeit überhaupt nicht begriffen hat! Was haben wir gelacht.«

Er sieht Barbara Viebig und Marlies Strauch triumphierend an. Und dann zu mir:

»Ich weiß, Herr Doktor, Sie fanden das alles auch witzig. Und zu guter Letzt noch diese Spießer in meinem Haus. Die hatten ja nun überhaupt keinen Humor. Egal. Schwamm drüber. Ich habe ihnen allen verziehen. War ein anstrengender Prozess für mich. Jetzt habe ich es begriffen. Man darf die Masse nicht zu sehr herausfordern. Von mir wird nichts Schlimmes mehr kommen. Ich habe meine Lektion gelernt. Mein Bruder hat mir ordentlich den Kopf gewaschen. Ich werde ab sofort immer artig sein. Und wissen Sie, was das Neueste ist? Ich habe jetzt mein eigenes Büro!«

Strahlend greift er in die Jackentasche und holt einen

Stapel Visitenkarten hervor. Büttenkarton mit einem Aufdruck in breiter goldener Schrift: »COGITO ERGO SUM.«

»Ich helfe Menschen, die in Not sind. Ich therapiere nur schwierigste Fälle. Besonders gerne nehme ich Patienten, die von anderen aufgegeben worden sind. Zu mir können Sie Ihren ganzen Psychoschrott hinschicken, Doktor! Sie haben doch gar keine Zeit dafür bei Ihrem Massenbetrieb. Ich nehme sie Ihnen ab. Ich habe die Muße. Arbeite individuell. Mache neue Menschen aus ihnen. Und wir beide werden jetzt endlich ein Team.«

Auf dem Rückweg, ungefähr eine Stunde später, ist Borchardt nicht mehr da. Auch seine Damen sind verschwunden. Fünf Minuten darauf betrete ich den kühlen Hausflur des Gebäudes, in dem sich meine Praxis befindet. Die Sprechstunde ist bereits vorbei, aber aus den Räumen dringt Lärm nach außen.

Ich öffne die Praxistür. Zuerst sehe ich Hubertus Borchardt, der vor der Anmeldung steht. Nein, er steht nicht, er springt herum. Ist splitternackt. Sein rosiger, schwitzender Leib wabbelt und wippt. Der Bauch überwölbt das Schamhaar, das Gemächt hüpft im Rhythmus seiner Sprünge auf und ab. Hinter dem Tresen steht Yvonne. Schreckensstarr blickt sie ihn an. Borchardt schreit und lacht, lacht und schreit.

Seine Kleidung liegt verstreut auf dem Boden. Die Brille weit entfernt auf dem Teppich. Die breiten Bügel glänzen im Licht, verbogen. Eines der dicken Gläser ist zersprungen. Borchardt trampelt auf seinem Armani-Jackett herum.

»Jetzt zieh dich endlich aus. Ich will deine Titten sehen!«

Er springt noch immer vor dem Tresen hin und her. Eine Hand hat sich an der Kante des Deckbretts festgekrallt, gerade ist er im Begriff, sich zwischen Wand und

Anmeldung hindurchzuquetschen, um hinter die Theke zu gelangen.

Yvonnes Augen und Mund sind aufgerissen. Sie ist in dem engen Raum, der zwischen Tresen und Wand bleibt, so weit wie möglich zurückgewichen. Hat instinktiv ihre Arme gehoben und vor der Brust gekreuzt.

»Los doch«, kreischt Borchardt. »Zieh dich aus.«

Er rast. »Wir tanzen jetzt, komm her.«

Dann geht alles sehr schnell.

Von dem Lärm aufgeschreckt, kommt meine junge Kollegin Doktor Karla Offermann aus dem Sprechzimmer gestürzt. Sie drückt die Klinke heftig nach unten. Ihre Schulter streift die Zarge. Die Tür knallt dumpf gegen die Wand.

»Was ist denn hier los!«

Borchardt dreht sich um und fährt sie an. »Nein, du nicht, du ziehst dich nicht aus, deine sind zu klein.«

Karla taumelt zurück. Unwillkürlich bedeckt auch sie ihre Brust mit den Armen. Ich trete einen Schritt vor. Hinter mir fällt die Praxistür ins Schloss. Borchardt schnellt abermals herum. Seine brennenden Augen sind rot unterlaufen. Der Hals ist voller hektischer Flecken.

»Ja, jetzt wird's lustig. Wir wollen Yvonne nackend sehen! Sag ihr, dass sie sich endlich ausziehen soll! Zeig deine Titten, du Aas!«

»Herr Borchardt, hören Sie auf, jetzt ist Schluss, Schluss, Schluss! Ziehen Sie sich an und gehen Sie nach Hause!«

Er starrt mich ungläubig an.

»Du meinst, ich soll mich anziehen?«

»Schluss! Aus! Basta! Feierabend!« Ich brülle.

Er hält inne, wie jemand, der in einem Film von einer Kugel getroffen wird. Erstarrt völlig. Dann fallen seine Schultern herab, sein Körper verliert alle Spannung.

»Herr Doktor, Sie sind ein Spielverderber. Ich hätte Sie für humorvoller gehalten.« Seine Stimme wirkt jetzt kraftlos. Dann leise: »War doch alles nur ein kleiner Spaß!«

»Ist ja schon gut.«

Ich sammle seine Sachen auf und reiche sie ihm. Die Hose, die Uhr, das Jackett. Die Sandalen. Ich lege einen Arm um seine bebenden Schultern. Er ringt um Fassung und zieht sich an. Langsam hört er auf zu zittern. Zum Schluss biege ich die Goldbrille gerade und setze sie ihm auf. Die hektischen Flecken an seinem Hals verblassen.

»Kommen Sie, wir gehen.«

Das Anziehen beruhigt ihn. Yvonne sieht uns apathisch zu. Ihr Kinn bebt leicht. Ihre Hände sind um die Kante der Tischplatte verkrampft. Weiß stechen die Knöchel hervor.

Borchardt blickt auf den Boden, wischt sich mit fahriger Geste durch das verschwitzte Haar: »Entschuldigen Sie bitte. Es hat mich mitgerissen. Ein einmaliger Ausrutscher. Kommt nicht mehr vor. Ich weiß doch, was man Damen schuldig ist.«

Er schlüpft in die Sandalen. Ich schiebe ihm das Hemd unter den Gürtel. Seine Unterhose, die er im Durcheinander ganz vergessen hat, stopfe ich ihm – schon im Gehen – ins Jackett.

»Meine Leidenschaften, Herr Doktor, ich bin eben ein dionysischer Typ. Ich nehme mir das, was ich brauche. Aber Sie haben Yvonne doch auch immer geil gefunden! Seien Sie mal ehrlich. Jetzt will sie mich bestimmt nicht mehr. Scheißabgang!«

Als wir draußen sind, schließen die Frauen die Eingangstür hastig ab. Krachend schiebt sich der Zylinder ins Schloss. Borchardt wohnt ein paar Nummern weiter. Ich bringe ihn nach Hause.

Als ich wiederkomme, sitzt Yvonne noch am Tresen. Ihr Blick ist stumpf. Karla Offermann hat ihren Humor schon wiedergefunden.

»Meine wollte er also nicht sehen. Was wird mein Freund dazu sagen?«

Zwei Tage später lässt mich der Vermieter Mayer-Löhns aus der Sprechstunde rufen.

»Ganz dringend. Kommen Sie sofort rüber. Jetzt ist er richtig durchgeknallt!«

Ich schnappe mir Karla. Eilig hasten wir die paar Häuser weiter, zum Chamissoplatz 24, Seitenflügel, Erdgeschoss.

Es ist ein heißer Tag. Im Hinterhof stehen alle Fenster weit offen. Ein paar Rentner und einige junge Frauen hängen an den Brüstungen. Neugierig und erschrocken, offenen Mundes. Aus Borchardts Wohnung wüster Lärm. Wagner. *Walkürenritt.* Die Anlage bis zum Anschlag aufgedreht. Man hört bis nach draußen Stühle auf den Boden schlagen. Gläser splittern. Teller scheppern gegen die Wand. Eine Flasche fliegt in hohem Bogen aus dem offenen Fenster und zerschellt auf dem Hofpflaster. Weißlicher Sektschaum perlt auf und fließt über die Steine.

»Die Party ist schon im Gange«, schreit mir Karla ins Ohr. Wir drücken uns an der Hauswand entlang, außer Reichweite von Borchardts Würfen, erreichen schließlich die Hoftür des Seitenflügels und schlüpfen in den Hausflur.

Sturmklingeln. Lange scheint er nichts zu hören, reitet inmitten des Walkürenschwarms.

Plötzlich wird die Wohnungstür aufgerissen. Wagner schwillt schmerzhaft an. Borchardt im Türrahmen. Groß, massig, vornübergebeugt. Trägt nichts als eine weiße Unterhose.

Dann sieht er mich und fängt an zu schreien. Übertönt Wagner.

»Da bist du ja, du Spielverderber, Spießer, Mucker, Angsthase. Wolltest Yvonne wohl für dich allein haben, du Parasit, du fieses Arschloch, hau ab, verpiss dich, kommst jetzt noch mit dieser Magerziege, wenn du nicht sofort verschwindest ...«

Schaum fliegt von seinen Lippen. Er dreht sich um und

springt in die Wohnung zurück, offenkundig auf der Suche nach einem weiteren Wurfgeschoss. Karla ist hinter mich zurückgewichen. Tastet nach der Klinke der Hoftür, findet sie, reißt sie auf, stürzt hinaus, ich hinter ihr her, ziehe die Tür zu, habe Watte in meinen Knien, da kracht es schon von innen gegen das Holz. Dann noch einmal. Glas splittert.

»Weg hier!«

Wir hasten zurück zur Praxis. Telefon: 110. Ich nenne meinen Namen. »Zwangseinweisung. Fremd- und Eigengefährdung! Schicken Sie ein paar Mann, am besten gleich einen ganzen Zug. Sonst kommen Sie gegen den nicht an.«

Fünf Minuten später ist die Straße voller Einsatzwagen. Laute, schwere Motoren, kreischende Bremsen. Blaues Blinklicht spiegelt sich in allen Fensterscheiben. Polizisten stürmen ins Haus. Stabile Gestalten. Kommen ein paar Minuten später mit Borchardt zurück. Er lässt sich widerstandslos mitnehmen. Jemand hat ihm einen Bademantel übergeworfen. Er trägt Hauspantoffeln. Die Brille mit den Goldbügeln und dem zersprungenen Glas hängt ihm schief im Gesicht. Er geht an mir vorbei. Sieht mich mit aufgerissenen Augen an und durch mich hindurch.

»Tut mir leid, Borchardt. Ging wirklich nicht anders.«

Schiebetüren krachen ins Schloss. Mannschaftswagen rumpeln mit grobem Stollenprofil über Bordsteinschwellen, entfernen sich mit Blaulicht und Martinshorn.

Und dann ist es plötzlich ganz still.

Eine Zwangseinweisung ist eine traumatische Erfahrung. Nicht nur für den Patienten, auch für den Arzt. Tage- und wochenlang quälen einen Schuldgefühle. Die letzten Bilder, Borchardt mit Schaum vor dem Mund, die weiße Unterhose. Und immer wieder sein leerer, starrer Blick, der durch mich hindurchgleitet.

Die Jungs im Krankenhaus werden ihn schon wieder hinkriegen. Aber was, wenn nicht?

Der Sommer vergeht. Ich rufe einige Male in der Nervenklinik Kreuzberg an, wo er eingeliefert worden ist.

»Es geht ihm schon viel besser, wir haben ihn mit trizyklischen Neuroleptika eingestellt, er ist stabiler, es wird aber noch ein paar Wochen dauern, bis wir ihn entlassen können.«

Langsam schwächt sich die Erinnerung ab.

Mitte Oktober 1988, der Altweibersommer neigt sich dem Ende zu. Ich kenne Borchardt seit einem Jahr. Er wird entlassen. Der Arztbrief trifft am selben Tag ein. Er ist fünf Seiten lang. Das Schreiben umfasst seine psychiatrische Anamnese, erwähnt frühere Klinikaufenthalte. Die Entlassungsdiagnose lautet: »Manie im Rahmen einer manisch depressiven Psychose«. Nach der Zwangseinweisung war er zunächst auf die geschlossene psychiatrische Aufnahmestation gekommen. Der Arztbrief beschreibt ihn in dieser Zeit als wach und orientiert. Sein Denken sei aber sehr beschleunigt gewesen, der Antrieb labil und erheblich gesteigert. Auf der Aufnahmestation blieb er drei Wochen. Anfangs habe er Lithium und Haloperidol bekommen. Die volle Dröhnung. Darunter habe sich sein maniformer Erregungszustand innerhalb weniger Tage zurückgebildet. Nach anfänglich geringer Kooperationsbereitschaft sei er später in der Stationsgemeinschaft gut zurechtgekommen. Er habe regelmäßige soziale Kontakte zu den Mitgliedern seiner Therapiegruppe unterhalten.

In Gesprächen seien seine weitschweifigen, assoziativ aufgelockerten und von Größenwahn und Omnipotenzideen geprägten Gedankengänge aufgefallen. Er habe von dem Plan berichtet, seine Lebensgeschichte in einem Buch zu dokumentieren, das auf mindestens eintausendfünfhundert Seiten angelegt sei, ein Werk, das jeden psychologischen Ratgeber erübrigen werde. Die Unterbringung im Krankenhaus deutete er als Auszeichnung, nicht jeder könne in diesen schweren Zeiten auf Staatskosten logieren.

Die vorgegebenen Therapieangebote habe er zwar mitgemacht, die Durchführung einer langfristigen stationären Therapie aber abgelehnt. Therapie langweile ihn, er wisse aus früheren Erfahrungen, dass er Gruppen schnell dominiere, sie bisweilen auch sprenge. Er sei aber bereit gewesen, sich medikamentös behandeln zu lassen.

Und so wurde er dann nach dreieinhalb Monaten schließlich entlassen: zur einen Hälfte geheilt, zur anderen Hälfte einfach nur sediert.

Ich erwarte ihn unruhig. Er erscheint nicht. Lässt sich Zeit.

Am vierten Tag schließlich sitzt er friedlich im Wartezimmer, als sei nichts gewesen. Wie früher hat er auf dem Sofa Platz genommen. Zurückgelehnt, den Bauch zwischen den gespreizten Oberschenkeln, blättert er im *Tagesspiegel*. Er blickt nicht auf, als ich die Tür zum Wartezimmer öffne.

Erst als ich ihn aufrufe, hebt er den Kopf, legt die Zeitung ordentlich zusammengefaltet auf den Tisch und steht langsam auf. Schlendert auf mich zu, gibt mir seine fleischige, lasche Hand und sagt leise: »Guten Tag, Herr Doktor.« Dabei blickt er flüchtig in meine Richtung, grinst etwas verlegen und drückt sich an mir vorbei ins Sprechzimmer.

Er hat sich in diesem Vierteljahr stark verändert, ist noch dicker geworden. Was früher kräftig an ihm war, hängt jetzt schlaff und teigig herab. Die Gesichtshaut aufgeschwemmt und bleich, die Haare fettig und unfrisiert. Strähnig fallen sie auf Kragen und Ohren. Es scheint, als habe sich auch sein Gesicht verändert. Es ist präsenter geworden. Natürlich: die Goldbrille ist verschwunden. Mit ihren breiten matt gebürsteten Metallbügeln hatte sie sein

Gesicht dominiert. Jetzt trägt er ein unauffälliges dünnes Horngestell, ein Kassenmodell. Seine schwammigen Züge fallen nun mehr auf. Die Augen wirken scheu und glanzlos unter den vorschießenden Augenbrauen.

Er sieht gewöhnlicher aus. Außer seiner Brille fehlt auch das Armani-Jackett. Nun trägt er einen verschlissenen Parka mit speckigen Knopfleisten und durchgestoßenem Kragen. Dazu zerrissene, ausgeblichene Jeans und einen abgenutzten Gürtel, der den sich vorwölbenden Bauch einschnürt. Auch die italienischen Maßschuhe sind verschwunden, haben Woolworth-Sportlatschen aus blauem Stoff Platz gemacht, deren Gewebe sich über den heraustretenden Ballen der Großzehen aufzulösen beginnt.

Er sieht gleichmütig aus. Lächelt freundlich, fast gütig, manchmal auch einfältig. Das Gesicht müde und maskenhaft. Die Bewegungen verlangsamt. Er wirkt stark gealtert.

»Borchardt, ich freue mich, Sie zu sehen. Endlich wieder frei! Das von damals tut mir leid. Aber ich musste Sie einweisen. Alles andere wäre zu gefährlich gewesen. Auch für Sie.«

Ich schaue ihn unsicher an. Er lächelt zurück, hat Fältchen in den Augenwinkeln. Dann sagt er leise:

»Aber sicher, Herr Doktor. Ich weiß doch, ich hatte einen akuten psychotischen Schub. Was sollten Sie denn machen. Da hätte ja sonst was passieren können.«

Er versucht, mir fest in die Augen zu sehen, aber sein Blick irrt ab.

»Die haben mich gut hingekriegt. Steht alles im Arztbrief. Alle drei Wochen soll ich eine Spritze Haloperidol bekommen als Dauermedikation. Mir geht es gut.«

»Und wie war es in der Klinik?«

»Ach, eigentlich ganz lustig. Ich habe mich gut mit der Stationsärztin verstanden, der Frau Müllweber. Von Radikalen hatte die allerdings keine Ahnung. Auch sonst war sie etwas unerfahren. Ich habe ihre Doktorarbeit redigiert.

Die üblichen orthographischen Probleme. Einiges war inhaltlich unverständlich, sprachliche Schnitzer, logische Fehler. Die jungen Akademiker von heute! Ein paar Abschnitte habe ich vollkommen überarbeiten müssen. Es waren interessante Wochen.«

Er lehnt sich zurück, verschränkt die Arme hinter seinem Kopf und blickt mich zufrieden an. Seine Augen blitzen spöttisch. Er lebt auf. Doch dann knickt sein Oberkörper plötzlich ein. Er zieht den Kopf zwischen die Schultern und fragt kleinlaut: »Meinen Sie, die Yvonne nimmt mir das von damals übel?«

Ich zögere eine Sekunde.

»Nein, bestimmt nicht. Ich meine, wir sind doch alle Profis. Sie weiß ja, dass Sie krank waren.«

Er sieht mich zweifelnd an.

»Wirklich nicht? Es ist mir wichtig.«

»Nein, nein, Herr Borchardt. Machen Sie sich nur keine Sorgen.«

»Na, dann ist es gut.«

Er lehnt sich erleichtert zurück.

»Herr Borchardt, nun also willkommen im freien, wilden Leben. Sie haben es ja selbst gesagt, dass Sie alle drei Wochen zur Spritze kommen.«

»Ja, natürlich. Haloperidol. Ein klassisches Neuroleptikum in Depotform. Wirkt sedierend, hält die blühende Manie im Zaum.«

»Ich sehe, Sie sind wie immer bestens informiert. Dann gehen wir mal in die Ambulanz.«

Nebenan öffnet er bereitwillig den Gürtel. Seine zerrissenen Jeans sinken bis zu den Knien herab. Er lässt mich die ölige Substanz, die beim Spritzen weh tut, gleichmütig injizieren.

»Also, Herr Borchardt. Gewöhnen Sie sich erst mal an die Freiheit. Wir sehen uns in genau drei Wochen wieder. Werden Sie auch wirklich daran denken, zu kommen?«

»Herr Doktor, natürlich! Was glauben Sie denn? Ich weiß doch, dass ich ab jetzt immer Medikamente brauche. Keine Angst. Wir sehen uns in drei Wochen.«

»Na, was meinen Sie, soll ich Sie mal wieder wiegen?«

Er blickte mich freundlich an und beginnt zu lachen.

»Aber nein, Herr Doktor. Lieber nicht.«

Die drei Wochen sind schnell vergangen. Anfang November sitzt Borchardt an einem Montagvormittag pünktlich im Wartezimmer.

Er wirkt straffer als beim letzten Mal. Die Haare geschnitten und gewaschen, der Händedruck etwas fester. Der Blick nicht mehr so unstet.

»Schön, dass Sie da sind, Herr Borchardt. Kommen Sie klar mit dem Medikament? Wie sieht es aus?«

»Ganz gut, Herr Doktor. Ein bisschen ruhig alles, aber ganz erholsam. Vielleicht etwas langweilig. Ich muss mich noch dran gewöhnen.«

»Was haben Sie in den drei Wochen gemacht?«

»Nicht so viel. Fernsehen, etwas Klavier, *Bild*-Zeitung. Ab und zu war ich bei Barbara. Die hat einen Wagen. Einen zehn Jahre alten Polo. Netter kleiner Flitzer. Ich würde auch gerne wieder Auto fahren. Vor fünf Jahren habe ich leider meinen Führerschein verloren. Ich hatte meinen Wagen auf der Mittelspur des Hermannplatzes geparkt. Eigentlich eine Lappalie, war eben Pech. Aber nun ist alles in Ordnung. Jetzt muss man mir die Pappe wieder zurückgeben. Ich werde mich demnächst drum kümmern. Und Sie müssen mir ein Attest schreiben, dass ich gesund bin.«

Ich stöhne auf.

»Also, lieber Herr Borchardt. Sie wissen hoffentlich, dass ich immer auf Ihrer Seite bin. Ich wünsche Ihnen in allem viel Glück. Aber bitte verlangen Sie nicht von mir, dass ich Ihnen in dieser Frage helfe. Das kann ich nicht machen.«

Er lacht mich mit offenem Gesicht an.

»Aber warum denn nicht, Herr Doktor. Sie würden mir damit so eine große Freude machen.«

Seine Brauen heben sich erwartungsvoll. Die Augen stehen weit offen.

»Ja, ich weiß. Es tut mir auch leid. Aber hier kann ich nichts für Sie tun. Ich bin mir wirklich nicht sicher, ob Sie wieder ein Auto fahren sollten. Nein, also, ich glaube, eher nicht.«

Seine Schultern fallen herab. Die Mundwinkel erschlaffen.

»Warten Sie mal.«

Ich gehe rasch in die Küche. Entnehme einer Schublade Süßigkeiten und Gebäck, packe alles in eine Plastiktüte. Kurz darauf kehre ich ins Sprechzimmer zurück.

»Hier, das ist für Sie, Borchardt. Zum Trost dafür, dass ich Ihnen nicht helfen kann.«

Er schluckt hörbar.

»Herr Doktor, das ist ja eine Überraschung. Also, das ist wirklich so nett. Und nun mache ich ein kleines Fest und lade Barbara ein. Wollen Sie nicht auch kommen? Es wird lustig. Bringen Sie doch Ihre Damen mit.«

»Das ist sehr reizend von Ihnen, aber ich habe keine Zeit. Die Arbeit frisst mich auf. So, und jetzt gehen wir in die Ambulanz, damit ich Ihnen die Spritze geben kann.«

»Äh, also, darüber wollte ich mit Ihnen noch mal reden. Ich habe mir den Waschzettel von Haloperidol durchgelesen. Da steht drin, dass das Mittel impotent macht. Als ich letzten Sonntag bei Barbara war, habe ich das gemerkt.«

»Herr Borchardt, Sie wissen doch, Sex findet im Kopf statt. Sie lesen so was im Beipackzettel, und schon geht nichts mehr. Das ist Ihre lebhafte Phantasie!«

Ich öffne die Ampullenschachtel und hole das Blatt heraus.

»Sehen Sie mal, hier steht nur drin, dass es Erektionsstörungen geben kann. Kann, nicht muss, und das auch nur in seltenen Fällen.«

»Na, ich weiß nicht, Herr Doktor, ich kenne doch meinen Körper, ich werde es genau beobachten. Gut, dann geben Sie mir halt die Spritze, wir werden sehen.«

Anfang Dezember, Kälte und Nässe kriechen in die Knochen. Borchardt erscheint zu seinem Termin drei Tage verspätet. Er ist lebhafter als beim letzten Mal. Trägt noch immer den abgenutzten Parka, der aber sauber ist, darunter einen dünnen, grauen Rollkragenpulli. Er redet einfach drauflos.

»Es geht mir gut, Herr Doktor. Wenn ich bloß wieder Auto fahren dürfte. Barbara will mir ihren Wagen borgen. Und fürs Benzin reicht das Geld allemal. Ich habe mit dem zuständigen Sachbearbeiter im Referat Fahrerlaubnisse gesprochen. Ich brauche das Attest von Ihnen, nur so habe ich eine Aussicht, den Führerschein zurückzubekommen. Sicher, ich muss noch mal die Prüfung machen. Außerdem den Idiotentest. Aber dann kriege ich die Pappe. Fehlt nur Ihr Schreiben! Ich biete Ihnen dafür ein Honorar von hundert DM.«

Er sieht mich erwartungsvoll an.

»Wissen Sie eigentlich, wie viel Sie mir inzwischen schon schulden? Erinnern Sie sich mal an unsere Wetten wegen Ihres Gewichts. Und an die vielen Atteste, die ich umsonst für Sie verfasst habe. Borchardt, schlagen Sie sich das bitte aus dem Kopf. Sie haben die Pappe damals verloren, weil Sie einen psychotischen Schub hatten. Weil die Polizei das gemerkt hat. Weil der Amtsarzt so entschieden hat. Sie haben null Chancen, eine solche Entscheidung jemals rückgängig zu machen. Ob mit meiner Hilfe oder ohne. Sie haben einen Eintrag in Ihrer Akte. Den bekommen Sie nie wieder raus! Verstehen Sie doch endlich. Das ist irreversibel. Gottvater hat gesprochen.«

»Herr Doktor, der Macht der Vernunft kann sich auch die Verwaltung nicht entziehen. Ich bin wieder gesund! Der Führerschein steht mir zu.«

Er lacht fröhlich. Dann fügt er mit verschwörerischer Miene hinzu:»Mal was anderes, ich habe es diesmal genau beobachtet. Meine Libido hat sich verringert! Barbara war richtig beleidigt. Außerdem sind vermutlich meine Leukozyten runtergegangen, denn ich bin ständig erkältet. Es gibt keine andere Erklärung. Steht alles im Waschzettel. Sie müssen sich den mal ganz genau durchlesen. Das ist ein sehr gefährliches Medikament. Ich denke, wir verlängern das Intervall auf sechs Wochen. Dann werden die Nebenwirkungen hoffentlich verschwinden!«

»Aber die Wirkung ebenfalls, und Sie wissen, was das bedeutet.« Ich blicke ihn ernst an. Er lacht fröhlich zurück. Auch weiteres Zureden vermag ihn nicht zum Umdenken zu bewegen. Schließlich gebe ich auf. Wir gehen in die Ambulanz, ich injiziere ihm das Haloperidol.

»Also gut, in sechs Wochen.«

»In sechs Wochen, und machen Sie sich keine Sorgen.«

Barbara Viebig ist eine unauffällige Frau. Mittelgroß, schlank, graublondes, dünnes Haar, das sie kinnlang trägt und in der Mitte scheitelt. 45 Jahre, blasse Gesichtshaut, wenig Konturen. Sie redet mit leiser, tonloser Stimme. Ihr Gesicht ist unbewegt. Während des Gespräches sitzt sie aufrecht im Stuhl und starrt mich unverwandt an. Der Eindruck wird dadurch verstärkt, dass ihre Augen wie bei einer Basedow'schen Schilddrüsenerkrankung hervorstehen. Das wirkt befremdend. Nach einer Weile gewöhne ich mich aber daran. Trotzdem suche ich immer wieder nach Spuren von Anteilnahme. Sie spricht unmoduliert, wie dahingeleiert. Aber das, was sie sagt, ist deutlich differenzierter als der Ausdruck ihres Gesichtes und ihrer Stimme. Ein irritierender Gegensatz.

»Herr Doktor, mein Psychiater bittet um eine Blutuntersuchung. Wegen des Lithiums. Alle halbe Jahre müssen die Nierenwerte überprüft werden.«

»Können wir machen, Frau Viebig. Weswegen bekommen Sie das Lithium?«

»Ich habe eine Schizophrenie. Deshalb werde ich seit fünfzehn Jahren von Dr. Köhler behandelt.«

»Eine Psychose also, aha. Und wie kommen Sie damit zurecht?«

»Schlecht, ich leide unter Depressionen. Außerdem höre ich immer Stimmen. Aber es geht jetzt so halbwegs. Zum Glück gibt es Frau Fischer von der Hope-Gesellschaft, das ist ein gemeinnütziger Verein, der psychisch Kranke betreut. Leute wie mich. Wir sind uns übrigens im Sommer schon einmal begegnet. In der Grünbeere. Frau Fischer war da, Marlies Strauch, Hubertus und ich.«

»Ja, richtig, ich erinnere mich. Wann haben Sie zum ersten Mal bemerkt, dass Sie eine Psychose haben?«

Ihr Gesicht bleibt maskenhaft.

»Das war, als ich siebzehn war. Ich ging damals aufs Gymnasium. Es kam ganz plötzlich. Wie immer wollte ich morgens zur Schule gehen. Ich trat auf die Straße. Plötzlich brannte um mich herum alles. Überall Flammen, die Steine brannten, der Fluss brannte, die ganze Stadt fackelte lichterloh. Da merkte ich, dass ich verrückt geworden war. Danach kamen jahrelang immer wieder Kliniken und Therapien. Später konnte ich sogar noch studieren, ich bin dann Kauffrau geworden. Seit '87 bin ich berentet.«

»Kennen Sie Herrn Borchardt gut?«

»Wir kennen uns. Von der Hope-Gesellschaft und auch generell aus der Grünbeere. Man trifft doch immer dieselben Menschen. Nur unseren Kreis. Wir lernen ja niemand anderen kennen. Ich kann das gut verstehen. Wer möchte schon mit uns zu tun haben? Hubertus ist eigentlich ganz amüsant. Manchmal. Aber auch sehr anstrengend. Wenn ich depressiv bin, kann ich seine Lebhaftigkeit nicht ertragen. Dann will ich mich zurückziehen, aber das geht nicht bei ihm. Er ist so fordernd. Immer will er was von mir. Und ich möchte gar nicht. Die Medikamente haben mir alle Libido genommen. Da ist keine Sinnlichkeit mehr. Mir würde es reichen, wenn er einfach nur da wäre. Um mir Gesellschaft zu leisten. Wir sind so eine Art Notgemeinschaft. Aber er ist immer gierig. Ich kann ihm nichts entgegensetzen, wenn er damit ankommt. Meine Energie reicht einfach nicht aus.«

Sie starrt mich an.

»Als er aus dem Krankenhaus kam, war es schrecklich. Dieser Abbau! Und jetzt lebt er wieder auf, wird langsam wieder anstrengend. Also, irgendwie ist es immer schlimm mit ihm. So oder so. Neuerdings belagert er mich wegen meines Autos. Er will es unbedingt fahren. Das will ich aber nicht. Das ist mein kleines Auto, meins!«

Hier kommt zum ersten Mal etwas Nachdruck in ihre Worte. Dann fährt sie wieder kraftlos fort: »Und wenn er erst mal den Führerschein hat, werde ich nichts mehr machen können. Dann wird er es mir wegnehmen. Ich würde mir wirklich wünschen, dass er den nicht kriegt. Der macht doch nur Unsinn damit. Glauben Sie, dass er ihn zurückbekommt?«

»Nein, Frau Viebig! Also, da machen Sie sich bitte keine Sorgen. Das geht nicht. Kann gar nicht gehen. Mit der Vorgeschichte hat er keine Chance!«

»Ja, das wäre schön. Für mich, und ich glaube auch für ihn.«

Sie starrt mich unverwandt an, steht dann langsam auf.

»Kann ich jetzt zur Blutabnahme gehen?«

Sie gibt mir ihre kleine kaltfeuchte Hand und geht mit leisen Schritten hinaus.

Zur vierten Spritze erscheint Borchardt erst nach sechseinhalb Wochen.

»Lieber Herr Borchardt. Ich dachte schon, Sie wollten
die Therapie abbrechen.«

»Oh nein, Herr Doktor. Keinesfalls! Ich brauche Ihre
Medikamente. Aber Sie kennen mich doch, ich habe den
Waschzettel genau studiert. Und die Fachliteratur. Tagelang habe ich in der Uni-Bibliothek recherchiert. Dabei bin
ich auf einen ganz wichtigen Zusammenhang gestoßen,
der im Beipackzettel bewusst verschwiegen wird, natürlich
nur, um den Umsatz zu steigern. Dieser Zusammenhang
ist aber von extremer Wichtigkeit. Haloperidol ist eine lipo-
phile Substanz, also ein Medikament, das vorzugsweise im
Fettgewebe gespeichert wird. Pharmaka dieser Art haben
daher eine Halbwertzeit, die sehr stark vom Body-Mass-
Index des Patienten abhängt. Mein BMI ist inzwischen aufgrund meiner Inaktivität auf 35 angestiegen. Für meinen
Fall ergibt sich eine Halbwertzeit von 45 Tagen. Nun wollen
wir mal nachrechnen.«

Er runzelt fröhlich die Stirn.

»Das sind genau sechseinhalb Wochen. Und die sind
heute um!«

Er blickt mich triumphierend an. Sein rechter Arm
fährt in großem Bogen nach oben. Die Stimme wird noch
fester:

»Und Sie wissen ja. Halbwertzeit heißt, dass erst die
Hälfte abgebaut wurde. Wenn wir nicht verdammt aufpassen, bekommen wir eine gigantische Kumulation.«

»Also, was Sie sich immer so zusammenlesen. Nicht
ganz einfach, alles nachzuvollziehen, aber überzeugend
sind Sie, das muss ich schon zugeben.«

Er lacht laut. Sitzt aufrecht im Stuhl, das Haar ordentlich gekämmt.

»Ja, ja, langsam kommt wieder Leben in die Bude. Frau
Viebig freut sich natürlich auch, dass ich wieder Kraft

habe. Wenn ein Mann so schlaff rumhängt, das mögen die Frauen nicht, Herr Doktor.«

Seine Augen blitzen mich fröhlich und Zustimmung erwartend an.

»Ich habe übrigens sehr ermutigende Gespräche im Bezirksamt geführt. Unter anderem mit der Behindertenbeauftragten. Die hat mir einen Termin beim Amtsarzt vermittelt. Gleich mit Begleitschreiben. Nachdem Sie sich ja verweigert haben, Herr Doktor.«

Er sagt es freundlich und ohne Vorwurf. Ich stöhne gequält auf.

»Alles verlorene Liebesmühe, Herr Borchardt. Der Amtsarzt kann Ihnen genauso wenig helfen wie ich.«

»Wir werden ja sehen, Herr Doktor. Der Führerschein ist nicht mehr weit. Wollen wir wetten? Ich setze fünfzig Mark gegen einen guten Barolo.«

Und grinsend: »Na, ich weiß ja. Das hatten wir schon mal.«

»Genau, Herr Borchardt. Also lassen wir das Wetten. Sie haben noch jede Menge Schulden bei mir. Ich gebe Ihnen jetzt lieber Ihre Spritze.«

»Gut, meinetwegen, Herr Doktor. Aber wegen der Kumulationsgefahr müssen wir die Dosis halbieren. Sie geben mir heute eine halbe Ampulle, den Rest werfen wir fort. Dann gehen wir kein Risiko ein.«

Gabriele Fischer von der Hope-Gesellschaft ist eine freundliche, hübsche Frau Ende dreißig. Sie besitzt genau die richtige Ausstrahlung für ihren Job. Blonde kräftige Naturlocken, rote Pausbacken mit Grübchen, die sich, wenn sie lacht – und sie tut es oft – tief eingraben; die Taille leicht gerundet. Sie hat zwei halbwüchsige Knaben und sogar einen Mann dazu, wie sie betont. Ihre Augen strahlen mich an. Ihr Händedruck ist fest und warm. Aus jeder Körperfaser sprüht Lebensfreude. Sie strömt einen gesunden und frischen Geruch nach Rosmarin-Seife aus. Am auffälligsten aber ist ihre Stimme. Ein anheimelnder, sanfter Wohllaut, der alles wie mit einem schmiegsamen, seidigen Schal umhüllt.

Diese Ausstrahlung, die ihr die Natur geschenkt hat, kann sie gut gebrauchen, denn beruflich befindet sie sich auf einem Vorposten der Zivilisation. Ihr Tätigkeitsfeld ist die Welt der Zuhälter und Nutten, Fixer, Obdachlosen und Stricher, der Geschlagenen und Psychotiker. Ihre Aufgabe ist es, die Dinge in diesen bizarren Lebensbereichen zu regeln – soweit das überhaupt möglich ist. Und das tut sie mit einer Selbstverständlichkeit, als wäre dies die natürlichste Umgebung, die man sich für eine Frau vorstellen kann, als sei sie in der Gesellschaft dieser Menschen aufgewachsen. Aber sie tut noch viel mehr. Wo immer sie auftaucht, geht es den Menschen besser. Nur dadurch, dass sie da ist. Ihre Stimme tröstet die Mühseligen und Beladenen, sie mildert die Verhältnisse, auch die schwierigen.

Dabei sieht sie die Dinge etwas anders als ich. Einen Versager bezeichnet sie als jemanden, der vom Unglück verfolgt ist. Ein hoffnungsloser Fall ist einer, der gerade eine schlimme Phase durchmacht. Ein hässlicher Mensch jemand, dessen Schönheit sich nicht auf den ersten Blick erschließt. Fiesheit entkrampft sich zu fehlender Kameradschaftlichkeit. Untreue zu Vergesslichkeit. In der Brutalität entdeckt sie die Verlassenheit, deren Kern, die Gefühlsarmut, zwangsläufig zur Seelenstörung führe. Von dort aus ist es dann nicht mehr weit bis zur Melancholie, an deren Ende sich Resignation abzeichnen müsse. So schmilzt das Schreckliche zu verdaulichen Häppchen zusammen. Und an diesem Punkt packt Gabriele Fischer an. Hier fängt sie ihre Klienten auf.

Genauso, wie sie das Schlechte mildert, hebt sie das Mittelmäßige. Der Gelegenheitsjob beim Drogeriemarkt wird ein Karrieresprungbrett, der im dritten Anlauf bestandene Hauptschulabschluss reift in ihrem Mund zur glänzenden Bewährung.

Indem sie die Dinge so sieht, tröstet sie ungemein, auch wenn man ihre Sichtweise nicht teilt.

Ich höre ihr gerne zu, denn solange sie spricht, kann die Welt kein schlechter Ort sein, gibt es immer noch Hoffnung. In ihrem Mund läutert sich das Wesen der Dinge zum Reinen, verlieren Niedertracht und Chaos ihren Schrecken.

Bei alledem kann Frau Fischer mit ihrer sanften Stimme und ihren mütterlichen Hüften auch sehr mutig sein. Wenn es sein muss, geht sie – nur mit ihrem Knirps bewaffnet – ins Bordell, um den Kerlen mit den Rolexuhren ihre Meinung direkt ins Gesicht zu sagen. Gabriele Fischer ist die kleine Jeanne d'Arc Kreuzbergs.

»Herr Doktor, ich kümmere mich seit Jahren um Herrn Borchardt, Frau Viebig und Frau Strauch. Das sind ganz liebe Menschen. Die haben sehr viel Pech gehabt im Leben. Aber jetzt geht es ihnen schon viel besser. Etwas macht mir aber doch ein bisschen Sorgen.

Der Hubertus hat so eine fixe Idee. Er will seinen Führerschein wiederhaben. Ich glaube, Sie sind informiert, warum man ihn damals entzogen hat. Wenn er jetzt wieder Auto fährt, also, ich weiß nicht. Die vielen Medikamente ... Und manchmal ist er doch so unvernünftig, wie ein kleiner Junge.«

Sie lächelt besorgt, legt den Kopf zur Seite. Locken fallen auf ihre linke Schulter.

»Und dann die Barbara Viebig. Sie ist so ein feiner Mensch. Die kann einfach nicht nein sagen. Und Herr Borchardt wiederum ist sehr direkt. Der deutet einiges manchmal falsch. Wenn Frau Viebig schweigt, dann meint sie nein. Und Herr Borchardt denkt, wenn sie nichts sagt, dann hat sie auch nichts dagegen. So passieren viele Missverständnisse. Hubertus ist wie ein großer vernaschter Bär, der Barbaras Honig möchte, aber die hat gar keinen. Jedenfalls nicht im Augenblick. Nur merkt der Hubertus das nicht.«

Hier bricht sie ab. Lächelt etwas unsicher. Hebt prüfend die Augenbrauen und zieht sie dann energisch zusammen.

»Jedenfalls, der Führerschein. Er ist wie besessen von der Idee, den wiederzubekommen.«

Ich schweige hingerissen. Ihre Stimme wird noch ein paar Grad wärmer.

»Was kann man denn tun, um ihn zu schützen? Er hört ja nicht auf uns.«

»Auf mich hört er auch nicht.«

Frau Fischer spitzt bekümmert die Lippen.

»Was meinen Sie denn als Arzt? Halten Sie es nicht auch für gefährlich, wenn Hubertus fährt? Ich meine, diese Medikamente ...?«

»Nein, das für sich allein wäre noch kein Drama. Frau Viebig bekommt ja ebenfalls Antidepressiva. Das eigentliche Problem ist seine mangelnde Krankheitseinsicht. Nach seiner Entlassung hatte ich zunächst den Eindruck, dass er begreifen würde, dass er krank ist. Aber inzwischen schleicht er sich langsam aus der Therapie heraus.«

Gabriele Fischer schüttelt betrübt den Kopf. Schiebt sich eine Lockensträhne hinter das linke Ohr.

»Wir werden aufpassen müssen. Aber ich bin erleichtert, dass Sie es als Arzt genauso sehen wie ich. Ich hatte schon ein schlechtes Gewissen, dass ich mich eingemischt habe. Jetzt kann ich es Ihnen ja sagen: Ich war letzte Woche beim Referatsleiter für Fahrerlaubnisse, Herrn Felgner. Ich wollte einfach mal Auskunft über Hubertus haben. Erst war er etwas reserviert, aber als wir ins Gespräch kamen, ist er aufgetaut und hat sich die Akten kommen lassen. Das Ergebnis ist folgendes: Man bekommt den Führerschein nicht so einfach wieder zurück, wenn man ihn aufgrund einer Psychose verloren hat. Das heißt, er meinte, es ist wohl sehr schwer. Man müsste schon als geheilt gelten. Und dazu wiederum benötige man das Gutachten eines Psychiaters oder eines Amtsarztes.«

»Und das wird er nicht bekommen. Sie brauchen sich also keine Sorgen zu machen und können beruhigt weiter mit Ihrem Auto fahren.«

»Gott sei Dank. Ich würde mich gar nicht auf die Straße trauen, wenn ich wüsste, dass Hubertus unterwegs ist. Es ist natürlich immer schwierig mit ihm. Aber ich mag ihn auch. Er war so sprühend. Ein richtiger Vulkan. Jetzt leider fast erloschen. Na, ich hoffe, er wird wieder.«

Als Frau Fischer geht, hinterlässt sie in meinem Sprechzimmer den Nachhall ihrer weichen Stimme und den frischen Duft von Rosmarin.

Es ist Mitte März 1989, Schneematsch bedeckt die Straßen, weicht die Schuhe auf. Zur fünften Spritze erscheint Borchardt wieder nach sechseinhalb Wochen. In seinem eigenen Rhythmus ist er pünktlich. Er wirkt lebhaft, aber nicht überdreht. Seine langen Haare sind glatt nach hinten gekämmt und glänzen gegelt. Sie reichen bis zum Kragen hinunter und verleihen ihm ein künstlerhaftes Aussehen.

»Herr Doktor«, näselt er scherzhaft mit hanseatischem Einschlag. »Herr Doktor, es gibt gute Nachrichten. Sehr gute.«

»Aha, na, ich bin gespannt.«

»Ich habe mit dem Amtsarzt Herrn Dr. Buschmann gesprochen, und das Gespräch verlief absolut positiv. Ich konnte ihn davon überzeugen, dass ich wieder vollkommen gesund bin. Er hat einen Bericht für den Referatsleiter verfasst. Der Rest ist Formsache. Voraussetzung ist, dass ich hundertprozentig drogenfrei bin. Daher müssen wir natürlich das Haloperidol absetzen. Das ist aber auch nicht weiter schlimm, weil ich überhaupt gar keine Beschwerden mehr habe.«

Triumphierend streckt er seine rechte Faust in die Höhe.

»Borchardt, ich verstehe gar nicht, wie Sie an Dr. Buschmann rangekommen sind«, bringe ich verdattert hervor.

»An Dr. Buschmann? Das haben Sie nicht erwartet, nicht wahr? War aber ganz einfach. Über Herrn Felgner, den Referatsleiter. An dessen Sekretärin kam ich natürlich nicht vorbei. Aber irgendwann musste dieser Mensch ja auch mal sein Büro verlassen. Und in der Cafeteria habe ich ihn dann gekeilt. Ein typischer CDU-Fuzzi ist das. Ich brauchte nur das Verkehrskonzept von Rot-Grün auseinanderzunehmen. Das fand er alles sehr schlüssig. Danach blieb ihm nichts weiter übrig, als mir Vernunft zu bescheinigen. Und mich an Dr. Buschmann weiterzuleiten. Der war inzwischen schon von der Behindertenbeauftragten weichgeklopft worden. Ja, und so bin ich schlussendlich zu meinem Recht gekommen.«

Er lehnt sich entspannt zurück, streckt die Beine unter meinen Schreibtisch, stützt die ausgestreckten Arme auf die Tischplatte.

»Ich bin wieder gesund. Lassen Sie uns nach vorne blicken. Herr Felgner hat netterweise das Sozialamt angewiesen, die Kosten für den Kurs zu übernehmen. Sobald ich den Führerschein habe, kann ich wieder am öffentlichen Leben teilnehmen. Meine Mutter in Lauenburg besuchen, zur Freien Universität fahren, meine philosophischen und naturwissenschaftlichen Studien fortsetzen. Und überhaupt: Autofahren ist einfach geil. Ich habe mir schon mal ein Theoriebuch gekauft. Kleiner Test: Welches Fahrzeug muss außerorts vor Bahnübergängen bei rotem Blinklicht schon unmittelbar nach der einstreifigen Bake warten?«

Er sieht mich erwartungsvoll an. Ich runzele die Stirn.

»Muss ich so etwas wissen?«

»Wenn Sie ein Auto fahren wollen, auf jeden Fall. Sie haben doch einen Wagen?«

Ich nicke.

»Nun, ich sage es Ihnen. Ein LKW mit neun Tonnen zulässiger Gesamtmasse. Bei Ihrem jetzigen Wissensstand würden Sie sich ziemlich anstrengen müssen, die Prüfung zu bestehen.«

»Ich würde glatt durchfallen.«

»Ganz so hart wollte ich es nicht ausdrücken, Herr Doktor. Aber vielleicht kommen Sie mal, zur Auffrischung in meinen Kurs. Das müssten Sie natürlich selbst bezahlen.«

Anfang April ist der letzte Schnee endlich geschmolzen, Frühling liegt in der Luft. Das ganze Wartezimmer ist voll schniefender und hustender Patienten. Die meisten ohne Termin. Verquollene Augen, vereiterte Tonsillen, fiebergerötete Gesichter, verrotzte Kinder, gestresste Mütter. Hektische Zweitreihenparker. Und inmitten der Meute: Borchardt. Entspannt lehnt er an der Rückenlehne des Sofas. Zufrieden lächelnd, blättert er in dem Buch *Sizilianische Paläste,* das im Wartezimmer ausliegt. Sicheren Schrittes betritt er das Sprechzimmer.

»Herr Doktor, gratulieren Sie mir, es ist geschafft.«

Er blickt mich erwartungsvoll an.

»Geschafft, was?«

Er hebt den Kopf und verkündet mit fester Stimme: »Ich habe meinen Führerschein wieder. Das ganze Procedere im Eilverfahren durchgepaukt. Die Prüfung im ersten Anlauf bestanden. Und zwar als Bester meiner Gruppe, wie mir der Fahrlehrer zugeflüstert hat.«

Ich schweige verdutzt.

»Endlich, endlich. Ich habe es Ihnen ja gesagt. Ich schaffe das. Und was ist jetzt mit den fünfzig DM? Jetzt müssen Sie zahlen.«

Ich verziehe den Mund.

»Also, von Geld wollen wir lieber nicht reden. Geben Sie mir bitte Bescheid, wenn Sie fahren. Damit ich mir Urlaub nehmen kann. Und schonen Sie die arme Frau Viebig, die hängt an ihrem Polo.«

November 1989. Die Mauer fällt, Berlin steht Kopf. Der Einzige, den das nicht interessiert, ist Hubertus Borchardt. Er fährt, so oft es geht, Auto. Im Dezember fällt der erste Schnee. Und obwohl Frau Viebig sich keine Winterreifen leisten kann, bringt er den Polo sicher durch die Schneegestöber. Er hat ihr Gefährt vollständig übernommen. Alles scheint gut zu gehen.

Ein paar Wochen später sehe ich Barbara Viebig an einem Tisch in der Grünbeere sitzen. Sie ist allein, nippt an einem Orangensaft und winkt mir. Ich trete ein und setze mich zu ihr.

»Nun, wie ich sehe, ist alles heil an Ihnen. Lebt ihr Wagen auch noch?«

Sie nimmt einen kleinen Schluck und zeichnet mit ihrem rechten Zeigefinger die Karos der Tischdecke nach.

»Ja, es ist noch alles ganz. Hubertus ist eigentlich ein guter Fahrer, aber den Führerschein ist er schon wieder los.«

»Ach nee, was ist passiert?«

Ich bestelle bei der vorbeieilenden Kellnerin einen Kaffee. Das Lokal ist um diese Zeit halbleer. Trotzdem wirkt sie gestresst. Ganz anders Frau Viebig.

»Er ist dreimal in der Woche in Sanssouci joggen gegangen. Kurz vor Weihnachten wollte er sich einen Pulsmesser kaufen, um seine aerobe Schwelle auszutesten. Natürlich am anderen Ende der Stadt, in Spandau. Er fährt ja so gerne hin und her. Dort hatte er sich einen Langlaufladen in der Altstadt ausgesucht, der in einer Einbahnstraße liegt. Hubertus ist bewusst verkehrt herum reingefahren, ich konnte es ihm nicht ausreden. Leider stand ein Polizeiwagen in der Nähe, die haben uns angehalten.«

»Ich ahne schon, es gab eine Diskussion.«

Frau Viebig seufzt auf und beginnt, die Karos der Tischdecke ein zweites Mal nachzuzeichnen. Mein Kaffee kommt.

»Das stimmt, er hat die Polizisten sehr eindringlich belehrt, dass er keinen Fehler gemacht habe, sondern dass aufgrund der Relativitätstheorie hier eine symmetrische Situation vorliege, die die Umkehrung der Verkehrsrichtung aufhebe. Er wurde wieder sehr heftig, die Polizisten fühlten sich verschaukelt und haben ihm den Führerschein abgenommen. In der folgenden Gerichtsverhandlung kam alles zur Sprache, und jetzt ist er den Schein endgültig los.«

Sie nimmt wieder einen kleinen Schluck.

»Gott sei Dank haben sie ihn nicht eingewiesen.«

Im April 1990 erhalte ich einen Anruf aus der Fachklinik für Psychiatrie in Feucht. Der Kollege hat Trauriges zu berichten.

»Herr Borchardt hat im Februar auf dem Hauptbahnhof Nürnberg versucht, einen ICE an der Abfahrt zu hindern. Der Zug hatte sich bereits in Bewegung gesetzt, rollte langsam an, als der Patient hinzusprang und versuchte, ein Bein zwischen ICE und Bahnsteigkante zu zwängen. Zum Glück war es der letzte Waggon. Er wurde einige Meter mitgeschleift und fiel dann hinter dem ausfahrenden Zug auf das Bahngleis. Er trug schwere Verletzungen davon, hat aber überlebt. Natürlich mit zig Brüchen an Becken und Beinen sowie einer Schädelfraktur. Zwei Wochen lag er im künstlichen Koma, er musste mehrfach operiert werden. Nachdem die Chirurgen ihn entlassen haben, ist er zu uns in die Psychiatrie gekommen, Zwangseinweisung. Er ist seit einer Woche auf meiner Station.«

»Und wie geht es ihm?«

»Körperlich ist er einigermaßen stabilisiert, er humpelt an zwei Krücken durch die Gänge, hat sich hier inzwischen recht gut eingeführt und ist allgemein beliebt. Ein ganz bemerkenswerter Patient übrigens. Ich rufe Sie an, um Sie zur Vorgeschichte zu befragen. Haben Sie ältere Arztbriefe?«

»Oh, ja, eine ganze Bibliothek, ich faxe Ihnen den letzten zu. *Pars pro Toto*. Wie lange wird er voraussichtlich bei Ihnen bleiben?«

»Das kann ich leider noch nicht absehen. Sie müssen nach der Entlassung natürlich streng darauf achten, dass er seine Medikamente einnimmt.«

Ich danke für den Hinweis, spreche noch von fehlender Krankheitseinsicht und freier Willensentscheidung. Komme aber nicht weit.

»Entschuldigung, hier ist ein Notfall.« Dann höre ich nur noch ein Tuten in der Leitung.

Im November 1990 bekomme ich Besuch von Gabriele Fischer. Ihre frischen Wangen leuchten mir entgegen. Der Gang ist leicht, aber fest. Sie trägt einen dünnen schwarzen Pulli, darunter eine gestärkte weiße Bluse. Dazu einen beigen Rock, der ihre gerundeten Hüften betont und die Waden frei gibt. Der Klang ihrer Stimme erfüllt den Raum. Lachend tritt sie auf mich zu und gibt mir ihre warme Hand.

»Herr Doktor, ich freue mich immer, wenn ich Sie sehe.«

»Und ich erst, Frau Fischer! Haben Sie Nachrichten von unseren gemeinsamen Patienten?«

Sie setzt sich, schlägt die Beine übereinander und zieht den Rock zurecht.

»Jede Menge Neuigkeiten! Erst mal das Schlechte. Frau Strauch ist in der Klinik. Sie hat letzte Woche versucht, sich mit Tabletten das Leben zu nehmen. Man hat ihr dann im Magdalenen-Krankenhaus den Magen ausgespült. Sie ist

254

jetzt auf der Krisenstation, ich habe sie gestern besucht. Im Augenblick ist sie in einem ganz tiefen Loch. Aber da holen wir sie schon wieder raus.«

Sie wischt sich eine Locke aus der Stirn und schiebt sie hinters Ohr.

»Und jetzt das Gute. Hubertus wird demnächst entlassen! Endlich, nach neun Monaten! Er kann schon ohne Krücken laufen, isst wieder anständig, hat fast keine Schmerzen mehr und inzwischen ordentlich an Gewicht zugelegt. Trägt die alte Wampe, so wie Sie ihn kennen.«

Gabriele Fischer lacht.

»Ich dachte, wir müssen darüber sprechen, wie es in Zukunft weitergehen soll. Beim letzten Mal hat er sich ja der Therapie nach und nach entzogen. Wir sollten es dieses Mal anders anstellen. Er könnte Sie weiterhin regelmäßig besuchen, denn er mag Sie sehr. Sie sind so etwas wie sein Alter Ego, behauptet er jedenfalls. Auf jeden Fall ist ihm der Kontakt zu Ihnen wichtig. Therapeutisch sollten wir ihn aber in Zukunft besser bei Dr. Köhler anbinden. Da geht es nicht so familiär zu wie bei Ihnen. Ich hoffe, dass er sich dort mehr zusammenreißen wird. Ich werde noch mit ihm reden, wenn Sie einverstanden sind.«

Ich muss nicht lange über ihren Vorschlag nachdenken.

»Oh, das ist eine gute Idee, Frau Fischer. So wird es viel besser gehen. Kollege Köhler für die harte Arbeit, und ich kann mich auf die Plauderstunde zurückziehen.«

»Aber Herr Doktor, Sie wissen doch, wie wichtig diese ›Plaudereien‹ für Hubertus sind.«

Sie lächelt mich schelmisch an.

»Ja, ja, ich weiß schon. War nur ein Witz. Wie ist er denn so drauf?«

»Sehr gut. Zuversichtlich. Schmiedet schon wieder Pläne. Sie werden sehen.«

Sie erhebt sich, gibt mir ihre vertrauenerweckende Hand. Im Vorbeigehen streift ein Duft von Rosmarin-Seife meine Nase. Ihr blonder Haarschopf wippt auf den Schultern.

»Auf Wiedersehen, Herr Doktor.«

Ihre weiche Stimme klingt noch in meinen Ohren, als sie längst verschwunden ist.

Einen Monat später, im Dezember 1990, wird Borchardt entlassen. Er lächelt verlegen, als er durch die Tür ins Sprechzimmer tritt. Seine Schultern fallen nach vorne, die Arme hängen schlaff herab. Die Gesichtshaut teigig und blass. Er hinkt etwas auf dem linken Bein. Die Haare sind kurzgeschnitten und ordentlich frisiert, aber stark ergraut. Er trägt immer noch das schlichte Kassenmodell. Eine lange Narbe zieht sich über die linke Gesichtshälfte. Sie beginnt am Augenwinkel und führt hinab bis zum Kaumuskel. Ein glatter, sauberer Schnitt. Der linke Mundwinkel hängt etwas, offenbar ist bei dem Unfall der Facialisnerv verletzt worden.

»Da bin ich wieder«, sagt er leise und macht eine Pause. »In Zukunft soll ich zu Dr. Köhler gehen, er wird mir das Haloperidol spritzen.«

Sein Blick irrt neugierig umher, wie bei Menschen, die nach langer Haft endlich freigekommen sind. Aber er ermattet schnell. Dann lächelt er resigniert.

»Schade, ich würde lieber zu Ihnen kommen.«

»Sie können mich trotzdem jederzeit besuchen, Herr Borchardt. Wir unterhalten uns wieder über alles. Das ganze Spektrum. Sie wollen mich doch nicht einfach ausklinken.«

Er zieht den rechten Mundwinkel fast unmerklich nach oben. Wirkt tief erschöpft.

»Entschuldigen Sie bitte, Herr Doktor, wenn ich heute nicht allzu lange bleibe. Ich bin sehr, sehr müde. Wollte nur mal Hallo sagen und zeigen, dass ich noch lebe. Wir sehen uns dann. Auf Wiedersehen.«

In den folgenden Monaten und Jahren kommt er nur noch gelegentlich. Meist geht es um kleinere Dinge. Blutdruck messen oder die Laborwerte bestimmen lassen. Manchmal hat er Rückenschmerzen. Auch macht ihm die beim Unfall verletzte linke Hüfte zu schaffen. Mit Dr. Köhler telefoniere ich hin und wieder. Es scheint alles gut zu gehen. Borchardt ist alle drei Wochen bei ihm und lässt sich ohne Diskussionen die Haloperidolspritzen geben.

Der Sommer 1993 ist warm und trocken. Anfang Juni komme ich an einem heißen Abend an der Grünbeere vorbei. Draußen dämmert es. Fenster und Türen stehen weit offen, so dass ich in den erleuchteten Gastraum hineinblicken kann. Stimmengewirr von innen. Geschlossene Gesellschaft. An einem der Tische hat sich eine kleine Runde zusammengefunden, deren Mitglieder ich kenne. Hubertus Borchardt zusammen mit Gabriele Fischer, Barbara Viebig und Marlies Strauch. Auch Frau Strauch habe ich in den letzten Jahren gelegentlich in der Praxis gesehen. Sie ist eine füllige, schwarzhaarige Frau Anfang vierzig. Immer still und in sich gekehrt. Trägt stets bequeme Kleidung in gedeckten Farben. Das Gesicht etwas aufgedunsen und ungeschminkt. Alles an ihr wirkt zurückgenommen, und erst auf den zweiten Blick erkennt man, dass sie schöne braune Augen hat. Früher war sie Sekretärin bei einer Speditionsfirma, ist durch die Klinikaufenthalte aber immer wieder ausgefallen. Wegen ihrer Erkrankung wurde sie vor drei Jahren berentet. Borchardt ist häufig mit ihr zusammen. Mit ihr oder mit Barbara Viebig oder mit beiden.

»Halloho«, flötet Gabriele Fischer. »Ja, wer kommt denn da? Nur herein, leisten Sie uns etwas Gesellschaft, bloß ein Viertelstündchen, nicht eine Minute mehr, keine Widerrede!«

»Schon überredet«, rufe ich, gehe hinein, nehme mir einen freien Stuhl und lasse mich neben ihr nieder.

Mir gegenüber sitzt Borchardt, der auf Marlies Strauch einredet. Sie antwortet aber nicht, starrt nur auf ihren Teller und stochert mit der Gabel in ihrem Käsekuchen herum. Er reibt sich heftig die inzwischen abgeblasste Narbe in seinem Gesicht, die wie ein kräftiger Schmiss aussieht. Als er mich bemerkt, springt er erfreut auf, schüttelt mir schwungvoll die Hand. »Guten Tag, Herr Doktor, feiern Sie mit uns, es ist eine Lust, zu leben.«

Frau Fischer neigt sich zu mir. »Das hier ist der Juni-Treff der Hope-Gesellschaft. Bei uns ist es immer richtig gemütlich. Alle freuen sich, und Hubertus geht es wieder gut, wie Sie sehen. Selbst mit Haloperidol.«

»Na, Gott sei Dank, das freut mich wirklich für ihn.«

Ein knappes Jahr später, im Mai 1994, besucht mich Gabriele Fischer wieder in der Praxis.

»Hallo, Frau Fischer, was machen Ihre Jungs?«

»Die sind jetzt zwölf und vierzehn, die beiden Schlingel. Manchmal sind sie Rabauken, aber eigentlich sehr lieb. Wir mögen uns, auch wenn sie gerne einen auf Macker machen.«

Dann wird sie ernst.

»Eigentlich komme ich mit schlechten Nachrichten. Können Sie sich noch an Marlies Strauch erinnern?«

»Marlies Strauch, natürlich, sie war schon lange nicht mehr bei mir.«

»Sie ist tot, hat sich vor einem Monat das Leben genommen. Ist aus dem dritten Stock gesprungen. Schrecklich! Sie muss es wirklich gewollt haben.«

Zum ersten Mal sehe ich Tränen in ihren Augen.

»Oh, das tut mir leid. Das muss für die anderen beiden auch schlimm sein.«

Sie nickt und wischt sich die Augen mit dem Handrücken.

»Ja, und so schmilzt unser Kreis immer mehr zusammen. Dabei war es immer so nett mit ihr. Sie hatte früher einmal so eine positive Ausstrahlung. Warum hat sie das nur getan!«

Lebhaft wirft sie den Kopf in den Nacken und zieht leicht die Nase hoch. Ich reiche ihr zwei Tempos.

»Sie können sich nicht vorstellen, wie diese Menschen bei unseren Treffen aufblühen. Nur Marlies war immer stiller geworden. Sie ließ niemanden mehr an sich ran. Hubertus hat sich wirklich um sie bemüht. Ihr Tod ist ihm sehr nahegegangen. Er kommt nicht mehr zu uns. Und letzte Woche rief mich Dr. Köhler an. Hubertus ist seit zwei Monaten nicht mehr zur Spritze erschienen. Ich habe mehrfach versucht, ihn telefonisch zu erwischen, konnte ihn aber nicht erreichen. Habe ihn auch zu Hause nie angetroffen. War er denn in letzter Zeit mal bei Ihnen?«

Sie sieht mich besorgt an.

»Nein, schon längere Zeit nicht mehr. Ich glaube, im März das letzte Mal. Wir haben über Montesquieu geplaudert.«

»Über Montesquieu, so habe ich mir die Gespräche zwischen Arzt und Patient immer vorgestellt.«

Ein Lächeln huscht über ihr verweintes Gesicht.

»Ich werde mittags zu ihm rübergehen. Vielleicht habe ich ja Glück.«

»Das ist gut.« Sie richtet sich auf und legt die Hände wie zum Gebet aneinander.

»Bringen Sie ihn bitte wieder zurück zu uns, wir wollen ihn nicht auch noch verlieren.«

Sie steht auf, wendet sich zum Gehen.

»Montesquieu, war das nicht das Prinzip der Gewaltenteilung? Jetzt staune ich selbst. Das ist der einzige Begriff, den ich aus meinem mündlichen Examen behalten habe. Ich hätte nicht gedacht, dass mir dieser Name in meinem Leben noch einmal begegnen würde.«

Sie zwinkert mir zu.

»Sie machen das schon mit Hubertus.«

In der Mittagspause gehe ich zu Borchardt hinüber. Er wohnt noch immer Chamissoplatz 24, im selben Haus wie damals, ist aber inzwischen in den ersten Stock gezogen, in die »Belle Etage«, wie er sie nennt. Ich klingele, es öffnet niemand, ich schiebe einen Zettel unter der Tür durch. Spreche später auf seinen Anrufbeantworter. Er ruft nicht zurück.

»Es geht mir ganz gut, wenn nur die Depressionen nicht wären.«

Frau Viebig sitzt ruhig vor mir. Sie trägt ein dünnes Kleid an diesem schwül-heißen Augusttag. Das Wartezimmer ist leer. Die meisten Menschen verlassen an solchen Tagen ihre Wohnung nur, wenn es sich nicht vermeiden lässt. Barbara Viebig spricht wie immer mit leiser tonloser Stimme. Bewegt kaum einen Muskel ihres Gesichtes.

»Sind Sie eigentlich noch psychotisch?«, frage ich vorsichtig.

»Ja, aber nicht mehr so häufig und nicht mehr so intensiv«, erwidert sie. »Manchmal dringt zwar noch Energie von außen in mich ein. Das ist dann sehr unangenehm, und ich fühle mich seltsam und schlecht oder werde panisch. Aber ich komme damit inzwischen besser zurecht. Jetzt dauert es nur noch ein paar Stunden. Früher lag ich tagelang in meinem Bett, wie angekettet. Wollte raus, konnte aber nicht. Ich war nicht faul, sondern eben nur wie festgeklebt. Darüber war ich ganz unglücklich, denn ich wollte doch aufstehen. Es ging einfach nicht.«

Ihre Züge zeigen keinerlei Regung, aber sie wirkt stabil. Ihre kleine Welt ist gefestigt.

»Mein Leben ist sehr einfach. Ich koche und mache meine Wäsche, gehe einkaufen, treffe meine wenigen

Freunde. Auch den Hubertus. Das mit Marlies hat ihn ziemlich aus der Bahn geworfen. Medikamente können einem ja doch nicht helfen, hat er gesagt. Deshalb ist er auch nicht mehr zu Dr. Köhler gegangen.«

Sie blickt auf, ihre Stimme bleibt monoton.

»Dafür kam er in letzter Zeit wieder öfter zu mir. Manchmal mehrmals in der Woche. Gelegentlich hat er mich eingeladen. So auch letzten Mittwoch. Sein Bruder hatte ihm etwas Geld geschickt. Da ist er dann immer ganz freigiebig. Was er hat, teilt er gern. Wir sind ins Terrazzo am Breitscheidplatz gegangen, neben der Gedächtniskirche, direkt am Wasserklops. Er geht oft dahin, weil er dort Aufsehen erregen kann. Volksreden schwingen.«

»Reden? Er hält also wieder Reden.«

»Ja, schon seit einiger Zeit. Letzten Mittwoch also, wir saßen in diesem Café und aßen unser Eis. Da kam er wieder auf sein Lieblingsthema, die Rettung der Welt. Na, Sie kennen ihn ja, er steigert sich dann richtig rein und lässt sich auch nicht mehr beruhigen. Er wurde immer lauter.«

»Und was ist dann passiert?«

Frau Viebig blickt mir starr ins Gesicht.

»Die Leute an den Nachbartischen sahen schon zu uns rüber, weil er so laut redete und rumfuchtelte. Mit einem Mal sprang er auf, rannte durch die Tischreihen und forderte alle auf, mit ihm zu beten. Ich glaube, er hielt sich für Jesus. Alle sollten mit ihm ins Wasser steigen, er wolle sie taufen. Aber die lachten nur oder zeigten ihm einen Vogel. Es war mir sehr peinlich. Mein Mund ist so trocken, kann ich ein Glas Wasser haben?«

Ich hole einen Becher, fülle ihn mit Mineralwasser und reiche ihn ihr. Sie nimmt ein paar kleine Schlucke. Fährt fort.

»Irgendwann sprang er in das Wasserbecken, tauchte unter, kam wieder hoch und schöpfte sich mit den Händen Wasser auf den Kopf. Dabei schrie er: ›Ich taufe mich selbst,

ich bin der Befreier.‹ Und dann kletterte er auf den glitschi-
gen Wasserklops, wie ein Affe. Außer mir fanden das wohl
alle furchtbar lustig, einige bogen sich vor Lachen.«

Sie nimmt wieder einen kleinen Schluck.

»Dann zog er sich blitzschnell aus und warf seine Sachen in weitem Bogen ins Wasser. So stand er nackend auf
der Spitze des Felsens, hob beide Arme zum Himmel und
fing an, laut zu beten, in so einem Singsang. ›Ich bin der
neue Heiland, ich werde euch erlösen.‹ Er wirkte dabei völlig entrückt.«

Sie bricht ab. Lässt das Gesagte nachklingen.

»Armer Hubertus, nun ist es also wieder so weit?«

»Ja, das ist es.« Sie seufzt tonlos.

»Dann kippte seine Stimmung. Er begann die Zu-
schauer zu beschimpfen. ›Ihr habt Jesus verraten und ge-
kreuzigt. Und nun wollt ihr mich auch ans Kreuz schlagen.‹ Er tobte und schrie und benutzte Ausdrücke, die ich
hier gar nicht wiedergeben möchte. Es war furchtbar!«

Sie schweigt erschöpft.

»Plötzlich war die Polizei da, sie kletterten auf Leitern
zu ihm hoch, er aber pinkelte auf sie herab. Es dauerte eine
Weile, bis sie ihn heruntergeholt hatten. Er wehrte sich
nicht mehr. Jetzt ist er in der Nervenklinik Kreuzberg. Und
ich konnte ihm gar nicht helfen, das war schlimm.«

Sie nimmt noch einen Schluck aus dem Becher.

»Ja, dann muss ich mal wieder. Hubertus werden wir
wohl eine ganze Weile nicht sehen. Der arme Kerl, jetzt
beginnt alles wieder von vorne. Ich glaube, das hört nie
auf.«

An einem sonnigen, klirrend kalten Wintertag im Februar 1995 wird Borchardt nach einem halben Jahr entlassen. »Es ist richtig schön gewesen. Ich habe den Laden
ordentlich in Schwung gebracht. Man kennt sich ja so langsam.«

Nun ist er ganz grau geworden. Neben der großen Narbe, die vom Bahnunfall herrührt, haben sich tiefe Kerben in sein Gesicht gegraben. Aber die Augen blitzen noch immer angriffslustig.

»Was hat man Ihnen verordnet?«

»Wieder einmal Haloperidol. Herr Doktor, ich kann da einfach kein durchgehendes Konzept erkennen. Mal dämpfen sie mit Lithium, mal arbeiten sie antipsychotisch mit Neuroleptika.«

Ich stelle ihm die entscheidende Frage: »Wollen Sie sich ab jetzt wieder regelmäßig Ihre Spritzen geben lassen? Sie wissen, warum das unbedingt sein muss?«

Borchardt fährt auf.

»Ja, sicher will ich das, aber das Wichtigste, Herr Doktor, sind ja wohl die Vitaminzufuhr und die Bilanzierung der Spurenelemente.«

Innerlich seufze ich. Er ist immer noch psychotisch. Es folgt ein Exkurs zum Thema Spurenelemente und Vitamine, genauso brillant wie wahnsinnig. Er entwickelt ein in sich schlüssiges Konzept zur Feinabstimmung und tageszeitlichen Abfolge der beiden Wirkstoffe. Wie immer bin ich fasziniert, auf welch hohem Niveau er seine wirren Ideen zu präsentieren vermag. Wegen der unterschiedlichen Wirkungsdauer will er alle Komponenten auf fünf Tagesdosen verteilen, wodurch sich seine Nachtruhe auf vier Stunden und 48 Minuten verkürzt. Die abweichenden biologischen Verfügbarkeiten und eine unüberschaubare Fülle von Wechselwirkungen geben dem Ganzen den Schwierigkeitsgrad eines Gleichungssystems mit zwölf Variablen. Zum Schluss weist er stolz darauf hin, dass er bei der Lösung allein auf seinen genialen Geist angewiesen gewesen sei, da er ohne PC auskommen müsse.

Geduldig habe ich mitangesehen, wie Borchardt in Fahrt gekommen ist. Seine Arme sind zu Windmühlenflügeln geworden. Nun kämpft sich ein Schweißtropfen in der

tiefgekerbten Wangennarbe Richtung Kaumuskel. Triumphierend blickt er auf. Nimmt die Brille ab, wischt die be-
schlagenen Gläser trocken.

»Sie sehen, Herr Doktor, ich habe meine Zeit in der Nervenklinik nicht verplempert.«

Spricht's, springt auf, gibt mir einen raschen, aber kräftigen Händedruck und verabschiedet sich mit einem inten-
siven Blick. Als er hinaus ist, öffne ich den verschlossenen
Umschlag, den er mitgebracht hat. Darin liegt der Arztbrief aus der Klinik. Er ist sechs Seiten lang, ein halber
Roman! Borchardts Persönlichkeit animiert alle Ärzte zu
ausführlichen Briefen.

Sein Kontakt zum Klinikpersonal sei wechselhaft gewesen. Mal kollegial, mal dozierend, manchmal sei er in wo-
chenlangem katatonischen Rückzug versunken gewesen,
habe gequält und angespannt gewirkt. Dann Aufklarung,
Katharsis, Gespräche über sein verfehltes Leben. Schließlich Kooperationsbereitschaft, Gesprächsgruppenteil-
nahme, Haloperidol, Entlassung.

Ich falte den Brief zusammen und lege ihn in die Krankenakte zu den anderen Papieren. Die Karteimappe beginnt sich bereits aufzuwölben, ihre Kanten werden dünn,
stoßen an einigen Stellen durch und reißen an den Ecken
auf. Ich nehme einen Gummiring aus dem Schreibtisch
und schlinge ihn um das dicke Konvolut.

Ein paar Monate später ruft mich Dr. Köhler an. Borchardt
klage wieder einmal über die Nebenwirkungen der Ha-
loperidol-Therapie. Er habe die Spritzen von sich aus abgesetzt. Er sei davon überzeugt, die Vorboten eines erneuten
Schubes rechtzeitig zu bemerken. In diesem Fall käme er
sofort zu ihm oder zu mir, um sich spritzen zu lassen.

Im folgenden halben Jahr besucht er mich selten. Im Dezember 1995 erfolgt eine erneute Zwangseinweisung.

Borchardt hatte in der Yorkstraße einen Verkehrsstau ver-
ursacht. Er stand mitten auf der Fahrbahn und ließ niemanden vorbei, der mit ihm nicht über Umweltverschmut-
zung und Waldsterben diskutieren wollte. Im Arztbrief
bemerkt die Stationsärztin amüsiert, dass seine einzige
Bitte an sie gewesen sei, dafür zu sorgen, dass sein Trink-
becher ständig mit Wasser steigender Kochsalzkonzentra-
tion nachgefüllt werde. Der Amtsrichter entlässt ihn nach
drei Wochen wegen fehlender Eigen- oder Fremdgefährdung, aber bei geringer Krankheitseinsicht.

Die nächste Zwangseinweisung lässt demgemäß nicht
lange auf sich warten. Den Herbst 1996 erlebt er einmal
mehr in der Nervenklinik Kreuzberg. Diesmal hatte es ein
Drama an den Mülltonnen seines Hofes gegeben. Die Männer von der Berliner Stadtreinigung in ihren orangefar-
benen Overalls sind sicher nicht leicht zu beeindrucken.
Borchardt gelang es dennoch. Wild gestikulierend und
brüllend, barfuß und nur mit einem T-Shirt bekleidet,
hatte er die Müllmänner neben dem Glascontainer gestellt.
Der Kopf vom Schreien blaurot angelaufen, die Halsvenen
daumendick geschwollen. Schaumfetzen auf den verzerr-
ten Lippen, beschimpfte er sie als Umweltverbrecher. Einer
hatte ein Handy dabei, der Rest war Routine.

Der Arztbrief berichtet, dass er hochgradig gereizt in
der Ersten Hilfe aufgenommen worden sei. In logorrhoei-
schem Redefluss habe er sich erst als Berater von Präsident
Clinton ausgegeben, dann als Professor für Medizin, der
sofort zu einer Organtransplantation nach Köln aufbre-
chen müsse. Man möge ihn also nicht aufhalten. Schon
den Nobelpreis habe er aus Zeitmangel ablehnen müssen,
dafür stehe seine Beförderung zum Panzerkommandan-
ten einer russischen Armee unmittelbar bevor.

Und wieder ging alles seinen Gang: Besserung unter
Haloperidol, nach ein paar Tagen Übergang in Koopera-

tion und Differenziertheit. Entlassung nach vier Wochen, da keine Eigen- und Fremdgefährdung mehr bestand.

Der Dezember 1996 hat milde Tage. Hubertus Borchardt ist wieder zu Hause angelangt. Kaum geheilt und noch immer aufgewühlt, sitzt er vor mir. Sein Erscheinungsbild ist erbärmlich. Ungekämmtes fettiggraues Stoppelhaar, das sich am Hinterkopf bereits zur Tonsur lichtet. Die schmierigen Gläser der Brille sind mit Fingerabdrücken und Haarschuppen bedeckt. Der rechte Bügel hängt lose herab. Seine Gesichtszüge wirken geschwollen. Der Blick erschöpft, die Augen zu Sehschlitzen verschmälert. Die Haut fahl und speckig, die Poren der Nase vergröbert. Tiefe Furchen durchziehen die Stirn. Ein schmutziggrauer Dreitagebart verschattet das Gesicht.

»Borchardt, jetzt kennen wir uns schon fast zehn Jahre, wie soll es nur weitergehen?«

Er atmet tief ein, lässt sich mit der Antwort Zeit.

»Herr Doktor, lassen Sie mich erst wieder zu mir kommen, mich an die freie Luft gewöhnen. Entschuldigen Sie bitte, ich muss jetzt wieder gehen.«

In den nächsten drei Jahren sehe ich ihn seltener. Aber immer wieder treffen Arztbriefe aus allen Teilen des Bundesgebietes ein. Das letzte Jahrzehnt des zweiten Jahrtausends verbringt Borchardt zur Hälfte in den verschiedensten psychiatrischen Einrichtungen Deutschlands. Die breite Streuung über das ganze Land lässt die Kräfte ahnen, die noch immer in ihm walten.

Seine Krankenakte ist inzwischen so stark angeschwollen, dass ich sie mit einem zweiten Gummiring verschnüren muss.

Der Januar 2000 sieht ihn in der psychiatrischen Abteilung des St. Georg Krankenhauses in Lüneburg. Über Weihnachten hatte er Mutter, Schwester und Bruder besucht.

»Ich habe mich ja nur nützlich machen wollen, Herr Doktor, ich wollte Mutti einen Tee kochen. Sie mag diese besinnliche Stunde am Nachmittag mit Kluntjes und einem beherzten Schuss Rum in der Tasse. Leider war ich etwas ungeschickt und habe das kochende Wasser über meine Oberschenkel geschüttet. Ist aber alles gut verheilt.«

Doch die schweren Verbrennungen sind nicht alles. Der Arztbrief berichtet, dass Borchardt danach das ganze Mobiliar in der Wohnung seiner Mutter zerschlagen hat. Entlassung Ende Januar 2000 auf eigenen Wunsch, gegen ärztlichen Rat.

Es folgen weitere Zwangseinweisungen in Berlin. Einmal hatte er sich nach Kräften gewehrt, die Heizung umklammert, um sich gebissen und zwei Polizisten die Hemden zerrissen. Er musste gefesselt werden. Seine Wohnung war zu diesem Zeitpunkt völlig verwahrlost. Die Badewanne mit Müll zugeschüttet. Verdorbenes Obst in den Kleiderschränken. Meterhohe Zeitungsstapel auf Stühlen, Tisch und Bett. Wieder drohte der Vermieter mit Kündigung. Erneut musste der Bruder aus Lübeck einfliegen und den Frieden erkaufen. Er ließ den ganzen Dreck abtransportieren, Wohnung und Bad tipptopp renovieren. Mayer-Löhns zeigte sich versöhnt.

In der Folgezeit wechseln sich Phasen großer Unruhe mit solchen tiefer Erschöpfung ab.

»Nun, Herr Doktor, ich bin jetzt fast sechzig. Der junge Mann denkt an Arkadien, während es den Alten zur Kur zieht. Das schreibt Thomas Mann in *Lotte in Weimar*. Haben Sie natürlich gelesen! Ich befinde mich irgendwo zwischen Arkadien und Kur. Wahrscheinlich aber eher Richtung Reha-Maßnahmen. Inzwischen denke ich mehr an meine Gelenke als an Sex. Die Knie tun mir weh. Wenn die kalten Tage kommen, auch die Hüften. Meine Schwester schickt mir etwas Geld für Angorawäsche. Ich sitze oft oben am Fenster, im ersten Stock, von dort kann ich so schön auf die Welt blicken. Da finde ich die Ruhe, meinen Kant zu lesen.«

Im August 2001 lässt sich Borchardt wegen manischem Getriebenseins freiwillig ins gemeindepsychiatrische Zentrum Karlshof in Berlin-Kreuzberg aufnehmen. Man begrüßt sich wie alte Bekannte. Das Krankheitsbild bessert sich schnell unter Haloperidol. Bereits nach vierzehn Tagen bekommt er seinen ersten Ausgang.

Er sieht gut aus, pflegt sich wieder. Sauber rasiert und ordentlich frisiert wie seit Jahren nicht mehr. Sein Bruder hat etwas springen lassen, seine Schwester ihn neu eingekleidet. Graue Cordhose, anthrazitfarbenes Wolljackett, Boss-Hemd und ein Burberry-Schal. Dazu elegante italienische Slipper. Und ein seidenes Einstecktuch, stahlblau mit roten Punkten.

»Mensch, Borchardt, so habe ich Sie ja schon lange nicht mehr gesehen.« Er lächelt bescheiden, aber selbstsicher. Sein Gesicht ist geglättet, der Blick fest. Er trägt eine neue Brille mit schickem weißem Hornrahmen.

»Schauen Sie mal, mein neues Handy –sogar mit Kamera. Für wichtige Situationen.«

Den weiteren Verlauf erfahre ich von seinem Stationsarzt, der mich ein paar Tage später anruft:

Den Weg zum Gebrauchtwagenhändler am unteren Ku'damm legt Borchardt mit dem öffentlichen Bus zurück. Er vereinbart eine Probefahrt mit einem zwei Jahre alten 3-er BMW. Der Verkäufer ist noch mit einem zweiten Kunden beschäftigt, er lässt diesen Dr. Borchardt allein fahren, nachher wird er sagen, er habe einen überaus günstigen

Eindruck von ihm gehabt, Pass und Kreditkarte, sicheres, gewandtes Auftreten, er habe dem Herzspezialisten später sogar einen 5-er anbieten wollen. Von den hundert Euro, die die Schwester Borchardt für die Nierenwärmer aus Angorawolle mitgegeben hatte, schiebt er dem Verkäufer fünfzig im Vorbeigehen in die Handfläche.

Auf nach Lauenburg, Mutti überraschen. Die A24 ist voller Laster. Einer aus Brandenburg, der nicht schnell genug Platz macht, als Borchardt auf der Überholspur angebraust kommt, fällt ihm sofort auf. Zack, zack mit Vollgas rechts vorbei, dann vor diesen Heini gesetzt und sauber ausgebremst.

Als Polizist darf man das, ja, man ist dazu verpflichtet! Ein Polizist ist immer im Dienst.

Der LKW versucht rechts auszuweichen, doch das geht nicht – Pech gehabt, Borchardt kontert ihn kühl aus. Macht mit der Handykamera ein Foto zur Beweissicherung bei 160 Sachen aus dem Seitenfenster. Die Ideallinie halten, keine Überholmanöver zulassen, immer vor ihm bleiben. Er beschleunigt grinsend und bremst hart, immer im Wechsel, bis der 20-Tonner, der schwer mit Gläsern voller Spreewaldgurken beladen ist, mit quietschenden Bremsen hinten auffährt und Borchardt samt Wagen in die rechte Seitenplanke schiebt. Die Knautschzonen in Frontbereich und Heck zerknüllen sich hoffnungslos, die Kabine bleibt aber heil, so kommt Borchardt ohne Schaden davon. Und als sich der Brandenburger, dessen massiger Nacken wutrot angelaufen ist – kahlgeschorener Schädel, Ringe in Ohrknorpel und rechter Augenbraue –, mit wuchtigen Schritten dem zusammengeschobenen BMW nähert, um Borchardt aus dem Wagen zu prügeln, hat der noch mal Glück. Er ist eingeschlossen, wie in einer Konservendose. Die Feuerwehr muss ihn rausschweißen. Nach einigen Anweisungen Borchardts, die Strecke zu sperren und den Brandenburger zu verhaften, wissen die Feuerwehrmänner Bescheid und bringen ihn nicht ins Krankenhaus, sondern gleich zurück in die Psychiatrie.

Der Kollege schließt seine Schilderung mit den Worten: »Zehn Jahre bin ich nun dabei, aber das ist ein Novum! Eine Zwangseinweisung während eines stationären Aufenthaltes habe ich noch nie erlebt, das ist ja ein Typ!«

Von seiner Rolle als Polizist erholt sich Borchardt nur schwer. Die erste Woche tobt und schreit er, schlägt um sich, muss tagelang gefesselt werden. Danach nur langsame Besserung. Entlassung erst im Januar 2002.

»So, nun habe ich aber endgültig die Schnauze voll. Ich sehe es ein, es geht nicht ohne Lithium. Vielleicht auch nicht ohne Haloperidol. Das werde ich jetzt Dr. Köhler überlassen. Alles, bloß nie wieder in die Psychiatrie. Das habe ich Mutti versprochen.«

Er trägt wieder seinen alten, verblichenen Parka mit den abgewetzten Kanten und die blauen, zerschlissenen Stoffturnschuhe. Das T-Shirt ist zu kurz und bedeckt den unteren Teil seiner Wampe nicht. Die Jeans hängen tief unter seinem Bauch und lassen beim Bücken den Spalt zwischen seinen Pobacken sehen. Beim Sprechen verschränkt er beide Arme vor der Brust. In den Gesprächspausen ist sein Mund zusammengekniffen. Abwesend starrt er in den Raum hinter mir. Nur wenn er redet, belebt sich sein Gesicht ein wenig.

Ende Mai 2004 sind die Tage schon sehr warm, als mich Frau Viebig besucht. Sie ist inzwischen voller geworden. Nun, da sie um die sechzig ist und die Wechseljahre hinter sich hat, wirkt sie ruhig und zufrieden. Sie trägt ein langes grünes Hängerkleid. Die Haare bedecken ihre Schultern und sind sorgfältig braun getönt.

»Mir geht es gut. Mein Leben hat sich in die richtige

Richtung entwickelt. Ich komme allein zurecht. Es ist auch genug Geld da. Nicht viel, aber für meine Bedürfnisse reicht es. Ein Auto habe ich schon lange nicht mehr. Ein Unkostenfaktor weniger. Das Wichtigste aber ist: Ich habe wieder Gefühle. Das ist eigentlich das Schönste. Früher war ich innerlich immer leer. Da war gar nichts. Jetzt spüre ich wieder etwas. Und auch, wenn es mir mal schlecht geht: Selbst negative Empfindungen wie Schmerz oder Wut sind immer noch besser, als gar keine zu haben. Viel besser.«

Sie lächelt. Es ist nur ein kleines Huschen, ein Zucken ihrer Mundwinkel. Aber ein Lächeln.

»Haben Sie noch psychotische Momente?«

»Ja, die habe ich immer noch, sogar in diesem Augenblick. Aber sie sind schwach. Ich kann sie kontrollieren, ich erkenne sie. Ich komme gut mit ihnen zurecht.«

Sie lehnt sich im Stuhl zurück. Ihre Basedow-Augen starren mich unverwandt an, aber sie stiert nicht mehr so wie früher.

»Ich profitiere das erste Mal von meinen Medikamenten. Sie haben mir wirklich was gebracht.«

Ich freue mich für diese stille, bescheidene Frau.

»Haben Sie Hubertus Borchardt mal wieder gesehen?«

»Einmal im Monat treffen wir uns in der Hope-Gesellschaft. Er nimmt seine Lithiumtabletten inzwischen regelmäßig. Aber er ist seither ganz verändert. Hubertus läuft jetzt wie ein alter Mann. Meistens sitzt er da und sagt nichts mehr. Wenn ich mir vorstelle, wie der früher ganze Gesellschaften unterhalten hat.«

Ich bin wieder einmal überrascht, wie differenziert diese Frau ist. Ich muss daran denken, wie sehr man dazu neigt, Menschen ohne sichtbare Emotionen zu unterschätzen.

»Er pflegt sich auch nicht mehr. Seine Wäsche und die Reinigung der Wohnung, das macht alles seine Schwester.

Die kommt alle zwei Wochen aus Lauenburg. Geht mit ihm einkaufen. Sieht nach dem Rechten. Sie ist sehr gütig zu ihm. Die beiden verstehen sich gut. Er hängt an ihr, besonders, seit seine Mutter gestorben ist.

Mit Sex ist auch nichts mehr. Mir war das ja nie so wichtig. Natürlich lag das an der Krankheit, an den Medikamenten, und dann mein Alter. Aber ab und zu würde ich schon ganz gerne. Ich kenne doch sonst niemanden. Aber im Wesentlichen bin ich zufrieden. Kann ich jetzt gehen?«

Sie sieht mich ernst an. Dann steht sie auf und gibt mir ihre kleine Hand.

»Auf Wiedersehen, Herr Doktor. Kümmern Sie sich bitte um Hubertus.«

Am nächsten Tag besuche ich meine Patienten in der Seniorenresidenz Sonnenhof. Auf dem Weg dorthin sehe ich einen Mann, der mir von weitem entgegenkommt. Er macht kleine, vorsichtige Tippelschritte. Der Oberkörper bleibt dabei steif, die Arme pendeln mechanisch vor und zurück. Er hebt sorgfältig und plump die Beine, beugt die Füße ungelenk nach außen, um sie zögernd abzusetzen. Tritt behutsam auf, versucht, nicht zu stolpern. Kämpft mit jedem Schritt. Verwendet große Mühe darauf, beim Gehen eine unsichtbare Linie auf dem Pflaster einzuhalten. Läuft langsam, automatenhaft, wie aufgezogen. Konzentriert sich ganz auf seine Bewegungen. Der Rücken ist gebeugt, der Kopf zwischen die Schultern gezogen. Das Gesicht starr, die Haut fahl. Er blickt auf den Boden, auf einen imaginären Punkt, dorthin, wo sein nächster Schritt aufsetzen muss. Er sieht mich nicht, sieht niemanden. Trägt eine verschossene, dünne blaue Jacke aus glattem Stoff, abgewetzte Jeans, Sandalen, braune Socken. Er wirkt sehr einsam.

»Guten Tag, Herr Borchardt«, begrüße ich ihn, als er drei Meter vor mir ist. Er sieht auf, erkennt mich. »Herr Doktor«, sagt er erfreut. »Ich gehe gerade zum Mittagessen in die Grünbeere. Tagesgericht für 5,50. Die *Berliner Zeitung* liegt dort aus. Ich bleibe immer, bis ich alles gelesen habe. Nächste Woche lasse ich mich mal bei Ihnen sehen.«

Ein paar Tage später sitzt er wieder auf dem Sofa. In all den Jahren hat er nie woanders gesessen. Blättert ruhig und konzentriert im *Spiegel*. Wartet geduldig, bis er an der Reihe ist. Dann gibt er mir einen Zettel, auf dem seine Medikamente notiert sind. Eine Lithium-Tablette pro Tag, bei Bedarf Haloperidol als Spritze. Seine Schrift ist klein und krakelig geworden wie bei einem Greis. Geduckt und zerrissen, fast unlesbar.

»Das Lithium nehme ich seit zwei Jahren regelmäßig. Ich will nie mehr in die Klinik. Eigentlich geht es mir jetzt ganz gut. Aber mein Gemütszustand bleibt leider immer konstant, es gibt keine Höhen und Tiefen mehr. Immer gleichbleibend, immer hellgrau. Mein Denken ist dabei in allem sehr klar.«

Er hat seine Jacke ausgezogen. Ich messe den Blutdruck und bemerke, dass seine Unterarme mit weißen runden Narben übersät sind. Er folgt meinem Blick.

»Die habe ich mir selbst zugefügt, mit brennenden Zigaretten. Damals, als ich anfing, die Tabletten zu nehmen. Keine Gefühle mehr zu haben, ist mir anfangs sehr schwer gefallen. Dann wenigstens Schmerzen.«

Er spricht leise und emotionslos. Die fleischige Nase und die Gesichtszüge hängen nach unten. Die Falten sind tief. Die grauen Haare kurzgeschnitten, glatt nach vorn gekämmt. Die Tonsur freigelegt. »Ich habe jetzt Potenzprobleme. Viagra kann ich mir nicht leisten, und eigentlich habe ich auch kein Interesse mehr an diesen Dingen.«

Ich sehe ihn an und frage mich, ob er traurig ist. Ich denke schon.

Ist er verzweifelt? Nein, er ist nicht verzweifelt. Er ist gelassen hoffnungslos.

Ich möchte ihn etwas aufheitern.

»Herr Borchardt, darf ich Ihnen eine Geschenktüte packen? So wie früher?«

»Das ist nett von Ihnen, Herr Doktor«, sagt er gerührt. »Aber das brauchen Sie nicht. Ich trinke keinen Alkohol mehr. Süßigkeiten lasse ich wegen des Gewichtes auch sein.«

»Man sieht Ihnen an, dass Sie abgenommen haben. Bestimmt zehn Kilo, stimmt's? Erinnern Sie sich noch an unseren Vertrag?«

»Ja, Herr Doktor, aber das hat keine Bedeutung mehr für mich.«

Er erhebt sich mühsam. Stützt die Arme in die Seiten.

»Was mich jetzt am meisten beschäftigt, sind die Schmerzen. Die sind immer da, beim Gehen, auch in Ruhe, selbst im Schlaf. Rücken, Hüften und Knie, alles tut weh.«

Er bückt sich, um es mir zu demonstrieren. Verzieht das Gesicht. Setzt sich wieder, schwer atmend.

»Das zermürbt mich.«

Er spricht ruhig. Ohne Klagen, ohne Selbstmitleid. Ohne Aggression.

»Erinnern Sie sich noch an die große Fahrradtour nach Lauenburg mit dieser Hollandgurke? An die Nacht in der Bushaltestelle?«

»Das ist so lange her«, sagt er leise. »Mein jetziges Leben ist sehr gleichförmig. Ich habe gar keine Interessen mehr, nur Fernsehen und Kaffee trinken. Alles in allem habe ich stark abgebaut. Aber ich möchte mich nicht beklagen. Der Bruder bezahlt die Miete, meine Schwester kümmert sich rührend um mich.«

»Und was machen Ihre wissenschaftlichen Studien?«

Er sieht mich ruhig und freundlich an. »Das interessiert mich nicht mehr. Ich will nur noch meine Schmerzen loswerden.«

Ich sehe mir die MRT-Bilder seiner Lendenwirbelsäule an. Hier findet sich als Ursache seiner Rückenbeschwerden eine Verengung des Rückenmarkkanals.

»Wissen Sie was? Bevor wir Schmerzmittel einsetzen, werde ich Sie akupunktieren.«

Er lächelt mich an.

»Das ist sehr freundlich von Ihnen, wir können es ja versuchen.«

Beim Akupunktieren verhält er sich ungewöhnlich, rollt sich zur Seite, kreuzt seine Arme vor der Brust und zieht die Knie stark an. Liegt da wie ein Embryo.

»Herr Borchardt, das wird Sie sicher interessieren. Die Akupunktur hat einen taoistischen, philosophischen Hintergrund. Es geht hier um Harmonie, um Ausgleich von Energien. Um Yin und Yang. Um den Gegensatz von Überfluss und Mangel.«

»Ach, Herr Doktor. Das ist mir alles egal. Hauptsache, es hilft.«

Ein paar Wochen später werde ich zum Hausbesuch gerufen. Er habe sich den rechten Knöchel vertreten oder gebrochen, könne jedenfalls nicht zu mir kommen.

Seit jener Zwangseinweisung vor sechzehn Jahren hat sich sein Haus stark verändert. Die einst bröckelige Fassade ist renoviert und in einem hellen Gelbton angestrichen worden. Auch der Hausflur sieht besser aus. Freundliche klare Farben, neue Lampen, ein vornehmer Kokosläufer mit roten Seitenstreifen, alle Türen einheitlich aufgearbeitet und mit brauner Bierlasur gestrichen.

Borchardt öffnet die Tür und humpelt mir voran ins Wohnzimmer. Die Dielen sind abgezogen, bunte Teppiche, skandinavische Möbel, altrosa Gardinen. Die ganze Wohnung trägt die Handschrift der Schwester.

»Hier ist es richtig schön«, sage ich.

»Ja«, bestätigt er matt.

Allerdings finden sich auch Spuren von Verwahrlosung. Es riecht abgestanden und muffig nach altem Schweiß und ungewaschener Kleidung. Borchardt wirkt ungepflegt. Die Fingernägel sind schmutzig. Am Hals zwischen Kinn und Adamsapfel sind nach dem Rasieren zentimeterlange Barthaare stehen geblieben. Es wird Zeit, dass die Schwester kommt.

Ich untersuche das Sprunggelenk.

»Sieht nicht so aus, als wäre es gebrochen. Wenn wir ganz sicher gehen wollen, müsste ich Sie zum Röntgen schicken.«

»Nein, bloß das nicht«, wehrt er ab. »Ich habe Angst vor Krankenhäusern. Ich bin jetzt seit zwei Jahren nicht mehr stationär gewesen. Wozu denn röntgen? Sie sind ein erfahrener Arzt. Wir wollen lieber abwarten, wie sich das Ganze entwickelt, dann können wir schlimmstenfalls immer noch etwas unternehmen. Ich würde gerne zu Hause bleiben. Übermorgen kommt meine Schwester, bis dahin ist jedenfalls noch genug zu essen da.«

»Ja, so machen wir das«, antworte ich und sehe ihn erleichtert.

Ich verbinde den Knöchel mit einem Kompressions-Salbenverband.

Dann trete ich zum Fenster und reiße es auf. Frische Luft strömt in den Raum. Von hier aus erblickt man eine große Kastanie, deren Laub den Hinterhof füllt. Zwei Kinder sausen schreiend um das Karree, das den Baum umgibt.

In einem Fenster gegenüber räumt eine junge Frau, nur mit BH und Höschen bekleidet, ihr Schlafzimmer auf, lüftet die Betten und schüttelt die Kissen auf.

»Schöne Aussichten, Herr Borchardt. Hier lesen Sie also Ihren Kant.« Ich werfe einen Blick auf sein Bücherregal, das eine ganze Wand einnimmt.

»Ach, das ist alles vorbei, Herr Doktor. Ist mir nicht

mehr wichtig. Gibt es eigentlich schon ein Mittel, um arthrotische Gelenke zu regenerieren? Ich habe neulich so was gelesen. Das ist das Einzige, was mich noch beschäftigt.«

Beim Sprechen gähnt er, kneift die geschwollenen Lider zusammen, einem Seehund ähnlich.

»In meinem Leben spielt sich nichts mehr ab. Tagsüber schlafe ich, abends sehe ich fern.«

Plötzlich schreckt er zusammen, blickt auf die Uhr.

»Jetzt muss ich aber mein Lithium nehmen.«

Er humpelt zum Schrank, entnimmt ihm einen Blister und presst sorgfältig eine Tablette heraus.

»Immer eine um neunzehn Uhr. Genau zur selben Zeit bekommt auch das Meerschweinchen etwas zu fressen. So kann ich's mir merken.«

Borchardt holt ein angewelktes Salatblatt aus dem Kühlfach.

»Das hat mir Ingeborg dagelassen, meine Schwester. Der Vorrat reicht gerade für zwei Wochen, bis sie wiederkommt.«

Er geht zum Klavier, auf dem ein Käfig steht, den ich bisher nicht bemerkt habe. Sein Bewohner, ein braunes Meerschweinchen, hat reichlich Sägespäne auf die Tastatur geschart. Beim Näherkommen sticht mir ein scharfer Uringeruch in die Nase.

»Ich müsste mal wieder die Spreu wechseln, sonst wird Ingeborg schimpfen. Aber ich kann mich nur so schwer aufraffen.«

»Wie heißt denn das Tierchen?«

»Einen Namen habe ich noch nicht.«

Er legt das Salatblatt in den Käfig und lässt das Schweinchen ausgiebig an seinen Fingern schnuppern. Dann zieht er seine Hand zurück.

»Vielen Dank, Herr Doktor, dass Sie sich bemüht haben.«

»Mensch, Borchardt, ich freue mich doch, dass Sie sich

nichts gebrochen haben und dass es Ihnen hier so gut-
geht.«

»Auf Wiedersehen«, sagt er tonlos. Dann lächelt er mich
an. Freundlich und gelassen, aber auch gleichgültig. Ein
grauer Buddha.

»Ja, also dann.« Er bringt mich zur Tür. Schließt sie
schnell hinter mir zu und entfernt sich schlurfend im Flur,
während ich noch einige Sekunden draußen verharre.

»So lebte er hin«, geht es mir durch den Kopf.

NACHWORT

Wie kommt man als Arzt zum Schreiben? Mediziner und Schriftsteller haben mehr gemeinsam, als es auf den ersten Blick scheint. Beide müssen hinter der Fassade eines Menschen sein wahres Wesen erkennen und innere Zusammenhänge in klarer Sprache formulieren. So ist der Schritt zum Schreiben nicht so weit, wie man denken mag.

Dem Doktor bietet sich Tag für Tag eine gewaltige Stofffülle. Jeder Schriftsteller würde sich die Finger danach lecken! Eine Hausarztpraxis ist ein Füllhorn des Lebens, bunt und pulsierend, tragisch, tragikomisch und grell. Es erscheinen Menschen, die krank und in Not sind. Andere kommen, weil sie die Orientierung verloren haben und jemanden brauchen, der etwas Ordnung in ihre Welt bringt. Wieder andere, weil sie sich krank fühlen, ohne es zu sein.

Das Spektrum ist gewaltig, die Themenvielfalt, die man beherrschen muss, ebenfalls. Hausarzt zu sein ist ein facettenreicher, ein packender Beruf. Kaum jemand gewinnt so tiefe Einblicke in die Lebensumstände der Menschen. Im Laufe der Jahre entstand bei mir der Wunsch, einiges von dem festzuhalten, was ich gesehen habe.

Um 2004 gründete sich eine Autorengruppe, von der ich im Stillen annahm, dass sie die ersten drei Monate nicht überstehen würde. Sie existiert bis zum heutigen Tage. Ihr habe ich viel zu verdanken.

Die richtige Beurteilung eines Manuskriptes ist schwierig. Die Gruppe muss sich natürlich kritisch mit dem Text befassen, sollte aber auch aufbauend sein. Sie darf nicht entmutigen, trotzdem muss dem Autor die Wahrheit gesagt werden, besonders, wenn er drauf und dran ist, sich zu verrennen. Eine gute Form der Textbesprechung hat diese Gruppe, der Wolfgang Rill, Gundel Mende, Kerstin Rusch, Professor Theo Ebert, Dr. Heinrich von der Haar und Bodo Fritz angehören, über all die Jahre ausgezeichnet.

Meine schreibenden Freunde teilen die Erfahrung, dass es üblicherweise vollkommen unmöglich ist, ein Buch bei einem »richtigen« Verlag unterzubringen. »Die meisten Autoren müssen damit leben, dass ihre Werke niemals gedruckt werden«, sagte mir Wolfgang Rill gleich am Beginn unseres gemeinsamen Schreibens. Deshalb habe ich nie einen Gedanken an eine Veröffentlichung verschwendet.

Dass diese Erzählungen trotzdem als Buch erschienen sind, verdanke ich zwei bemerkenswerten Frauen.

Die erste ist Elisabeth Herrmann. Sie ist Journalistin und erfolgreiche Autorin. Im Sommer 2009 hatte ich eine kleine Runde, darunter Elisabeth, zu einem Abendessen bei mir eingeladen und sie gebeten, etwas aus ihrem damals gerade neu erschienenen Roman *Konstanze* vorzulesen. Da sie nicht den ganzen Abend bestreiten wollte, bot ich an, einige Passagen aus meinen Erzählungen vorzutragen. Die Geschichten gefielen Elisabeth, und sie empfahl mich, ohne dass ich es angestrebt hatte, ihrer Lektorin Katrin Fieber aus dem Ullstein Verlag.

Katrin Fieber hat mich auf dem Weg zur Veröffentlichung begleitet. Im Lektorat mit ihr haben meine Erzählungen den Feinschliff erhalten, der notwendig ist, damit ein Text flüssig und leicht lesbar wird.

Danken möchte ich ebenfalls meiner Frau Aga, die in der Lektoratsphase mit großer Geduld und sprachlichem Feingefühl die Manuskripte mit mir durchgegangen ist.

Hilfreich waren auch die Anmerkungen meines Sohnes Max, der trotz seiner Jugend bereits über ein fundiertes Urteilsvermögen verfügt und dessen Kritiken mir immer sehr wichtig sind.

Ein Wort noch zur Diskretion. Bevor man Außenstehenden einen Blick ins Sprechzimmer gestatten kann, muss man sicherstellen, dass die Schweigepflicht gewahrt bleibt. Kein Patient darf als Person wiedererkennbar sein!

Meine Geschichten habe ich zwar alle erlebt, jedoch etwas anders, als ich sie hier beschrieben habe. Da, wo es nötig war, wurde das Geschehen so verfremdet, dass weder die handelnden Personen durch ihre Beschreibung identifizierbar sind noch Orte, Gegenstände, Zeitabschnitte zu ihnen hinführen können.

Ähnlichkeiten mit lebenden Menschen sind trotzdem niemals ganz auszuschließen. Diese wären aber rein zufällig und keinesfalls beabsichtigt.

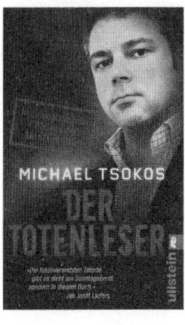
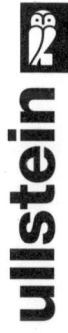

Axel Petermann

Auf der Spur des Bösen

Ein Profiler berichtet
Originalausgabe

ISBN 978-3-548-37325-6
www.ullstein-buchverlage.de

Ein brutaler Serienmörder. Eine verstümmelte Frauenleiche in einer Plastiktüte. Ein erschossener US-Amerikaner im Zug. Kriminalkommissar Axel Petermann von der Bremer Polizei ist Deutschlands bekanntester Profiler. Er beschreibt seine schwierigsten Fälle. Dabei gibt Axel Petermann Einblick in das Profiling und in die Abgründe der Täterpsyche.

»Brutal, abgründig und hochspannend« *Michael Tsokos*

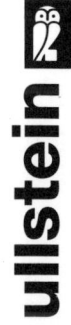

Michael Tsokos

Dem Tod auf der Spur

Dreizehn spektakuläre Fälle aus der Rechtsmedizin
Originalausgabe

ISBN 978-3-548-37347-8
www.ullstein-buchverlage.de

Ein verkohltes Skelett auf der Rückbank eines aus-
gebrannten Wagens. Ein halbnackter Mann, der bei
eisiger Kälte tot aufgefunden wird. Eine Wasserleiche,
gekleidet im Stil des 19. Jahrhunderts. Michael Tsokos,
Deutschlands bekanntester Rechtsmediziner, erzählt von
dreizehn mysteriösen Todesfällen, die er allesamt selbst
untersucht hat. Hochinformativ und spannend wie ein
Krimi.

»Kein Fachbuch, sondern eine spannende Dokumentation von realen Fällen« *www.morgenpost.de*

»Nach dem Lesen hat man so viel über seine
Untersuchungsmethoden gelernt, dass man beim
nächsten Krimi vielleicht sogar einen gewissen
Vorsprung vor den Ermittlern hat.« *Brigitte.de*

ullstein

US335